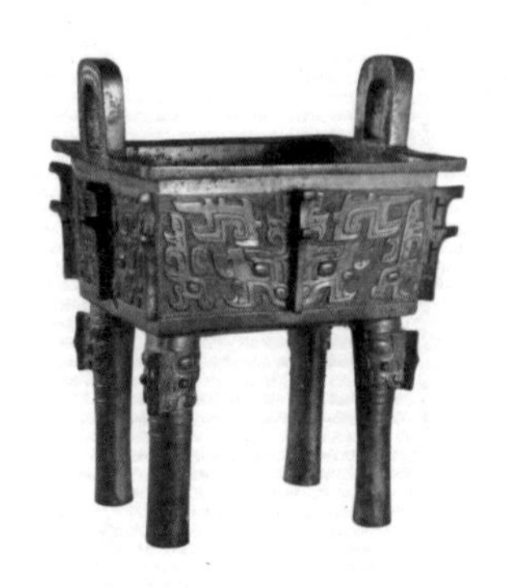

中國傳統　經典與解釋

入其國，其教可知也……其爲人也：温柔敦厚而不愚，則深於《詩》者也；疏通知遠而不誣，則深於《書》者也；廣博易良而不奢，則深於《樂》者也；絜静精微而不賊，則深於《易》者也；恭儉莊敬而不煩，則深於《禮》者也；屬辭比事而不亂，則深於《春秋》者也。

——《禮記·經解》

中國傳統 經典與解釋
Classici et Commentarii 經典與解釋

方以智集

邢益海 張永義◎主編

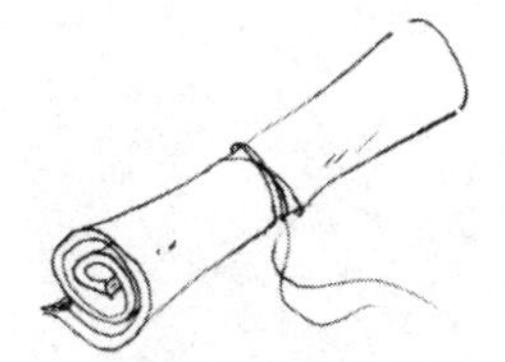

修訂版

《藥地炮莊·總論》箋釋

[明]方以智◎著

張永義◎箋釋

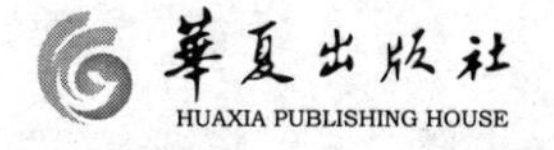

2019年國家社會科學基金項目
“桐城方氏學派文獻整理與研究”
（項目編號：19ZDA030）

“方以智集”出版説明

方以智，字密之，號曼公、愚者、無可、藥地等。萬曆三十九年(1611)，生於安徽桐城。崇禎十三年(1640)，進士及第，授翰林院檢討。明亡後流離嶺表，永曆帝累以內閣大學士相召，終上十辭疏而不入朝。順治七年(1650)，在廣西平樂爲清兵所執，披緇得免。順治九年(1652)北返，經樟樹(有藥都之稱)，停廬山，抵桐城。次年春往南京曹洞宗禪師覺浪道盛處，圓具足戒，法名大(弘)智。順治十二年(1655)因父喪破關回桐城，廬墓三年。服闋後禪遊江西，並於康熙三年(1664)入主青原山淨居寺。康熙十年(1671)，因“粵難”押赴廣東，卒于江西萬安之惶恐灘。

方以智雖一生坎坷，卻好學不倦。早歲重考訂，《清史稿·隱逸傳》稱其“年十五，群經、子、史，略能背誦。博涉多通，自天文、輿地、禮樂、律數、聲音、文字、書畫、醫藥、技勇之屬，皆能考其源流，析其旨趣”。中年以後，瀕經離亂，備嘗艱險，爲學轉趨幽深。出家後思考重心多落在烹炮三教，宗一圓三，環中寓庸，會通《易》《莊》禪之途。所著書，存世者不下400萬言。其中，《物理小識》《通雅》等屬前期作品，《易餘》《東西均》《藥地炮莊》《冬灰錄》《一貫問答》以及《周易時論合編》(方孔炤、方以智合編)等爲後期代表作，另有詩文集若干種。

方以智生前聲名籍甚,身後卻默默無聞,與其學術史地位頗不相稱。"方以智集"箋注疏釋方以智要著,以饗學界。尚未流通者,優先推出。已整理而明顯不盡人意者,亦不憚重出:或校點,或校釋,或校訂,或彙編,有注音,有釋義。一切以可讀、可用爲準也。方以智文字艱深玄奥,索解不易,本集不敢以盡善盡美爲矢的,歡迎讀者批評指正。

古典文明研究工作坊

中國典籍編注部乙組

2011 年 5 月

目　録

① “末後語”共兩篇,第一篇末尾有小字附注“侍者興秉録”。從内容判斷,此篇當出自方以智之手。

再版說明

本書初版于2013年,迄今已滿十個年頭。這十年間,方以智研究取得了長足的進展。一個顯著標誌是,《方以智全書》終于問世,單本著作的疏解也在不斷地推出。在此基礎上,對方以智生平學術的認識也越來越全面和深入。

筆者也在不斷地學習之中。除了自身研讀方氏著作時發現的初版錯誤外,同道們也通過不同方式給予了無私的幫助。邢益海兄曾通讀全書,更正了不少識讀和校對方面的問題。蔣麗梅教授也把她們《炮莊》讀書班的材料送我作參考。鄧聯合兄專門在珠海召開了一次《炮莊·總論》的讀書會,與會的學者都是從事方以智研究的專家。盡管限于時間,那次會議只讀了《炮莊》的序跋發凡部分,但精于佛學的韓煥忠教授已經讓我深刻領會到了毛道説禪的危險。另外,早在2017年筆者就收到了臺灣大學蔡振豐教授跟魏千鈞、李忠達兩先生合作完成的《炮莊》全書注釋本,他們的工作也成了我此後閱讀《炮莊》時的重要參考。在初版前言中,筆者曾説過:"由于《炮莊》篇幅巨大(凡三十餘萬言),全部做注,亦非一朝一夕之功。私心企望,有大力且更適合疏解全書者盡早現身,彼時棄此册如敝屣可也。"蔡兄的大著事實上已經實現了我的願望。之所以還要費時費力地重訂此書,主要是出于兩点考慮:一是有錯不改,始終無法釋懷;二是蔡著十分厚重,披讀不易,此册或許可以作爲一個入門的引子。

這次修訂,格式上做了比較大的調整。注釋文字都盡量放在每句話的后面,以免割裂文气。詞语的音讀和釋義有所删減,增加的主要是一些佛教典故的出處及内容。初版文末所附三篇文章也拿掉了,有興趣的朋友可以在筆者的論文集《異類中行:方以智的思想世界》(商務印書館,2022 年)中找到。版式重排是一件十分繁瑣的事情,内容删改也給編輯工作平添了額外的負擔,這都得感謝華夏出版社及本書責編王霄翎女士的寬容。

由于本書中有不少佛學術語,爲慎重計,此稿又請了同事兼好友、佛學專家馮焕珍教授審讀一過,他幫助改正和增補了不少内容,在此特致謝意。當然,書中的所有錯誤都仍然由我本人負責。

龐樸先生在《東西均注釋》序言中曾説:"注釋本是一項自討没趣的工作。注釋確當之處,讀者認爲當然應然;而注錯了或注不出的地方,無異于當衆獻醜,自暴自露。"本書獻醜于十年前,十年後再來修訂删改,就是希望把大醜變爲小醜。

幸而方以智的恩師覺浪道盛説過一段让人寬慰的話:"果有人焉,能于真法穿鑿生謗,則如人以惡心伐旃檀樹,則彼身染香氣,亦終得解脱也。故曰'不妨惑亂,疑殺天下人'。是皆以異方便助發真實義也。"真心希望本書那些"穿鑿生謗"的文字,也能成爲進探方以智"炮莊"密意的一種異方便。

張永義

2023 年 5 月

前　言

《藥地炮莊》係方以智（1611—1671年）晚年代表作。藥地，其號也。“炮”讀作páo，炮制之義。醫家制藥，常對藥材加熱烘炒，以便去除毒性、增强功效。把同樣的方法施諸《莊子》一書，就成了所謂的“炮莊”。換句話説，“炮莊”實際上是一種發《莊子》之毒、變濟世良方的工作。這一點決定了該書并不是普通意義上的《莊子》注疏，而是對《莊子》義理的一種引申和再解釋。

方以智何時開始使用“藥地”這個别號，史料記載不一。① 但可

---

① 李瑶《南疆繹史勘本·方外列傳》稱：“無可，桐城人，姓方氏，自署其號曰浮山愚者。自披緇後，故無常名。初在天界爲無可，既入匡廬爲五老，一居壽昌爲藥地，或爲墨歷。”方以智好友孫晉則提供了另外一種説法：“宓山無可大師，蹋翻南北，從劍刃上悟性命之因，印心杖門。于欒廬時，得藥地圖章，因隨所在，名爲藥地愚者。”（《藥樹堂碑文》，載《青原志略》卷四）“欒廬”指方以智爲父守喪、廬墓合明山之事，時間在順治十二年至順治十五年（1655—1658年）。“居壽昌”則緊接其後，時間大概在順治十六年到康熙元年之間（1659—1662年）。近人研究，發現了一則更早的史料：“方以智《意在筆先圖》自題：‘畫在法中，意在筆外，莫謂大癡恁么作怪。壬辰冬日，藥地頭陀寫。’見日本原田謹次郎輯《中國名畫寶鑒》圖七五四。”（任道斌《方以智年譜》（修訂版），浙江古籍出版社，2021年，第199頁）壬辰年爲順治九年（1652年），方以智四十二歲。這年冬天，他從南方回來，旅居廬山數月之久。

以肯定的是,寫作《炮莊》時他的身份已經是一位和尚了。大乘佛教提倡普度衆生,頗似醫生之治病救人。因此,佛書中用“醫王”和“藥王”稱呼釋伽的例子,比比皆是。方以智以“藥地”爲號,很可能就與佛教的這個傳統有關。

以禪僧的身份解《莊》,并非始于方以智,也并不必然要訴諸于禪學的方式。譬如,稍早的憨山德清就曾做過《莊子内篇注》,書中并未掉弄什么機鋒。但方以智的選擇顯然與憨山不同。在“《莊》不可莊”的精神指導下,他把全書四分之一的篇幅留給了“别路拈提”。這一點無形中增加了很多理解的困難。

錢澄之曾經這樣寫道:“今道人既出世矣,然猶不肯廢書。獨其所著書多禪語,而會通以《莊》《易》之旨。學者驟讀之,多不可解。”① 竺庵大成《炮莊序》中也委婉地提到了同樣的擔憂:“《莊子》之言多出杜撰,杖人、藥地大驚小怪,引許多宗門中語去發明他,那人且不識《莊子》語,又如何明得宗門中語?不亦隔靴搔癢耶?”

一位是同鄉好友(錢澄之),一位是方外兄弟(大成),兩人不約而同地提到難解,説明即便對于方以智同時代的人來説,閲讀此書也都不是一件輕松的事情。

筆者自然不敢奢望能夠完全讀懂此書,更不用説什么旦暮之想了。在這個注釋本中,我所做的只是:生僻之字,注其音讀;少見之典,查其出處。人名,考其生平;書籍,標其作者。禪門公案,敘其來龍去脈;學術紛争,溯其前因後果。不知者,存而不論。不定者,止于疑似之間。總之,只是想清除一些技術性的障礙,爲進一步的理解提

---

① 錢澄之著,彭君華校點:《通雅序》,《田間文集》,合肥:黄山書社,1998年,第228頁。同書第229頁批評注《莊》者曰:“彼世之注者,或多玄解。夫莫玄于《莊子》矣,而又玄焉,是以水益水耳,何解之爲?”

供一點方便而已。所有關涉禪機之處,概不發表意見。一則,本人對此素無體會,不敢妄語。二則,禪機本不可説,説出者也就不叫禪機了。憨山德清不云乎,“此事如魚飲水,冷暖自知,告訴不得他人,全要自己着力”。①

之所以僅注《總論》三篇及序跋發凡諸文,亦有説焉。方氏著述,常于正文前列“通論”數卷,《通雅》《物理小識》莫不如此,《周易時論合編》(孔炤、密之父子合著)甚至有八卷之多。這種通論,或撮舉大義,或追源溯流,頗便于對全書的理解。即如《炮莊》一書,《總論上》集漢唐宋明諸家論説,近于《莊》學簡史;《總論中》收晚明高僧及儒生們的《莊》評,重在衡定《莊子》與儒釋道三教的關係;《總論下》收方以智本人的文章,可以看作全書之綱領。三篇《總論》基本上概括了《炮莊》一書的主要内容,剩下的則屬細節和具體的論説。所以,讀此三篇,可謂要領在握,其餘皆可推而求之。另外,由于《炮莊》篇幅巨大(凡三十餘萬言),全部做注,亦非一朝一夕之功。私心企望,有大力且更適合疏解全書者盡早現身,彼時棄此册如敝屣可也。

爲便理解,下面對《炮莊》版本及成書過程略加考證。疏失之處,還望方家指正。

一

《炮莊》現存的本子主要有四個,一是安徽博物館藏“潭陽大集堂”本,一是中國社會科學院歷史所藏“潭陽天瑞堂”本,一是臺灣

---

①　德清:《示净心居士》,《憨山老人夢游全集》卷五。

“中央研究院”史語所藏王木齋題記本，一是四川省圖書館藏本。①四個本子雖刷行時間有早有晚，序跋篇數或多或少，完整程度大小不一，但可以確定的是，它們屬于同一個刻本。

從刷行時間來講，大集堂本應該最早。該本《目録》後面，第一篇文字是蕭伯升的《刻炮莊緣起》。由此序我們知道，正是蕭氏的捐資，才有了《炮莊》一書的刊刻。方以智第二個兒子方中通有詩《蕭孟昉捐資爲老父刻〈藥地炮莊〉感賦》，講的正是這件事：“苦心思救濟，盡現漆園身。蠻觸征皆罷，逍遥足絶塵。父書還賴友，古道可娱親。三世交情重，應知賤子貧。”②蕭序末尾題曰“康熙甲辰春浮園行者蕭伯升謹識”，這和《目録》後面的識語“康熙甲辰廬陵高唐曾玉祥刊”，時間上剛好吻合。因此，可以基本斷定，《炮莊》的正式刊刻就是從康熙甲辰年（1664 年）開始的，這一年方以智五十四歲。

除了蕭伯升的《緣起》外，大集堂本的序作者依次還有陳丹衷、何三省、余颺、弘庸、竺庵大成和方以智自己，全書末尾則有興翱、慈炳等人的跋語以及張自烈的《閱炮莊與滕公剡語》。這些序跋中，僅陳丹衷、弘庸、大成、慈炳四篇有明確的寫作時間。陳序標以“雍茂孟陬”，是爲順治十五年（1658 年）。弘庸標以“辛丑”，是爲順治十八年（1661 年）。大成題曰康熙丙午（1666 年）。慈炳題曰“閼逢執徐”，是爲康熙甲辰年（1664 年）。四篇的時間差了八年之久，這并不難理解。索序于人，并不需要等到完稿之時。從刻版到印刷，也有個過程。假若大成之序是所有這些序跋中最晚的一篇，那么大集堂本的

① 發現“大集堂”本有别于“天瑞堂”本，是邢益海博士的功勞。他的學位論文《方以智的莊學研究：〈藥地炮莊〉初探》，對此有詳細的分析。

② 方中通：《陪集》之《陪詩》卷三，《清代詩文集彙編》第 133 册，上海古籍出版社，2010 年，第 96 頁。

刷行時間應該就在康熙丙午年(1666 年),這離始刻之時已經過去了兩年左右。

與大集堂本相比,天瑞堂本的序文有所變動。一是蕭伯升的《刻炮莊緣起》被删除,二是新增了文德翼、苗蕃和戒顯三序。蕭序被删,原因不詳。若與蕭伯升晚年入獄有關,那么此本的刷行時間需推到康熙十七年(1678 年)前後。[①] 新增三序,文德翼、戒顯兩篇無寫作時間,苗蕃序則署曰"丁未純陽月閏之朔楞華狂屈蕃具草"。"丁未純陽"爲康熙六年(1667 年)四月。苗蕃此序未能收入大集堂本,只能有兩種情況:一是錯過了大集堂本的印刷時間;二是方以智對此序的内容不太滿意。後一種的可能性極小,若屬前一種情況,那么大集堂本一定在康熙六年的四月之前已經印出。另外兩序,估計情況也差不多。還有一點需説明的是,天瑞堂本正文中縫出現二十餘處"甲申年崇安補"的字様。假若這些都是當時的增補,那么該本的刷行時間就得推到康熙四十三年(1704 年),這離方以智辭世已有三十三年之久。

中研院史語所藏本可能是大集堂和天瑞堂兩本的拼合,其根據就在王木齋的扉頁題記:"余二十一歲時,聞先師楊樸庵先生屢稱無可大師《藥地炮莊》爲説《莊》第一書,即有心求之。廿餘年來,僅得卷首一本。至辛亥六月,乃見有持此書求售者,欣然購之,如獲異珍。首卷復缺四序一題咏。考前購殘本,有此六頁,遂以補入,此書得成完本。"記中所稱楊樸庵即楊摛藻,乃晚清佛學大家楊文會的父親。他推崇《炮莊》,也許和佛學信仰有關。王木齋受老師影響,留心《炮莊》已久。辛亥年所購者估計是天瑞堂本(因内文亦有"甲申年崇安補"字样),只是"復缺四序一題咏"可能并非全屬殘缺,大集堂本和

① 余英時:《方以智晚節考》增訂版,北京:三聯書店,2004 年,第 100 頁。

天瑞堂本的序文本来就有不同。兩本相加，王木齋爲我們保留了《炮莊》的全部序跋，這是該本的最大優點。此本曾由臺灣廣文書局影印出版，爲研究者带來了很大便利。

二

相對于《炮莊》完稿和刻印時間比較確定來説，方以智何時開始寫作此書，却是個比較棘手的問題。由于史料中存在一些看似矛盾之處，研究者因此得出了兩種相反的結論。一種觀點認爲，方氏作《炮莊》，源于他的老師道盛禪師的托付，因此該書的動手時間不能早于順治十年（1653 年）的春天。① 另一種觀點則認爲，方以智從梧州北返、停經廬山時，就已經有了《炮莊》的稿子，他動手寫作的時間，甚

---

① 持此説者主要有任道斌、蔣國保等人。任道斌稱："《藥地炮莊》寫于竹關，後于合山欒廬時繼續撰寫，至晚年入青原山後，方得脱稿。"（《方以智年譜》，安徽教育出版社，1983 年，第 216 頁。）蔣國保的看法與任説大致相同："《藥地炮莊》九卷，另卷首有《總論》上、中、下，及《發凡》（七則）、《炮莊小引》等。始撰于閉關高座期間（1653—1655 年），修改于廬墓合明山之時（1655—1658 年），定稿不遲于 1663 年。康熙甲辰（1664 年）由蕭孟昉捐資由廬陵人唐玉祥雕版，于 1667 年由福建潭陽（建寧）的'大集堂'印行。"（《方以智哲學思想研究》，安徽人民出版社，1987 年，第 97 頁。）按：蔣説中"唐玉祥"爲"曾玉祥"之誤。《炮莊》目録後所附文字爲："康熙甲辰廬陵高唐曾玉祥刊。"

至比順治九年冬天還要早。①

持前説者,根據主要在陳丹衷的一段話:

> 杖人癸巳又全標《莊子》,以付竹關。奄忽十年,無可大師乃成《炮莊》。②

"杖人"全稱爲"浪杖人",道盛禪師之别號。"癸巳"即順治十年(1653年)。"竹關"原指南京高座寺看竹軒,此處代指方以智,因其圓戒後曾閉關于此。下推十年,爲康熙癸卯(1663年),《炮莊》完稿。甲辰年(1664年),即有蕭伯升捐資刻版事。

陳丹衷,字旻昭,號涉江,江寧人。崇禎癸未進士,長期追隨道盛,法名大中。由《炮莊》正文九卷卷首皆題曰"天界覺杖人評、極丸學人弘智集、三一齋老人正、涉江子陳丹衷訂"可知,他曾經親自參與過《炮莊》的編訂工作。有此特殊身份,他的説法的真實性當然用不着懷疑。

---

① 彭迎喜曾提出一個大膽的想法:"因此我推測:密之早年曾撰寫過一本'炮莊'書,這本書是經吴應賓審閲過了的,後來密之的弟子傳笑在廬山上也閲讀過。密之閉關後,接受覺杖人委托,在覺杖人標點、評論的《莊子》之基礎上又撰寫了另外一部《炮莊》,所以題署'天界覺杖人評'(《炮莊》下欄各卷前)。這兩部'炮莊'之書分别由不同的人進行校訂,因二者性質相同,最後并爲一書,統名爲《藥地炮莊》付梓。但只是合并,并未混合,故此分爲上下兩欄,并題署不同的著者與校者。"(《方以智與〈周易時論合編〉考》,中山大學出版社,2007年,第158頁。)此説推測方以智投奔道盛之前,早有"炮莊"之意,值得認真對待。但把現存《炮莊》分爲兩書,純屬無稽之談。大别《發凡》早已説得清清楚楚:"訓詞,注之于下。諸家議論,彙之于後。别路拈提,列之于上。"上下兩欄之分,主要是因爲文本性質不同。考其内容,眉批皆與正文相對應,斷不能獨立自存。

② 陳丹衷:《莊子提正跋》,《覺浪道盛禪師全録》卷三十,《明嘉興大藏經》第34册,臺灣:新文豐出版社,1987年,第776頁。

方以智自己的文字,似乎也支持這種説法。《炮莊小引》這樣寫道:

> 子嵩開卷一尺便放,何乃喑醷三十年而復沾沾此耶?忽遇破藍莖草,托孤竹關,杞包櫟菌,一枝横出,嚗然放杖,燒其鼎而炮之。重翻《三一齋稿》,會通《易餘》,其爲藥症也犁然矣。

"子嵩開卷便放"典出《世説新語·文學》:"庾子嵩讀《莊子》,開卷一尺許便放去,曰:了不異人意。""喑醷"出自《莊子·知北游》:"自本觀之,生者喑醷物也。""破藍莖草"指道盛的《破藍莖草頌》,《三一齋稿》是方以智外祖吴應賓的遺稿,《易餘》是方以智自己解《易》之書。整段話合起來,大意是説,庾子嵩讀《莊》開卷便放,自己讀《莊》三十年,爲什么還要沾沾于此?是因爲遇到了恩師道盛禪師,後者把解《莊》的任務交給了自己。于是支鼎烹炮,以《莊子》爲藥,以《三一齋稿》《易餘》及歷代注疏爲輔,就有了《炮莊》這本書。

需要指出的是,方以智這段話中的"忽遇破藍莖草,托孤竹關",不能理解爲《破藍莖草頌》中就有"托孤竹關"之事。《破藍莖草頌》的確是道盛專門爲方以智所作,可文中全是對後者擔荷大法的勉勵和期待,根本没有提到過解《莊》之事①。方以智這里只是借用"破藍莖草"代指老師而已,并不意味着"托孤竹關"一定要與該頌的寫作

① 道盛對方以智的厚望,可參看《破藍莖草頌》下面這段話:"無可智公,從生死危難中來,皈命于予,受大法戒。乃掩關高座,深求少林服毒得髓之宗,披吾《參同》《燈熱》之旨。喜其能隱忍堅利,真足大吾好山之脈。予時歸博山、武夷,掃二先師之塔,特潛爲别,予因囑之曰:'聖人無夢不能神,大海無波不生寶。使聖凡無怨艾之毒,則皆無出身之機也。子當以大法自命,痛此懸絲,寧不自憤乎?'"(《覺浪道盛禪師全録》卷十二,《明嘉興大藏經》第34册,臺灣:新文豐出版社,1987年,第662頁。)

同步進行。

在道盛師徒那里,"托孤"是一個雙關語,既可指莊子以孔門之孤主動托身于老聃門下,又可指他們自己的學術薪火相傳。對道盛來説,莊子已經是"孤",再把這個解《莊》的任務交給方以智來完成,那就是另外一種托"孤"。方氏的舊友門人對此顯然印象深刻,幾位序作者不約而同地提到這件事,就是明證:

《炮莊》製藥,列諸症變,使人參省而自適其當焉。夢筆、藥地,立寓雙冥,其寂感何如耶?(何三省)

杖人評《莊》,正欲别路醒之。藥地炮《莊》,合古今之評,以顯杖人之正,妙在聽天下人,各各平心,自吞吐之。(弘庸)

浪杖人《燈熱》一書,十方始知是火,師即傳以爲炮岐黄,不在父子間乎?(文德翼)

自天界老人發托孤之論,藥地又舉而炮之,而莊生乃爲堯舜周孔之嫡子矣。(余颺)

杖人《莊子提正》,久布寓内……在天界時,又取《莊子》全評之,以付竹關。公宫之托,厥在斯歟!(大别)

這么多人都强調兩人的承繼關係,説明道盛的托付對于《炮莊》的編纂來説,至關重要。如果没有道盛的《莊子提正》和"全標《莊子》",恐怕就不會有我們今天所見到的《藥地炮莊》。從這個意義上,説《藥地炮莊》始著于竹關,并没有什么不妥。

持第二種觀點者,也有自己的理由。最主要的一條,是方以智弟子傳笑的一段識語:

此愚者大師五老峰頭筆也。佛以一語窮諸外道,曾知佛現外道身,以激揚而曉後世乎?苟不達此,不須讀《莊》,又何能讀

《炮莊》？大醫王詳症用藥，横身劍刃，申此兩嘘，苦心矣，豈問人知？壬辰孟秋，玉川學人傳笑識。①

這條識語在《炮莊·總論下》的《惠子與莊子書》的末尾。其中，"愚者"是方以智最喜歡用的别號。五老峰，即廬山主峰。方以智登廬山不止一次，但傳笑的題識中却講得清清楚楚：寫作此文的時間是"壬辰孟秋"。壬辰年即順治九年(1652年)、南明永曆六年。這一年年中，方以智隨施閏章一道從梧州北返，中途借住廬山數月，直到年底他才回到老家桐城。由于不願受地方官出仕的脅迫，方以智在第二年的春天再一次離家，前往南京天界寺，正式接受大法之戒。如果按照傳笑所説，"苟不達此，不須讀《莊》，又何能讀《炮莊》"，那么方以智在五老峰時應該就有了《炮莊》的稿子。此時當然還不存在什么"托孤竹關"的問題。

持此説者早已注意到了方以智《冬灰録》中的一段話。該書"天界老和上影前上供拈香，焚《炮莊》稿"條曰：

十年藥地，支鼎重炮。吞吐古今，百雜粉碎。藐姑猶是别峰，龍珠聊以佐鍛。今日噴雪軒中，舉來供養，將謂撤翻籬笆，隨場漫衍耶？②

既然可以焚燒《炮莊》之稿，説明此書已經有了全部或者部分的刻本。既然要上供于道盛影前，説明該書一定與道盛有關。這些都

① 傳笑，原誤作"傳关"。《浮山文集後編》卷一收有此文，正作"傳笑"。另：《青原志略》卷八載有傳笑《與劉洞雪林》書一封，可知其追隨方以智時間頗久。

② 任道斌《方以智年譜》系此條于康熙四年(1665年)。

不成問題。有問題的是,方以智爲什么説“支鼎重炮”? 這不正好證明他早先已經“炮”過了嗎?①

這的確是個問題。與此相關,還有一點同樣值得思考:道盛身邊好《莊》、注《莊》者并不少,他何以偏偏“托孤”于方以智呢?

大别《炮莊發凡》曾經提到:“薛更生、陳旻昭時集諸解,石溪約爲《莊會》,兹乃廣收古今而炮之。”石溪法名髡殘,受衣鉢于道盛。陳旻昭即陳丹衷。薛更生,名正平,錢謙益《有學集》卷三十一載其墓志,稱“少爲儒,長爲俠,老歸釋氏”。《天界覺浪盛禪師語録》卷十(臺灣新文豐出版社版《明嘉興大藏經》第 25 册)有詩題曰“薛更生居士頌予《莊子・天下》篇,喜而和之”,可知更生亦是好《莊》者。三人既然都有與《莊子》相關的著作,道盛豈有不知之理? 他不“托孤”于此三人,却選擇了剛剛到來的方以智,這豈不是有違常情嗎?

當然,如果方以智此前已有與《莊子》相關的著作并深得道盛欣賞的話,那就另當别論。

查方以智入關前的作品,能夠與“炮莊”扯上關係的,只有在五老峰所擬的《向子與郭子書》《惠子與莊子書》兩篇。《浮山文集前編》卷九“嶺外稿下”收有《書〈莊子〉後》一文,讓我們知道方以智雖在顛沛流離之中,仍常讀《莊子》。但也僅此而已,寥寥三百字并不足以説明任何問題。作爲“癸巳入關筆”的《象環寤記》,討論的話題及意象選擇如“蒙媪”“象環”等,的確與《莊子》相關,文中也曾借外祖之口談到自己小時就很喜歡《莊子》:“汝丱時,汝祖督汝小學,汝曰曠達行吾曲謹。吾呼汝頭陀,汝曰逍遥是吾樂園。全以《莊子》爲護身符,

① 彭迎喜:《方以智與〈周易時論合編〉考》,中山大學出版社,2007 年,第 157－158 頁。另:“重炮”也不一定是指方以智本人的第二次炮《莊》。前人“炮”過,自己以同樣的方式“炮制”,亦可謂重炮。

吾無如汝何。"但《象環寤記》畢竟已是"入關"之筆,性質上也不屬于"炮《莊》"之作。除非方以智還有什么解《莊》之作徹底失傳、全無蹤影,否則他呈給道盛的只能是五老峰二書。

其實,個人以爲,有此二書,已經足矣。在《向子期與郭子玄書》中,方以智説:"《莊子》者,殆《易》之風而《中庸》之魂乎!"在《惠子與莊子書》中,他進一步發揮道:"義精仁熟,而後可讀《莊子》。蒸湆六經,而後可讀《莊子》。則《莊子》庶幾乎飽食後之茗荈耳。"這和道盛在《莊子提正》中的説法如出一轍:"夫論大《易》之精微、天人之妙密、性命之中和、位育之自然,孰更有過於莊生者乎?""莊生所著,雖爲六經之外别行一書,而實必須輔六經始能行其神化之旨也。使天下無六經,則莊子不作此書,而將爲六經矣。"[①]住在五老峰巔的方以智,顯然早已讀過并折服于道盛"久布海内"的《莊子提正》。可以想像,當兩人有機會面談時,心靈的感通恐怕早已超出言説之外。[②] 道盛因此而"托孤"于方以智,應該是件順理成章的事。

剩下的問題就是,《向子期與郭子玄書》《惠子與莊子書》是否可以如傳笑那樣稱作"《炮莊》"? 如果可以的話,那么方以智投奔道盛前,當然早就開始了《炮莊》的寫作。個人覺得,此問題的要害其實源于我們對"炮莊"二字的理解。"炮莊"可以指一部著作,也可以指一種活動或工作。如果像前面那樣,一律把傳笑所説的"炮莊"解讀爲"《炮莊》",那就必須承認《藥地炮莊》并非始作于竹關。如果把傳笑所説的"炮莊"解讀爲"炮《莊》",解讀爲對《莊子》一書的炮制,那么前述困難將迎刃而解:《向子期與郭子玄書》《惠子與莊子書》當然都

---

① 《覺浪道盛禪師全録》卷三十,《明嘉興大藏經》第 34 册,臺灣:新文豐出版社,1987 年,第 768 – 769 頁。

② 道盛早年曾短暫住過浮山,與密之外祖吴應賓、父方孔炤,皆有往來。

是對《莊子》的"炮制"。既然此二書本來就是所謂的"炮制",那么稱始于竹關的解《莊》爲"支鼎重炮",也就没有任何不妥。

總之,方以智在投奔道盛之前,已經有過解《莊》的嘗試。由于這種解讀并非通常意義上的注釋,方以智和他的弟子們統稱之爲"炮"(據前引材料,"藥地"之别號也始自廬山)。這種做法深得道盛之欣賞,後者遂把自己對《莊子》的評、提轉交給方以智,由他來完成對《莊子》全書的"炮制",這大概就是方以智編纂《藥地炮莊》一書的緣由。

三

至于方以智在五老峰巔是否有過炮制《莊子》全書的計劃,從現有的文獻中根本找不到任何蛛絲馬迹。我們所知道的只是,自從接受了道盛的托付之後,方以智花費了大量精力去編纂《炮莊》。下面的記載可以幫助我們了解這一過程:

> (1)老父在鹿湖環中堂十年,《周易時論》凡三成矣。甲午之冬,寄示竹關。窮子展而讀之,公因反因,真發千古所未發。萬物各不相知,各互爲用,大人成位乎中,而時出之,統天乘御,從類各正,而物論本齊矣。復予蓍筒而銘之,曰:"蓍卦之德,退藏於密。即方是圓,兩行貞一。"不肖子以智時閲此論,謹識之以終卷。

此條編在《炮莊》卷一的末尾、《齊物論》"莊周夢蝶"段的後面。"甲午"年爲順治十一年(1654年),方以智閉關高座寺看竹軒的第二年。整段話講的是父親方孔炤寄示《周易時論》一事,但無意間却透露了《炮莊》的進度。經過一年左右的工作,他剛剛完成了全書的第一卷。卷前《總論》是否開始編纂,不得而知。但可以肯定的是,三篇中的中、下兩篇皆非作于此時。

> (2)藏一曰:世道交喪矣。拘方約結,終縛生死。荒冒廢學,差别茫茫……大師廬墓合明,幸得朝夕,剥爛復反,乃歎曰:大道易簡,私黠亂其神明。備物無我,善刀無敵。學問飲食,享其性天。消息時行,何用躍冶乎? 因合録之,時自省覽云爾。自有仁智夙願者,總持幸甚。圉噩歲塗黄林學者左鋭識。

這段話摘自《炮莊·總論中》的末節,乃《黄林合録》作者左鋭的文末識語。據《青原志略》《周易時論合編》諸書,左鋭又名左錞,字藏一,桐城人,方以智好友。左鋭此文的編録有時間("圉噩歲塗",指的是丁酉年十二月。這一年爲順治十四年,即 1657 年)、有地點("廬墓合明"),①假若它原本就屬于《炮莊》的一部分的話,那么可以肯定,方以智在守喪三年中仍在延續竹關時期的工作。假若它是後來才編入《炮莊·總論中》的,也没有問題。因爲此文中有大量的關乎《莊子》的内容,譬如開頭第一句話就是"敢問《易》與莊、禪分合,可得聞乎?",其他如"虚舟子曰:柱、漆無所不包,而意偏重於忘世""吴亞侯曰:仙定,出世之死法也。莊禪,出世之圓機也""沈長卿曰:莊子散人,則語不犯正位""休翁曰:讀六經後,徹《莊》透宗,再讀六經,即非向之六經矣。妙在怒笑之餘,别路旁通,乃享中和之味"等等,可謂舉不勝舉。這些都説明,方以智廬墓期間,除了與子侄一道

---

① 方孔炤辭世于順治十二年,方以智聞訊後,破關奔喪,遵父遺命,葬父于合明山,并以和尚身結廬墓側,在當地曾經是轟動一時之事。

重編父作《周易時論》外，也一定没有放下恩師交給他的"炮《莊》"任務。①

> (3)吸盡西江水，東流不到家。階前如見佛，座上便拈花。顔色成枯木，愁心結亂麻。趨庭無别語，開示總《南華》。

此詩乃方以智第二子中通所作，詩題曰"庚子同四弟省親壽昌"。詩末有小注，"時老父著《藥地炮莊》"。庚子爲順治十七年(1660年)，距離廬墓結束已有兩年，距離《炮莊》始著則更久。此時的方以智主要行脚于江西南城一帶。他之所以"開示總《南華》"，可能與恩師的去世有關。上年秋天，道盛禪師圓寂于南京。加快《炮莊》的進度，也算是給恩師付囑的一個交待。

> (4)藥地愚者唾此糠粃，一怒一笑，且三十年。五十衍《易》而占之曰："用九，見群龍無首。"
>
> 今日登黄龍背，飲南谷茶，誦《逍遥》一過。四圍蒼翠欲滴，白雲西來，平浮竹檻，萬峰在下，出没有無。忽憶張濁民拈鄭億翁句曰："天下皆秋雨，山中自夕陽。"

這兩段話分别見于《逍遥游總炮》和它的眉批。"五十衍《易》"用孔子學《易》之典，説明方以智此時已過五十。方氏生于明萬曆三十九年(1611年)，下推五十年，剛好就是上條中通所説的"庚子"年。

① 最有説服力的證據源于密之的自述："合明山欒廬中，重得此册，反復數過，深刺人情，以反衍爲曼衍，頹激生波，令傷心之士徬徨起舞。時方炮《莊》，因作而歎曰……"(《貨殖傳評題詞》,《浮山文集後編》卷一)此段中所謂"時方炮《莊》"，"炮"顯然是動詞，指解《莊》的活動，也可以支持上節對"炮莊"二字的解釋。

這説明《總論下》的七篇《總炮》,當作于方以智五十歲之後。眉批中所謂"南谷",指的是江西新城南谷寺。據乾隆朝《建昌府志》載,康熙元年(1662年),方以智正是該寺的住持。因此登山飲茶、吟誦《逍遥》,一切都順理成章。蒼翠欲滴、萬峰出没,看上去又是多么地愜意!不過,"忽憶"二字早把人拉回到了現實當中:張濁民即張鹿徵,崇禎時錦衣衛千户。煤山變後,帝殯于西華門,百官無至,唯鹿徵縗服哭臨,守梓宫不去。後爲道士,終身素衣冠,自言先帝仇未報,服不可除。鄭億翁即鄭所南,宋亡後終身不娶,時時向南慟哭,所著《心史》,字字血淚。面對良辰美景,適意逍遥之際,涌上心頭的却是亡國遺恨、面目全非,此時方以智的復雜心情,又豈是借《莊子》放浪形骸者所能知?

(5)往年惠到《時論》,恨生未從尊公伯父游。象數幾微,蒙惑罔測。今即未謂遽窺什一,要如神珠置濁水中,不漸次湛清不得也。閎論秘義,括舉兩間,大至此乎?廣至此乎?糠秕之引,恐非末學敢任,幸擇人畀之。再承貺《寂歷圖》及《炮莊》大刻,實變化《時論》而出之者。翁兄力大解捷,如香象蹴蹋,豈蹇驢所及?又如冥室中熾然慧炬,何幽弗照,豈螢火比朗?宜弟方之蔑如也。而六十年來,如醉如夢已矣,悔何益矣。黄海幽勝,未盡餘喘,尚浮沉其間,翁兄其無忘東來爲我稍施鍼砭乎?

公既賞《莊》而讀《易》,何不以《炮莊》激揚、以易幾徵格之乎?特奉一部,并致商賢,還當久住青原,獲真益也。

這兩段話皆摘自《青原志略》卷八。第一段出自沈壽民《寄青原藥地大師書》,第二段出自傳笑《與劉雪林》。沈壽民也是安徽人,方以智老友,施閏章之師。傳笑的情況,已見上文。兩人均提到《炮莊》

大刻,説明此書早已印刷流通。從沈氏書的標題及傳笑書中的“還當久住青原”,可知此時的方以智已是青原山净居寺的住持。方以智正式入主青原,始于康熙三年(1664 年)年底,蕭伯升也于同年捐資刊刻《炮莊》。在此後的數年間,方以智的師友和弟子們常常在書信或交談中提及此書。最有趣的是,作爲易堂九子之一的彭士望,竟然還于夢中作過“《炮莊》詩”:“曾從天際别,動輒八千秋。自古誰青眼,于今已白頭。賦詩全是怨,讀史近能羞。要與鯤魚説,南溟尚可游。”①這從一個側面説明了,《炮莊》一書曾給時人留下過深刻的印象。

總之,作爲十年心血的結晶,《藥地炮莊》得以定稿流通,既是對道盛禪師付囑的完成,更是方以智對自己晚年思想的一個總結。方氏常常要求弟子們細讀此書,②原因恐怕就在于此。

四

在方以智誕辰四百周年之際,筆者曾與邢益海兄合作,勉力把《炮莊》全書點出,交由華夏出版社出版。此次對《總論》部分的箋釋可以説是該項工作的延續。和點校本相比,本書在技術處理方面略有不同,特説明如下:

---

① 《青原志略》卷十一收有此詩,題曰《宿閭南田舍,夢作〈炮莊〉詩,寄藥地老人》。晚近學者推測,該詩末兩句“要與鯤魚説,南溟尚可游”,當與東南地區復明活動有關。

② 《青原志略》卷八收有方以智專爲郭林所作的《隨寓説》,其中有云:“已讀《炮莊》,則不可解矣。愚者曰:此正子之藥也。有所好樂忿懥,則不得其正,信之乎?”

(1)《炮莊》原刻本分上下兩欄,而兩欄内容存在着相互對應的關係。點校本重新排版後,這種對應關係頗不易辨識。此次注釋,對不易辨識的内容,則在眉批文字後面用“對應于……云云”的字樣予以標示。

(2)《炮莊》引用文獻,除無法判斷者外,都加上了引號,以清眉目。注釋文字也按同樣原則處理。

(3)《炮莊》正文中人名和典故重出的情況極多,爲免翻檢之勞,此注也保留了一些前後重復的内容。

(4)更正了點校本在標點和識讀方面的一些錯誤。

本書初稿曾用作中山大學哲學系中國哲學專業研究生課程的閱讀材料,數届同學對文字和注釋均提出過很好的修改建議,在此向他們一并致謝。

張永義

2013 年 6 月 4 日

序跋·發凡

《藥地炮莊》序

紫柏老人刻覺範冷齋之書，表其行如嬰、杵，不惜飼虎餵鴿，故犯忌以明綱宗，留救後世。紫柏，晚明高僧。名真可，字達觀，江蘇吴江人。一生參學四方，不守一家，于佛教各宗，主張兼收并包，重視文字經教。覺範，北宋臨濟宗禪僧。名慧洪，號冷齋，江西瑞州人。提倡文字禪，著有《冷齋夜話》《石門文字禪》《智證傳》等書。紫柏曾重刻覺範《智證傳》一書，并作序云："大法之衰，由吾儕綱宗不明。以故祖令不行，而魔、外充斥。即三尺豎子，掠取古德剩句，不知好惡，計爲已悟，僭竊公行，可歎也。有宋覺範禪師於是乎懼，乃離合宗、教，引事比類，折衷五家宗旨，至發其所秘、犯其所忌而不惜，昔人比之貫高、程嬰、公孫杵臼之用心。噫，亦可悲矣！"夢筆杖人提《莊》托孤，亦猶是也。道盛，晚明曹洞宗禪僧。號覺浪，别號夢筆杖人，方以智得戒師。著有《莊子提正》一書，稱莊子爲"堯孔真孤"。末世學者不發願力，不究實用，則或以倍譎標新，或以椎拂裝面，相率逃學嫉法，而以道爲掠虚鬭勝之技，煉很護短，無當中和，不可憫耶？倍譎，乖異。椎、拂，皆僧人上堂説法常用之物，此處代指禪宗末流之賣弄機鋒。掠虚，竊取虛名。很,爭訟。《詩》曰:"既之陰女,反予來赫。出自《詩·桑柔》。之,往也。陰,同"蔭",庇護之意。女即"汝"。赫,怒也。句謂我因關心你才提供庇護,你却反過來還怒于我。噂沓背憎,自有肺腸。"噂沓背憎,出自《詩·十月之交》。噂,聚也。沓,合也。句謂見面時談笑甚歡,背地里却互相憎恨。自有肺腸,出自《詩·桑柔》。莊生悲其漸毒頡滑,離跂好智,爭歸于利,早刺破矣。漸毒,漸漬之毒,不覺深也。頡滑,滑稽錯亂。離跂,用力貌。藥地大師之炮《莊》也,列諸病症,而使醫工自飲上池,視垣外焉。《史記·扁鵲倉公列傳》:"(扁鵲)少時爲人舍長。舍客長桑君過,扁鵲獨奇之,常謹遇之。長桑君亦知扁鵲非常人也,出入十餘年,乃呼扁鵲私坐,間與語曰:'我有禁方,年老,欲傳與公,公毋泄。'扁鵲曰:'敬諾。'乃出其懷中藥予扁鵲:'飲是以上池之水,三十日當知物矣。'乃悉取其禁方書盡與扁鵲,忽然不見,殆非人也。扁鵲以其言飲藥三十日,視見垣一方人。以此視病,盡見五藏癥結,特以診脈爲名耳。"見垣一方人,猶言能隔牆見彼邊之人。將謂夢筆以藥地爲下宫耶?藥地以夢筆爲下宫耶?下宫,代指托孤之事。據《史記·趙世家》,晉景公三年,大夫屠岸賈率諸將攻趙氏于下宫,殺趙朔、趙同、趙括、趙嬰齊,皆滅其族,是謂"下宫之難"。趙朔妻乃晉成公姊,有遺腹,走避公宫。及生子,趙朔門客公孫杵臼與友人程嬰取他人子匿于山中,程嬰出告,杵臼及嬰兒被殺,趙氏真孤後在程嬰撫育下得以成人。將謂不可莊語而蓏理以卮寓爲下宫耶?蓏理,瓜果皆有其理。語出《莊子·知北游》①:"果蓏有理,人倫雖難,所以相齒。聖人遭之而不違,過之而不守。"卮即卮言,邊説邊掃之言。寓即寓言。《天下》篇評論莊子曰:"以天下爲沉濁,不可與莊語。以卮言爲曼衍,以重言爲真,以寓言爲廣。獨與天地精神往來,而不傲倪於萬物。不譴是非,以與世俗

① 下文凡引《莊子》,只注篇名。

處。"將謂鹵莽不可而養生以鑿死爲下宫耶？鹵莽，見《則陽》："長梧封人問子牢曰：'君爲政焉勿鹵莽，治民焉勿滅裂。昔予爲禾，耕而鹵莽之，則其實亦鹵莽而報予。芸而滅裂之，其實亦滅裂而報予。予來年變齊，深其耕而熟耰之，其禾繁以滋，予終年厭飧。'"絝中之祝，早已無言，本不求知，又何用白？據《趙世家》，屠岸賈欲索趙朔子于公宫，朔妻置兒絝中，祝曰："趙宗滅乎，若號。即不滅，若無聲。"及索，兒竟無聲。天下竟無知者乎哉？可惜許。雍茂孟陬天界學人大中陳丹衷題。太歲在戊曰著雍，太歲在戌曰閹茂。戊戌年爲順治十五年，即1658年。孟陬，正月。陳丹衷，字旻昭，號涉江，江寧人，崇禎癸未進士。亦從道盛游，法名大中，與方以智爲同門友。

《因論》曰："立言者至當，寓言者至適。"劉禹錫著《因論》七篇，其小引曰："因之爲言，有所自也。夫造端乎無形，垂訓於至當，其立言之徒。放詞乎無方，措旨於至適，其寓言之徒。蒙之智不逮於是，造形而有感，因感而有辭，匪立匪寓，以因爲目。"吕皓曰："合性情之正，其言近理。即性情之安，其言近道。"元吴師道輯《敬鄉録》卷十載：吕皓字子陽，號雪溪，永康人。宋孝宗淳熙年間領鄉薦。著有《遁思遺藁》《老子支離解》等。葉適《水心集》卷二十九《吕子陽老子支離説》載其語："夫合性情之正而爲言者，聞道也。即性情之安而爲言者，近道也。"善讀書者，知人論世，觀所感耳。莊子知世不可莊語，寂感何如耶？寂感，語出《易·繫辭上》："《易》無思也，無爲也，寂然不動，感而遂通天下之故。非天下之至神，其孰能與于此？"後世常以"寂"指本體，以"感"指作用。今欲決千古疑，而直告不信也。《炮莊》製藥，列諸癥變，使人參省而自適其當焉。夢筆、藥地，立寓雙冥，其寂感何如耶？立，立言。寓，寓言。東坡曰："此意只憂兒輩識，逢人休道北窗凉。"句出蘇軾《次韻許遵》。此意只憂兒輩識,《東坡全集》卷十五作"此味只憂兒輩覺"。和靖曰:"百千三昧無人見,説向吾師是泄機。"林逋,字君復,北宋詩人,死謚和靖。傳見《宋史》卷四百五十七《隱逸上》。三昧,《林和靖集》卷三作"幽勝"。將憂狼藉乎?何憂焉,人不讀,讀猶不讀也。遇善讀者,叫絶有分。但曰佛説法四十九年,不曾説一字,猶是冒例。《五燈會元》卷一:"世尊臨入涅槃,文殊大士請佛再轉法輪。世尊咄曰:文殊,吾四十九年住世,未曾説一字。汝請吾再轉法輪,是吾曾轉法輪邪?"另:《楞伽經》卷三:"如世尊所説,我從某夜得最正覺,乃至某夜入般涅槃,於其中間乃至不説一字,亦不已説、當説,不説是佛説。"夢筆學者大幬何三省題。何三省,字觀我,江西廣昌人。崇禎進士,曾督廣東學政,著述多不傳。三省亦爲道盛弟子,法名大幬,曾參校《杖門隨集》一書,自署曰天界學人。

閱《炮莊》與滕公剡語

余溯江千里訪宓山愚者於汭林,適閲《炮莊》,謂公剡曰:寓言十九,綜百家,貫六經,《周易》外傳也。方以智字密之,"密"字上下分解即"宓山"。另:"宓"古同"伏",又可隱射"伏羲"二字,蓋方以智本得名于《易》也。汭林,指江西泰和蕭氏之法華庵。康熙二年(1663年)秋,方以智任此庵方丈,改名汭林。明年冬,入青原山浄居寺。滕楫,字公剡,號興裁,方以智弟子。《青原志略》卷十載其《咏枯荆再發詩》一首,詩前小序曰:"七祖倒插荆,近已枯矣。丁酉,笑峰和上來此,枯枝忽生。甲辰,藥地本師來,枯蘖復生三枝。寂感之藴,受命如響。遇緣即宗,不可思議。"試合潛夫先生《時論》求之,道在是矣。方孔炤,字潛夫,方以智之父。萬曆丙辰進士,曾任湖廣巡撫。明亡不仕,隱居終老。著有《周易時論合編》二十三卷。公剡曰:若知希何? 余曰:然。宓山厲甄、蘇之節,不有其名;發濂洛之藴,不有其功;探竺乾之奥,不有其迹。厲,同"礪",砥礪也。甄指甄濟,字孟成,曾任安禄山屬官。禄山反,濟延頸受刃,堅辭不出,爲唐代有名的忠義之臣。事見《新唐書》卷一百九十四。蘇指蘇源明,京兆武功人,工文辭,有名天寶間。進士第後,曾任太子諭德、東平太守、國子司業。安禄山陷京師,源明以病不受僞署。事見《新唐書》卷二百零二。方以智《嶺外稿·寄李舒章》有云:"甄孟成爲慶緒舁致,蘇司業稱病自謝,旋皆擢以優秩,表其後凋。"竺乾,印度别稱,代指佛教。三者皆不有,皆寓也。揆諸《時論》藏一旋四之環中,豈有二哉? 一指太極,四指四象。太極無形,藏于四象之中。環中亦即太極本體也。參見《周易時論合編》卷一:"《禮運》曰:'禮本於太一,分爲天地。'即太極兩儀也。自此兩儀爲太極,而四象爲兩儀,四象爲太極……二分太、少爲四象,而一即藏於中五矣。此参兩参伍、旋四藏一之旨,所以爲萬法盡變也。"鄉者宓山由瘴徼,羈長干竹關。瘴,瘴氣。徼,邊境。指方以智因黨禍而流寓嶺表事。長干,南京。竹關,高座寺看竹軒,方以智閉關處。會失怙,奔喪廬墓三年。比出游,好學不倦。或私余曰:"出世,盍一切泡影置之?"余曰:"否。昔人從遠公事佛,養其父。慧遠,晉代高僧,駐廬山東林寺。方以智《浮山文集後編·借廬語》有詩《壬辰除夕歸省白鹿度歲於海門江口》曰:"此回蓬徑果桑田,竊比遺民入社緣。"下附小注曰:"遺民即驎之,從遠公事佛而養其父。"驎之傳見《晉書》卷九十七:"劉驎之,字子驥,南陽人,光禄大夫耽之族也。驎之少尚質素,虚退寡欲,不修儀操,人莫之知。好游山澤,志存遁逸。"瓦官寺守亮精易理,文饒資益爲多。文饒,唐相李德裕之字。守亮,瓦官寺僧。據《唐語林》卷二載,李德裕鎮浙西時,以南朝舊守多名僧,求知《易》者。上元瓦官寺僧守亮精易理,及與語,"分條析理,出没幽賾",德裕大驚,不覺前席。於是設官舍、講席,"命從事以下皆横經聽之,逾年方畢"。盡其在我,途殊歸同,世出世間一也。"聞者奭然。奭,明白貌。以余觀泰伯、夷、齊,得孔子而後論定。泰伯,周太王之子,曾讓君位於弟季歷。孔子贊之曰:"泰伯,其可謂至德也已矣。三以天下讓,民無得而稱焉。"夷,伯夷;齊,叔齊。二人皆孤竹君之子。孤竹君欲立叔齊,及父卒,叔齊讓伯夷,伯夷不願違父命而逃,叔齊亦不願就君位而逃。武王滅殷,天下宗周,伯夷、叔齊恥之,義不食周粟,遂餓死於首陽山。孔子贊之曰:"伯夷、叔齊,不念舊惡,怨是用希。"胡氏以沐浴之舉,當先發後聞;董穀謂事敬王,西周可復,藥爲帝耳。陳恒弑君,孔子沐浴而朝,請君討之。胡安國曰:"《春秋》之法,弑君之賊,人得而討之。仲尼此舉,先發後聞可也。"先發後聞因有苛責聖人之意,故常爲後儒所批駁。董穀,字碩甫,嘉靖辛丑進士。陽明弟子,著有《碧里疑存》等。張自烈《與閻百詩書》稱:"董穀謂孔子事周敬王,西周可復,舍周,徒栖栖齊魯陳蔡之間,爲失策。若是者,雖出於前代諸儒之説,雜見《集注》《語類》《語録》,識者莫不非之。"甚者廬陵、慈湖則疑《繫辭》,臨川則詆斷爛,涑水、盱江則譏孟子,考亭則以《通書》精深過《語》《孟》。歐陽修,廬陵人,所著《易童子問》,疑《易傳》非孔子所作:"童子問曰:《繫辭》非聖人之作乎?曰:何獨《繫辭》焉,《文言》《説卦》而下,皆非聖人之作。"楊簡《慈湖遺書》卷九:"《繫辭》間有聖言,大統多非聖正言。"臨川指王安石。《宋史紀事本末》卷九:"王安石又謂孔子作《春秋》,實垂世立教之大典,當時游、夏不能贊一詞。自經秦火,煨燼無存。漢求遺書,而一時儒者附會,以邀厚賞。自今觀之,一如斷爛朝報,决非仲尼之筆也。"涑水指司馬光,盱江指李覯。司馬光《傳家集》卷七十三有《疑孟》篇。李覯重事功,故不喜孟子,著《常語》三篇攻之。宋人余允文《尊孟辨》對二家言論有逐條的反駁。考亭,朱熹。《通書》,周敦頤著。《朱子語類》卷九十四："直卿云:《通書》便可上接《語》《孟》? 曰:比《語》《孟》較分曉精深,結構得密。《語》《孟》説得較闊。"知人知言之難,孔孟且不免訾議,而況後儒哉? 子思曰:"百世俟聖人而不惑。"語出《中庸》。俟聖人,非俟衆人也。孔子曰:"知我者,其天乎!"語出《論語·憲問》。猶言知我者我也,非求天知也。宜公剡今日致慨於知希也。桐自伯通公洎本庵、君静、潛夫三先生,世傳正學。方法,字伯通,方以智五世祖,出方孝孺之門,曾任四川都司斷事。成祖登基,方法沉江而死,事見《明史》卷一百四十一。方學漸,方以智曾祖,號本庵,受學于張甑山、耿定向,與東林學者亦往來甚多,著有《性善繹》等書,《明儒學案》有傳。方大鎮,方以智祖父,字君静,萬曆進士,官至大理寺少卿。宓山蒙難,正志孑身,紹衣如一日,可不謂艱且劬? 紹衣,奉行先人之德化教言。劬,勤勞。較之本穴紀運、十空著經,抑又深隱矣。本穴紀運、十空著經,皆指有宋遺民鄭思肖不忘故國之事。據盧熊《鄭所南先生小傳》,鄭思肖字憶翁,號所南,福建連江人。宋亡,隱居不仕。曾扁其室曰"本穴世界",以"本"字之"十"置下文,則大宋也。又著《大無工十空經》一卷,"空"字去"工"而加"十",即宋字,寓爲大宋經。所南又有詩集曰《心史》,明崇禎年間始從寺井中起出。知不知,何損於宓山? 余自信知宓山者,卒亦未能盡知,以其寓而不有故也,尚無徒以《炮莊》測之哉! 故次其語,俟後世論定云。芑山瘖道人自烈書。張自烈,字爾公,號芑山,江西宜春人。明季諸生,初入太學即負盛名。明亡,屢辟不起。著有《四書大全辨》《正字通》等。

弘庸序

庸生譾劣,晚欲早服。庸,弘庸自稱。譾,淺陋。早,先也。服,得也。早服,早得道也。語出《老子》第五十九章:"治人事天,莫如嗇。夫唯嗇,是以早服。早服是謂重積德。"遍歷諸家門庭,畢志天界座下。道盛曾住持南京天界寺。杖人常謂庸曰:"世出世本妙叶也,法幢不少,猶屬草創。叶,同"協"。妙協,妙合無間之謂也。法幢,喻妙法之高,如幢幟之上出也。此處代指弘法者。傳訛莽蕩,且不返矣。此時弘道,在集大成。非精差别,豈能隨物盡變?禪師常言"涅槃心易曉,差别智難明",即此意也。可公具一切智,而絶不驕妒,物宜至賾,如數一二,間出之人也。可公,無可。一切智,佛家三智之一,有廣狹二義。廣義的一切智同于一切種智,乃佛智。狹義的一切智指對總相的認識,乃聲聞、緣覺修行所得之智。此處當指後者。物宜,"象其物宜"之省稱,意謂聖人法象物之所宜也。至賾,幽深難見也。間出,不世出。《易·繫辭上》云:"聖人有以見天下之賾,而擬諸其形容,象其物宜,是故謂之象。聖人有以見天下之動,而觀其會通,以行其典禮,繫辭焉以斷其吉凶,是故謂之爻。言天下之至賾而不可惡也,言天下之至動而不可亂也。"今已洞徹底源,三教總持,渠自無避。總持,梵語"陀羅尼"的意譯,持之不失之謂。椎拂錚錚,以本分草料,殺活不妨,衝破青霄,若捨身集法、慰雙選之孤者,其一麟乎!"本分,本性或本心;草料,護養之意。殺活,殺人刀、活人劍,乃禪家應機接人之手段。佛果圓悟禪師《碧巖録》卷二:"殺人刀、活人劍,乃上古之風規,亦今時之樞要。若論殺也,不傷一毫;若論活也,喪身失命。"雙選,道盛所立之社,主佛儒會通。一麟,青原行思曾語石頭希遷曰:"衆角雖多,一麟足矣。"杖人言之縷縷,庸之肌骨沁入深矣。甲午之夏,自靈巖來爲兩宗修和,杖人令聞之大師。甲午,指顺治十一年(1654年)。兩宗,指臨濟、曹洞。濟洞之諍,詳見陳垣《清初僧諍記》卷一。據陳著,道盛乃此次争論的原告。走晤高座,師曰:"省一事,勝多一事。今既明矣,更何求焉?"庸心服之。迨淮上先師歸寂,合尖無縫之後,未可坐無事也,發願給侍杖人終身,而杖人翻然去矣。道盛圓寂于順治十六年秋。余馳訃壽昌,會大師于藥地,痛愜宿志,托孤在此矣,願以事杖人者事之。壽昌,寺名,位于江西新城縣。藥地,此處當爲寺院建築名。方以智《浮山文集後編》卷二《游梅川赤面易堂記》云:"壽昌遣人至,謂黄龍背新築一藥地矣。"中心悦而誠服,古人只是不欺耳。暇讀《炮莊》,歎曰:超一切法,而游一切中,其自得也。《大智度論》卷二:"一切法略説有三種,一者有爲法,二者無爲法,三者不可説法,此已攝一切法。"《青原志略》卷三載方以智語曰:"别路三不收,牛馬聽呼耳。且以象數醫藥爲市簾,山水墨池逃硎坑。冷眼旁觀,有時一點緣不得已之苦心,固不望人知也。"申本來之法位,共享中和,其公願也。法位,真如别名,意爲諸法安住之位。師承三世淵源,時乘《易》中神無方、雜不越,而外祖吴觀我太史早提如如當當,平天下之譎逞,夙緣相續,固已奇矣。方氏四世精《易》,據方以智《時論後跋》,其曾祖方學漸有《易蠡》,祖方大鎮有《易意》,父方孔炤有《時論》。現存《周易時論合編》,乃方以智廬墓時編訂而成。神無方,蓋言易道至神,而無方所。雜不越,意爲雖復雜但不相逾越。二語皆出自《易·繫辭》。吴應賓,字尚之,號觀我,桐城人,萬曆丙戌進士,官編修,因目眚而告歸,爲學通儒釋,曾師事林兆恩,受戒蓮池,著有《宗一聖論》《三一齋稿》,人稱三一老人。如如,佛教用語。法性之理體,不二平等,故云如。彼此之諸法皆如,故云如如。感天地之罏鞴,刀鋒萬里,歷盡坎窞,狹路托孤,有誰知其同患藏密之苦心者乎?罏,同"爐"。鞴,風箱。爐鞴乃陶冶之意。坎窞,險境。同患藏密,語出《易·繫辭上》:"聖人以此洗心,退藏於密,吉凶與民同患。"與民同患,憂患之意。退藏於密,隱遁也。當此末法,鬭諍堅固,非愚即蕩,直告不信。末法,佛教所謂三時之一,位于正法、像法之後。杖人評《莊》,正欲別路醒之。藥地炮《莊》,合古今之評,以顯杖人之正,妙在聽天下人,各各平心,自吞吐之。果平心乎各當其分,各竭其才,物論本自齊也。予小子畢志於天界者,將畢志于此矣。龍飛辛丑檀度學人弘庸敬題。龍飛,新君登基。辛丑,指順治十八年。檀度,佛家六度之一。檀即施與,意謂通過施與可度生死而至涅槃。

補堂《炮莊》序

昔醫王遣二童子視地,一見遍地無是藥者,一見遍地無非藥者。《五燈會元》卷二"文殊菩薩":"一日令善財採藥,曰:'是藥者採將來。'善財遍觀大地,無不是藥,却來白曰:'無有不是藥者。'殊曰:'是藥者採將來。'善財遂於地上拈一莖草,度與文殊。文殊接得,呈起示衆曰:'此藥亦能殺人,亦能活人。'"余遇必呵,皆邊見也。邊見,偏于一邊之惡見。農皇一日而遇七十二毒,豈百草皆有毒哉?唯此一莖草能殺人、能活人,毒氣之所鍾也。夫能勝是氣者,必生於是氣之中。此以毒治毒之法,而非炮則藥不爲功。三古以來,道德仁義、禮樂刑政之説,蘊毒於人心深矣,莊子以冷語冰之。千載而下,藥地大師又以熱心炮之。譬如服五石者,不從嚴冬之節,以寒泉百斛通體淋漓,則其熱性不發。五石,又名寒食散,服食之藥。因配劑中含紫石英、白石英、赤石脂、鐘乳石、硫黄等,故稱五石散。斛,十斗。熱性不發,則其毒根不死。石中有火,木中有火,大海之中有火。是其熱處爆着,即其冷處澆着也。《莊》之藥,師之炮,同一發毒作用耳。浪杖人《燈熱》一書,十方始知是火,師即傳以爲炮岐黄,不在父子間乎?岐黄,岐伯、黄帝,醫家之祖。

此處代指醫藥。雖然,古人之病病道少,今人之病病道多也,須炮却始得。蓋醫能醫病,藥地能醫醫,是曰醫王。廬山補堂居士文德翼拜撰。文德翼,字用昭,號燈巖,别號補堂,崇禎甲戌進士,九江人,曾任嘉興府推官。

《炮莊》序

南北二帝遇於中央,謀報渾沌之德,日鑿一竅,七日而渾沌死。古今之書,號稱渾沌,未有過於《莊子》者。堯舜之精一,孔之一貫,先王至精至微,寓於大經大法,至戰國而鑿裂盡矣。精一,見《尚書·大禹謨》:"人心惟危,道心惟微。惟精惟一,允執厥中。"一貫,見《論語·里仁》:"子曰:參乎,吾道一以貫之。"當時有憂之者,唯孟軻、莊周二人耳。孟子反之於懼,懼不足而以怒罵,申之攘雞、墦乞,比於毒矣。攘雞,典出《孟子·滕文公下》:"今有人日攘其鄰之雞者,或告之曰:'是非君子之道。'曰:'請損之,月攘一雞,以待來年,然後已。'"墦乞,典出《離婁下》:"齊人有一妻一妾而處室者,其良人出,則必饜酒肉而後反。其妻問所與飲食者,則盡富貴也。其妻告其妾曰:'良人出,則必饜酒肉而後反,問其與飲食者,盡富貴也,而未嘗有顯者來,吾將瞯良人之所之也。'蚤起,施從良人之所之,徧國中無與立談者。卒之東郭墦間,之祭者,乞其餘,不足,又顧而之他,此其爲饜足之道也。"比,近也。莊子不然,以爲此不返之渾沌,則支離割裂,終歸洸決,故幻其指趣,空其事類,變其名目,腐中庸之正道,娸大聖之緒言,或巵之,或寓之,正言十一,旁言十九,其真塵垢糠粃陶鑄堯舜者乎!洸,摇動不定。決,裂。指趣,同"旨趣"。娸,詆毁。予常謂天下之道,不舉兩端,不能見一端;不舉外景,不能見内景。

莊生好游衍於兩端,而以一端歸其覺;屢逍遥於外景,而於内景返其源。背負青天,息養天池。生爲懸附,死决潰之。懸附,附贅懸疣。决潰,决疣潰癰。語出《大宗師》。以爲兩端,則中端見矣。以爲外景,則内景全矣。以天下藏天下,而不以一身遺天下,此莊生之旨也。後之注者多矣,不爲雷同,則爲枘鑿。枘鑿,方枘圓鑿,捍格不通。然得其一端,則失之兩端。求之景内,則遺之景外。千載郭象,尚未夢見,况其餘乎?自天界老人發托孤之論,藥地又舉而炮之,而莊生乃爲堯舜周孔之嫡子矣。其與孟子同功而不與孟子同報者,孟子以正,莊生以反,孟子以嚴,莊生以誕。嚴與正者,其心易見;而反與誕者,其旨難知也。此莊氏之書所以萬古獨稱渾沌者乎!今無端被浪老人一鑿,又被藥地再鑿,槌鉗鍛竈,不多乎哉?莆田蘆中人余颺敘。余颺,字賡之,號季蘆,莆田人。崇禎丁丑進士,方以智座師。

《炮莊》咏二十四韻

琴閏十三徽,《易》群龍無首。十三徽,古琴音位標志,象征一年十二月及四年一次的閏月。"群龍無首",《乾》卦用九爻辭。緊誰變化之,但見南華叟。句謂莊周之書乃變化《易》道而來。逍遥怒而飛,六息搏於九。以下皆撮述《莊》書大意,文長不具引,僅標篇名。樽浮江海中,出此不龜手。《逍遥游》。萬世旦暮遇,蝴蝶混奇偶。《齊物論》。緣督養丹基,善刀藏已久。《養生主》。世出人間世,支離復何有。《人間世》《德充符》。相視而莫逆,三人相與友。《大宗師》。倏忽鑿渾沌,心醉盍止酒。《應帝王》。東陵望西山,臧穀盡駢拇。《駢拇》。聖若見胠篋,折衡且掊斗。《胠篋》。在宥天地寬,任運静而壽。《在宥》《天地》。刻意仍繕性,秋水清無垢。《刻意》《繕性》《秋水》。至樂原達生,不記樹生肘。《達生》《至樂》。夔憐至風憐,騰猿笑芻狗。《秋水》《山木》。狂屈拜特室,神奇换腐朽。《知北游》。象罔赤水珠,洛誦空二酉。《天地》。庚桑楚近名,無鬼魍魎走。《庚桑楚》。外物不可必,雪子心如藕。《外物》《田子方》。讓王寧説劍,孔遘兄弟柳。《讓王》《説劍》。呵佛罵聖人,千古選跖口。《盗跖》。漁父拏音去,六經孰與守?《漁父》《天下》。杏壇若下宫,藏山尚嬰臼。托孤有《炮莊》,白日雷霆吼。

無可大師與賁皇苗裔奇遇也,閬閣引之於前,荷山訂之於後。《古今事文類聚》後集卷一:"楚賁皇食于苗,其後爲苗氏。"本詩作者姓苗名蕃,故自稱賁皇苗裔。據《江西通志》載,康熙年間,苗蕃曾任建昌府南城知縣。另:《青原志略》卷十三"鼎薪閒語"條,載有苗蕃爲其《狂屈忘言》一書求序于密之事。閬閣,代指李明睿。明睿字太虚,南昌人,天啟進士,官至左中允。順治初,官禮部侍郎。晚年歸鄉,筑閬園。據雍正《江西通志》卷三十八載:"閬園,《江城名蹟》記,在永和門内,明李宗伯明睿構,弋陽王舊邸也。有山腰宫閣、古石堂、碧欄池、浣花池、天池諸蹟,嘗自言:閬園以池勝,以竹勝,尤以松勝,他園不敢望焉。"同治《南城縣志》卷九載苗蕃《祭徐仲光文》稱:"維時天下達尊,則閬公仙李。三教總持,則無可大方。"閬公仙李即李明睿,無可大方即方以智。荷山,指徐芳,字仲光,號拙庵,南城人。崇禎庚辰進士,方以智同年。密之曾爲徐芳《懸榻編》作序曰:"荷山拙庵,數十年來依巖而居。時或以青囊爲别峰,遨游方内,行郭自負,時時流其心聲,稱則古昔。愚者向曾訪旦旦軒,見其所編勒,已屢帙連榻矣。今貴皇苗公乃選而壽諸木,誰不謂數十年荷山之蘊蓄,當食此報也耶?貴皇之于拙庵,若有萬世旦暮然者。"寫湖光在龍門橋上,寧搗空拳;談瀑布則虎溪寺東,將投白足。龍門橋、虎溪寺,皆在廬山。白足,僧人別稱。丁福保《佛學大辭典》:"沙門曇始,關中人,以鳩摩羅什爲師,多異迹,足白於面,雖跣涉泥水,未嘗沾濕,時稱爲白足和尚。見《高僧傳》及《雞跖集》。後因謂僧爲白足。劉禹錫詩曰:'都人禮白足。'李商隱詩曰:'白足禪僧思敗道。'"去八閩而歸止,入三江以來之。《炮莊》乎藥地,君臣羅睺焉。羅睺,又譯爲羅睺羅,佛之嫡子,後亦出家。田伯兄弟賦律十首,擬古一章,敢冀拈花,虔望飛錫云爾。田伯,方以智長子中德之號。僧人游方稱飛錫。丁未純陽月閏之朔楞華狂屈蕃具草。丁未,康熙六年(1667年)。純陽,農曆四月。楞華狂屈,苗蕃別號。

讀《炮莊》題辭

藥地主人不知何時窺見神農皇帝咬百草的消息,集諸雜毒,到處試人。竊見杖人以莊子爲尼山托孤,人多不信,輒以其毒攻之,謂之《炮莊》,不嫌五百里寄栖霞一讀。竺庵大成常住南京栖霞寺。栖霞時客盱江景雲,謂侍僧曰:"莊子當時夢爲蝴蝶,自云不知有周,又豈知有今日炮莊者乎?盱江,江西南城縣。景雲,寺名。然莊子開頭便説個逍遥游,想是他眼中不曾見有一個快活漢也。他似看得世間人,大者不能忘大,小者不能忘小。不獨不相忘,且全身墮在没溺風浪中,而又彼此相笑。鵬與斥鴳,相去幾希。"或云:"《莊子》之言多出杜撰,杖人、藥地大驚小怪,引許多宗門中語去發明他,那人且不識《莊子》語,又如何明得宗門中語?不亦隔靴搔癢耶?""不見道不怕疑殺天下人,苟無人疑,就是宗門中語,也成杜撰。道盛《答李夢白太宰書》云:"果有人焉,能於真法穿鑿生謗,則如人以惡心伐旃檀樹,則彼身染香氣,亦終得解脱也。故曰:'不妨惑亂,疑殺天下人。'是皆以異方便助發真實義也。"只如他道'北溟有魚,其名曰鯤',遮個話頭從何處得來?他得之《老子》'非常'一語,故才説個魚,就化爲鵬去矣,鵬之背又不知其幾千里,豈是那道學先生認定個無極太極耶?"非常,即《道德經》首章所謂"道可道,非常道。名可名,非常名"。侍僧曰:"和尚平日説未常讀書,不曉《莊子》,於今又安可妄論,得無使藥地主人噴飯乎?""你會麼?不讀書人,他把書送來你看,也要説幾句淡話兒,博那讀書人一笑才是。不然,一生口挂壁上去也。呵呵,饒舌饒舌!"口挂壁上,沉默無語貌。元道泰集《禪林類聚》卷二:"德山鑒禪師上堂云:大衆,及盡去也,直得三世諸佛口挂壁上,猶有一人呵呵大笑。若識此人,參學事畢。"康熙丙午[①]栖霞竺庵道人大成書於景雲丈室。大成,曹洞禪僧,號竺庵,湖南醴陵人,俗姓龍。初薙髮南嶽,曾參博山,後爲覺浪道盛弟子,與方以智爲同門友。順治末年,江西壽昌寺毀于火,大成聞訊前往,主持興復。

《炮莊》序

三家聖人皆大醫王也,不惟諳病,亦善炮藥。《華嚴經・普賢行願品》:"如來出世,爲大醫王,能治衆生煩惱諸病。"慧日本草,泐潭

① 大集堂本無"康熙丙午"四字。

炮炙,同一鼻孔出氣也。慧日,佛智能照世之盲冥,故比之于日。《無量壽經》卷二曰:"慧日照世間,清除生死雲。"洳潭,唐代禪僧洞山良价與弟子曹山本寂習禪處。句謂佛法如本草,曹洞炮炙之,宗旨完全一致。周、孔之藥,其味純王,不善服者,謂食色名利外,人生別無事業,陳腐壅滯,俗入膏肓。蒙莊氏出,以曠達高放炮之,蕩洗塵俗,知形而上死生夢覺有廓天大路,眼孔一豁矣。耳食者議漆園左儒,非杖人托孤創論,千年暗室,誰則破之?此一炮大快也。我大雄教至,包羅精粗,刮磨凡聖,以浮幢華藏爲大生藥鋪,以人天十類、軟中上解脱、十地等覺爲病人,以大藏琅函、止觀施戒等法爲藥方,八邪四倒諸症,觸之立愈。佛有大力,能伏四魔,故名大雄。浮,飄浮。幢,旗也。華藏,釋迦如來法身毗盧舍那佛净土之名。最下爲風輪,風輪上有香水海,香水海中生大蓮華,此蓮華中包藏微塵數之世界,稱爲蓮華藏世界,略名即華藏世界。人天十類,六凡四聖之十界。六凡:地獄、餓鬼、畜生、阿修羅、人、天。四聖:聲聞、緣覺、菩薩、佛。軟中上,略同于下中上三等。衆生性有軟中上三等,解脱亦有軟中上三等。此處當指聲聞行者斷軟中上三品煩惱而得軟中上三品解脱。十地,又名十住,指菩薩從初地到十地的十個階位。等覺,佛之異稱。等者平等,覺者覺悟。諸佛覺悟,平等一如,故名等覺。琅函,佛經。止者止息妄念,觀者觀察真理,合之即止觀雙修。施者布施,戒者持戒。然膠名相、滯偏權者,算沙畫地,執藥成病。釋迦老子以拈華炮之,五家諸老又炮之以綱宗,塗毒一擊,聞者皆喪,真藥現前矣,此一炮又大快也。五家,禪門五派,即溈仰、臨濟、雲門、曹洞、法眼也。至今日,藥肆糅雜,醫師泛濫,或以毒井誤爲上池,贋藥殺人,不可指數。藥地愚者憂焉,假毛錐子大施針砭,先舉《莊》而炮之。阿伽善見,陳磚竈土,能作除病利益者,漁獵殆盡。阿伽,"阿伽陀藥”簡稱,喻指佛法。《大方廣佛華嚴經》卷十九:“如阿伽陀藥,能滅一切毒,有智亦如是,能滅於無智。”善見,雪山藥王樹之名,亦喻指佛法。《大方廣佛華嚴經》卷五十二:“譬如雪山有藥王樹,名曰善見。若有見者,眼得清净;若有聞者,耳得清净;若有嗅者,鼻得清净;若有嘗者,舌得清净;若有觸者,身得清净;若有衆生取彼地土,亦能爲作除病利益。佛子!如來、應、正等覺無上藥王亦復如是,能作一切饒益衆生。若有得見如來色身,眼得清净;若有得聞如來名號,耳得清净;若有得嗅如來戒香,鼻得清净;若有得嘗如來法味,舌得清净,具廣長舌,解語言法;若有得觸如來光者,身得清净,究竟獲得無上法身;若於如來生憶念者,則得念佛三昧清净;若有衆生供養如來所經土地及塔廟者,亦具善根,滅除一切諸煩惱患,得賢聖樂。”傾潰倒海,拆骨刷髓,諸門霉腐,不留剩迹。吾故曰:“炮儒者莊也,炮教者宗也。”兹帙雖曰《炮莊》,實兼三教五宗而大炮之也。耆婆國手、時縛藥人,愈出愈奇。耆婆、時縛爲一人,印度名醫。舊譯曰耆婆,新譯曰時縛伽。向秀、郭象,噤口咋舌。非千百載下又一大快乎?雖然,《莊》則炮矣,誰其炮炮?炮之一字,洗脱不下,猶是癡人前説夢,青原室中痛棒,吃未得在?黄梅破額晦山樵者戒顯拜稿。破額,湖北黄梅破頭山。戒顯,臨濟禪僧,字願雲,號晦山。俗姓王,名瀚,江蘇太倉人。少爲諸生,與同學吴梅村齊名。甲申國變,棄家爲僧,師承具德弘禮,屬濟宗天童一系。

《炮莊》小引

子嵩開卷一尺便放,何乃喑醷三十年而復沾沾此耶?《世説新語·文學》:“庾子嵩讀《莊子》,開卷一尺許便放去,曰:了不異人意。”子嵩,名敳,潁川人,西晉名士。喑醷,聚氣貌。《知北游》:“自本觀之,生者啗醯物也。”忽遇破藍莖草，托孤竹關，杞包櫟菌，一枝横出，嚗然放杖，燒其鼎而炮之。覺浪道盛曾作《破藍莖草頌》，其序曰：“癸巳孟冬，書付竹關。”可知該篇專爲方以智而作。《知北游》：“婀荷甘與神農同學於老龍吉。神農隱几闔户晝瞑，婀荷甘日中奓户而入，曰：‘老龍死矣。’神農擁杖而起，嚗然放杖而笑。”重翻《三一齋稿》，會通《易餘》，其爲藥症也犁然矣。《三一齋稿》，吴應賓著，已佚。《易餘》，方以智中歲解《易》之書。藥症，藥方和症狀。犁然，分明貌。讀書論世，至不可以莊語而卮之寓之，支離連犿，有大傷心不得已者。連犿，宛轉曲折貌。士藏刀於才不才，背負青天，熱腸而怒，冷視而笑，筍之干霄，某之破凍，直塞兩間，孰能錮之？天以戰國報漆園之天也乎哉！厭常駭新，偏勝偷快，中道腐矣。直告不信，故寓之别身焉。翻諔髁之波瀾，熏游子之耳目，使盡情僞，自觸痛耶？諔髁，出自《天下》。成玄英曰：“諔髁，不定貌。隨物順情，無的任用，物各自得。”情僞，見《易·繫辭上》：“聖人立象以盡意，設卦以盡情僞。”吹影鏤塵，販其敝帚，曾有外於生死有無者耶？吹影鏤塵，譬喻鑿空之談。語出《關尹子》：“言之如吹影，思之如鏤塵，圣智造迷，鬼神不識。”推墮溟涬，喪其是非，使人怒不得，笑不得，聽其自已，而享《中庸》上天之載，此固剛柔四克之奇方耶？溟涬，自然之氣。《莊》書作“涬溟”。《在宥》云：“墮爾形體，吐爾聰明，倫與物忘，大同乎涬溟，解心釋神，莫然無魂。”《經典釋文》：“司馬云：涬溟，自然氣也。”《中庸》：“上天之載，無聲無臭，至矣。”《尚書·洪範》：“强弗友，剛克；燮友，柔克。沈潛，剛克；高明，柔克。”是謂四克。孔傳曰：“友，順也。世强御不順，以剛能治之。燮，和也。世和順，以柔能治之。沈潛謂地，雖柔亦有剛，能出金石。高明謂天，言天爲剛德，亦有柔克，不干四時。”自莊生後數千年，評者衆矣。或詆娸，或擊節。抑揚壿壿，疑始頡滑。墫墫,舞也。疑始,不定。頡滑,淆亂。句謂後世評莊者或抑或揚,變化多端,莫衷一是。"火與日,吾屯也;陰與夜,吾代也。"語出《寓言》。屯,聚。代,謝。意爲有火與日,吾則顯現;逢陰與夜,吾則隱去。此固剥爛彌縫、旁通正變之冷灶耶?剥爛彌縫,剥毁之後的補救。旁通,觸類而通。浮山藥地,因大集古今之削漆者,芩桂硫磠,同置藥籠。莊子曾爲漆園吏,故方以智戲稱評《莊》之人爲"削漆者"。芩,黄芩。桂,肉桂。硫,硫磺。磠,硇砂。彼且贏糧揭竿,與之洒濯。贏糧,攜糧。揭竿,舉竿。洒濯,洗滌。語出《庚桑楚》:南榮趎贏糧見老子,老子曰:"若規規然若喪父母,揭竿而求諸海也。女亡人哉,惘惘乎!汝欲反汝情性而無由入,可憐哉!""汝自洒濯,熟哉鬱鬱乎!"彼且踉位聞跫,與之謦欬。踉位,久處也。跫,脚步聲。謦欬,聲音笑貌。《徐無鬼》:"夫逃虚空者,藜藋柱乎鼪鼬之徑,踉位其空,聞人足音跫然而喜矣,又况乎昆弟親戚之謦欬其側者乎?"彼且屠龍削鐻,與之作目。《列御寇》:"朱泙漫學屠龍於支離益,單千金之家,三年技成而無所用其巧。"《達生》:"梓慶削木爲鐻,鐻成,見者驚猶鬼神。"彼且犗餌爨冰,與之伏火。犗,公牛。犗餌,以犗爲餌。《外物》:"爲大鈎巨緇,五十犗以爲餌。"伏火,調火。彼且甘寢秉羽,與之消閒。甘寢,安睡。秉羽,執羽扇也。《徐無鬼》:"孫叔敖甘寢秉羽而郢人投兵。"隨人自嘗而吞吐之,愚者不復一喙。果有齏粉唐、許、藐姑者,不容聲矣。或問:"古人云,大地火發始得。《瑞州洞山良价禪師語録》卷一:"神山把針次,師問云:'作甚麽?'神山云:'把針。'師云:'把針事作麽生?'神山云:'針針相似。'師云:'二十年同行,作這個語話,豈有與麽工夫?'神山云:'長老又作麽?'師云:'如大地火發底道理。'"與逍遥游,進一步乎?退一步乎?"曰:"炮。"浮山愚者智識。

《炮莊》發凡

格外微言,何例耶?正爲本無精粗而曲爲今時垂手也。訓詞,注之于下。諸家議論,彙之于後。别路拈提,列之于上。禅林说法,于結尾處拈起古則公案,以開悟學人,謂之拈提。然時有互見重言者,此筌蹄也。所貴切己勿欺,徹首徹尾耳。聖學、宗、教,各各會通。且得平心,面面可入。如或各得所近,各執師説,一任世出世間,大小偏全,幢幡飯碗。幢幡,旗幟。莊子只是本色閒人,不來攙行奪市。但可憐神明國土,多被熱謾。雖然聾啞隨緣,不覺旁觀冷齒。

先輩云:"讀書須得配法,方不偏執。"即以《莊子》一書,自具兩端之言配之。三層未始有,而曰"不原其所起"。《齊物論》:"古之人,其知有所至矣。惡乎至?有以爲未始有物者,至矣,盡矣,不可以加矣。其次以爲有物矣,而未始有封也。其次以爲有封焉,而未始有是非也。"《炮莊》此段之眉批云:"三個'未始有',是三大阿僧祇劫。"《則陽》:"言之所盡,知之所至,極物而已。睹道之人,不隨其所廢,不原其所起。"欲廢斗斛權衡,而曰"不隨其所廢"。《胠篋》:"聖人不死,大盜不止。雖重聖人而治天下,則是重利盜跖也。爲之斗斛以量之,則并與斗斛而竊之;爲之權衡以稱之,則并與權衡而竊之;爲之符璽以信之,則并與符璽而竊之;爲之仁義以矯之,則并與仁義而竊之。"孰肯以物爲事,而曰"議止於極物"。《逍遥游》:"是其塵垢秕糠,將猶陶鑄堯舜者也,孰肯以物爲事?"曾疑其反復否?《天下》篇舉六經、明數度,《天運》篇提九洛、陳理序,莊子固讀書博物而反説約者也。《天下》:"古之人其備乎!配神明,醇天地,育萬物,和天下,澤及百姓,明於本數,係於末度,六通四辟,大小精粗,其運無乎不在。其明在數度者,舊法世傳之史尚多有之。其在於《詩》《書》《禮》《樂》者,鄒魯之士、縉紳先生多能明之。《詩》以道志,《書》以道事,《禮》以道行,《樂》以道和,《易》以道陰陽,《春秋》以道名分。"《天運》:"巫咸祒曰:來,吾語女。天有六極五常,帝王順之則治,逆之則凶。九洛之事,治成德備,監照下土,天下戴之,此謂上皇。"楊慎曰:"九洛,九疇洛書。"《炮莊》卷五載方以智之說曰:"黄帝表新洛、陰洛,即九洛也。虚舟子衍《河圖》爲《洛書》,足證《易》《範》皆用九洛。中一,旋四,倍八,而綱維具矣。此非人思慮所及也。"戰國急功利而附會仁義之名,其膠禮迹者迂腐,生當世之厭,漆園憤激而以超曠化之,誰得其解乎?流離降罔,讀此喪我而游焉,安於所傷,感恩多矣。降罔,天所降下的災害羅網。《詩·瞻卬》:"天之降罔,維其優矣。人之云亡,心之憂矣。天之降罔,維其幾矣。人之云亡,心之悲矣。"嗟乎!千年紛辨,口不可禁,不如聽其誠然。我常游於萬物之表,回首視之,因邪撥正,以物付物,此即一參、兩行、因是、以明之旨也。《齊物論》:"聖人愚芚,參萬歲而一成純。""是以聖人和之以是非,而休乎天鈞,是之謂兩行。""是以圣人不由,而照之於天,亦因是也。""爲是不用而寓諸庸,此之謂以明。"正論奇論、反語隱語、兩末兩造,兼通而中道自顯矣。對待流行,雜而不越。相反者为对待,相因者为流行。雜而不越,雖雜亂而不逾越。語出《易·繫辭下》:"陰陽合德,而剛柔有體。以體天地之撰,以通神明之德。其稱名也,雜而不越。"一致二中,猶不信耶?一致,即《繫辭下》所謂"天下同歸而殊途,一致而百慮"。二中,即《中庸》所謂"執其兩端,用其中於民"。既不可與莊語,時峭,時平,時迂,時瑰,究不免乎怒笑,且率吾真。

晁文元作《法藏碎金録》,晁景迂曰:"讀此者何人乎?儒不肆胸臆，禪不私宗派，道人能厭飛煉者，得意垂翅、懼無以勝憂患者，謝事得歸、豪習難忘而杜門者。”晁迥，字明遠，北宋太平興國進士，曾任翰林學士、太子太保，死謚文元，傳見《宋史》卷三百零五。晁説之，字以道，晁迥玄孫，因慕司馬光爲人，自號景迂，博極群書，尤長於經史。引文见所著《嵩山文集》卷十七《送郭先生序》：“高祖太師文元公自國初爲聞人，仕宦極禮樂文章之選。逮仁宗即位，始獲如請致仕。著書於八十歲之餘。其書凡三十有四卷，而十卷名之曰《法藏碎金録》，今行於世。其肯熟讀酷好者有二人焉：一曰窮悴之世，爲儒不肆其胸臆，禪侶不私於宗脈，道人能厭飛鍊者；其二曰得意方顯仕，而中道逆風垂翅，乃懼富貴而恐無以勝憂患者，與夫白首謝事得歸，而未有以忘平昔之豪習，而自勝杜門者，必吾祖是書之好也。”此書畜蘊淵塞，尤非粗浮所能受用。盡古今是病，盡古今是藥，非漫説而已也。醫不明運氣、經脈、變症、藥性之故，争挂單方招牌，將誰欺乎？運指五運，水火木金土。氣指六氣，風寒熱暑燥火。單方，偏方。嬰杵血誠，不容輕白。既已嘗毒，願補圖經。在此藥籠，即此是事。采者炮者，自須歷過方知。

就世目而言，儒非老莊，而莊又與老别。禪以莊宗虚無自然爲外道。德清《觀老莊影響論》評莊曰：“據其釋智淪虚，則二乘也。出無佛世觀化，則獨覺也。所宗虚無自然，則外道也。觀其救世之心，人天交歸，有無雙照，則菩薩也。”若然，莊在三教外乎？藏身别路，化歸中和，誰信及此？杖人故發托孤之論，以寓彌縫，闡其妙叶，嘗曰：“道若不同，則不相爲謀矣。是望人以道大同於天下，必不使異端之終爲異端也。”《論語·衛靈公》載孔子語：“道不同，不相爲謀。”覺浪道盛《莊子提正》釋之曰：“如儒佛原不同宗而道有以妙叶，亦何不可以并稱乎？此正吾平日所謂世人不知‘道不同不相爲謀’之語是破人分門别户,實教人必須以道大同於天下,使天下之不同者皆相謀於大同之道,始不使異端之終爲異端也。”鄒忠介云:“纔欲合三教,便是妄想。”鄒元標,字爾瞻,江西吉水人。萬曆丁丑進士,官至左都御史,謚忠介。其答管東溟書云:“弟年來覺無可説得,丈書動輒萬餘言,究竟必欲合三教爲一,即此是妄心,即此是多事。”或曰:“不必引彼證此。且近裏,且放下。”此過關者截人語。若肯切己深參,自有啕笑時節。向上不傳,如何是了?向上,宗門所謂極至處。淹人虀甕不甘,半橛頑狂堪痛,寧將道聽警鈴,作參學事畢耶?淹人虀甕、半橛頑狂,皆指一知半解者。《五燈會元》卷六“澧州洛浦山元安禪師”條:“師後辭濟(臨濟義玄)。濟問:‘甚麼處去?’師曰:‘南方去。’濟以拄杖畫一畫,曰:‘過得這個便去。’師乃喝,濟便打,師作禮而去。濟明日陞堂曰:‘臨濟門下有個赤梢鯉魚,摇頭擺尾,向南方去,不知向誰家虀甕裏淹殺。’”《白雲守端禪師廣録》卷二:“僧問:‘冬至一陽生’,遂提起坐具云:‘且道者個作麼生?’師拍禪床一下。僧云:‘争奈風吹日炙何。’師云:‘答話得也未?’僧撫掌兩下。師云:‘只得半橛。’”蓮池曰:“圓機之士,分合皆可。”袾宏,号莲池,明季高僧,列净土宗八祖。因居杭州雲栖寺,又被稱作雲栖大師。主張禪净融合。圓機,圓融無礙。郭象曰:“事稱其能,各當其分,逍遥一也。”塞壑填溝,何消氣急?據《景德傳燈録》卷十七載,僧問曹山本寂:“如何是佛法大意?”師曰:“填溝塞壑。”

陽明曰:“今皆説性,不是見性。”語出《傳習録》。三一曰:“真見性者,止有一事。”古公曰:性之一字,吾不喜聞。是其人則得,誰是上根,好來冒昧耶?且問坐斷情見,作得主否?把捉得定,如隔日瘧。顛拂困坎,權當硝黄。顛拂困坎,顛沛、拂逆、困頓、坎坷。硝黄,芒硝、大黄,皆猛藥。直至不爲物惑,不爲我惑,不爲天惑，始是真不動心。死蘇不疑，遇緣即宗，尚有三教耶？無三教耶？死蘇不疑，絶後復蘇，喻大悟。《指月録》卷十三："寂音曰：古之人有大機智，故能遇緣即宗，隨處作主。"盡大地一隻眼，尚兩橛耶？尚有一橛耶？《古尊宿語録》卷四十七："趙州問僧：甚處來？僧云：雪峰來。州云：雪峰近日有何言句？僧云：雪峰道，盡大地是沙門一隻眼，汝等諸人向甚處屙？州云：上座若去，爲我寄個鍬子與雪峰。"世誰肯竭力此事？而勝氣乘權，强之不信，但使苟求其故，久亦化矣。即因此同異激揚之幾，以鼓其疑熏向上之興，不亦善乎？水窮山盡，自然冰消，不在按牛吃草也。願力任其大小，善刀批導，各用所長，隨分不欺，本平泯矣。善刀，善刀而藏。批導，批郤導窾。平泯，平等無别。皋比噬膚，白椎土苴，忽出此種别調，亦堪鼓舞日新。皋比指虎皮，張載曾坐而講《易》，學者宗之，後遂以之代指講席。噬膚，刑罰也。《易·噬嗑》："噬膚滅鼻，無咎。"王弼注曰："噬，齧也。齧者，刑克之謂也。處中得位，所刑者當，故曰噬膚也。"白椎，佛教儀式，由長老或維那持椎而宣示終始。土苴，糟粕。《讓王》："道之真以治身，其緒餘以爲國家，其土苴以治天下。"間翁曰："大可憐生！"間翁，方以智别號。

皖桐方野同廷尉公，與吴觀我宫諭公，激揚二十年。而潛夫中丞公，會之於《易》，晚徑作《時論》焉。晚徑，歸田之意。陶淵明《歸去來辭》："三徑就荒，松竹猶存。"虚舟子曰：貞一用二，範圍畢矣。王宣，字化卿，號虚舟，江西金溪人，方以智之師。好《易》，精河洛，著有《物理所》等。《易·繫辭下》："天下之動，貞夫一者也。"《東西均·反因》："有一必有二，二皆本於一。"至誠神明，無我備物。《易·繫辭上》："備物致用，立成器以爲天下利，莫大乎聖人。"中和之極，惟此心傳。慾忿蔽之，生於憂患。困通損益，習坎繼明。《易·繫辭下》:"困窮而通。"意爲處窮而不屈其道也。《損》:"象曰:損下益上,其道上行。"《坎》:"象曰:習坎,重險也。"《離》:"象曰:明兩作,離。大人以繼明照於四方。"以公因反因爲深幾,以秩序變化、寂歷同時爲統御,午會大集誠然哉。《易餘·充類》:"極則必反,始知反因。反而相因,始知公因。公不獨公,始知公因之在反因中。"具體而言,爲物不二、至誠無息之太極即公因,兩端代明錯行之陰陽即反因。"寂"爲晦爲静,"歷"爲顯爲動。寂歷同時,意爲顯晦一如,動静無間。午會大集,據邵雍《皇極經世書》,一元十二會,計十二萬九千六百年。每會一萬零八百年。初會(子會)天始開,二會(丑會)地始成,三會(寅會)人始生。自夏商而下,皆處第七會即午會之中。浮山大人,具一切智,淵源三世,合其外祖,因緣甚奇。一生實究,好學不厭。歷盡坎坷,息喘杖門。向上穿翻,一點睛而潛飛隨乘矣。潛、飛出自《乾》卦爻辭,因時而動。寓不得已,天豈辭勞?

杖人《莊子提正》,久布寓内。正以世出世法,代明錯行,格外旁敲,妙叶中和,亦神樓引也。神樓引,即神樓散,仙藥名。典出葛洪《神仙傳》"李少君"條:"李少君,字雲翼,齊國臨淄人也。少好道,入泰山採藥,修絶穀遁世全身之術。道未成而疾困於山林中,遇安期先生經過,見少君。少君叩頭求乞活,安期愍其有至心而被病當死,乃以神樓散一匕與服之,即起。"末法變症,藥肆尤甚。借此冷灶,暗寄彌綸,豈如昧同體者笑芸田乎?《大宗師》:"假於異物,托於同體。忘其肝膽,遺其耳目。"《孟子·盡心下》:"人病舍其田而芸人之田,所求於人者重,而所以自任者輕。"燒不自欺之火,捨身劍刃,求傷盡偷心之人,時乘大集,縱衡三墮,天行無息,苦心大用,何必人知?三墮,曹山本寂所立,包括類墮、隨墮、尊貴墮。《人天眼目》卷三"曹山三種墮"條:"曹山云:'凡情聖見是金鎖玄路,直須回互。夫取正命食者,須具三種墮:一者披毛戴角,二者不斷聲色,三者不受食。’稠布衲問:‘披毛戴角是甚麼墮?’曰:‘是類墮。’問:‘不斷聲色是什麼墮?’曰:‘是隨墮。’問:‘不受食是什麼墮?’曰:‘是尊貴墮。’乃曰:‘夫冥合初心而知有,是類墮。知有而不礙六塵,是隨墮。《維摩》曰外道六師是汝之師。彼師所墮,汝亦隨墮,乃可取食。食者,正命食也。食者亦是就六根門頭見聞知覺,只是不被他污染將爲墮,且不是同也。’”在天界時,又取《莊子》全評之,以付竹關。公宫之托,厥在斯歟!薛更生、陳旻昭時集諸解,石溪約爲《莊會》,兹乃廣收古今而炮之。錢謙益《有學集》卷三十一有《薛更生墓誌銘》:“諱正平,字更生,華亭人。少爲儒,長爲俠,老歸釋氏。”覺浪道盛《語録》中有多首詩與之唱和,其中有題“薛更生居士頌予《天下》篇,喜而和之”,可知更生亦是好《莊》者。石溪,法名髡残,清初畫僧,俗姓劉,武陵人,曾受衣鉢於覺浪道盛,又號石道人。適同此緣,相隨藥地,因爲發凡,以啓讀者。枹山行者别記。藥地學人興月謹録①。别,指大别,覺浪道盛弟子。興月,字一輪,《青原志略》卷十收有其《青原步藥地本師韻》一首。另:方以智弟子多以“興”字排行,如興秉、興翱等。

《炮莊》末後語

莊子曰:“子得千金之珠,父取石來鍛之。”語出《列御寇》。“荷娜甘日中奓户曰:‘老龍死矣。’神農嚗然放杖而起。”奓户,開門。荷娜甘,《莊》書原作“婀荷甘”。猶不悟龍女舍珠成男、善財開閣旋閉耶?龍女舍珠成男,見《法華經》卷四《提婆達多品》:娑婆竭

① “興月”,大集堂本《炮莊》作“傳古”。

羅龍王之女,年甫八岁,智慧猛利,於諸佛所説悉能受持,又以一寶珠獻佛,因此功德,忽轉女成男,具足菩薩行,即往南方無垢世界,曾爲十方衆生演説妙法。善財開閣旋閉,見《大方廣佛華嚴經》卷七十九《入法界品》:“爾時,善財童子恭敬右遶彌勒菩薩摩訶薩已,而白之言:‘唯願大聖開樓閣門,令我得入!’時,彌勒菩薩前詣樓閣,彈指出聲,其門即開,命善財入。善財心喜,入已還閉。”《五燈會元》卷二:“善財参五十三員善知識,末後到彌勒閣前,見樓閣門閉,瞻仰讚歎。見彌勒從别處來,善財作禮曰:‘願樓閣門開,令我得入。’尋時,彌勒至善財前,彈指一聲,樓閣門開。善財入已,閣門即閉。見百千萬億樓閣,一一樓閣内有一彌勒領諸眷屬并一善財而立其前。”子歸就父,父全不顧,若非反擲,豈信刀斧砍不開乎?凡相生相續,皆相鍛也。愚者今日,重與漆園一鍛。夢筆一鍛,藥地一鍛,藏天下於天下,即令天下自炮而自吞吐之,何必斤斤托孤云爾耶?洞山曰:“半肯半不肯。若全肯,即孤負先師。”《五燈會元》卷十三:“師(良价)因雲巖(曇晟)諱日營齋,僧問:‘和尚於雲巖處得何指示?’師曰:‘雖在彼中,不蒙指示。’曰:‘既不蒙指示,又用設齋作甚麽?’師曰:‘争敢違背他?’曰:‘和尚初見南泉,爲甚麽却與雲巖設齋?’師曰:‘我不重先師道德佛法,秖重他不爲我説破。’曰:‘和尚爲先師設齋,還肯先師也無?’師曰:‘半肯半不肯。’曰:‘爲甚麽不全肯?’師曰:‘若全肯,即孤負先師也。’”光孝曰:“庭前柏樹子,先師無此語,莫謗先師好。”光孝,揚州慧覺禪師,趙州從諗法嗣。《金陵清凉院文益禪師語録》:“光孝慧覺禪師,至師處。師問:‘近離甚處?’覺云:‘趙州。’師云:‘承聞趙州有柏樹子話,是不?’覺云:‘無。’師云:‘往來皆謂僧問如何是祖師西來意,趙州云庭前柏樹子,上座何得道無?’覺云:‘先師實無此語,和尚莫謗先師好。’”兩個孤老,如此吞吐,其不孤負處,是誰知之?珊瑚枕上,觸著嘗啼。唐齊浣《長門怨》:“宫殿沉沉月欲分,昭陽更漏不堪聞。珊瑚枕上千行淚,不是思君是恨君。"末句一作"半是思君半恨君"。《白雲守端禪師廣録》卷一:"上堂,衆集定。乃云:'大衆會麼?'以拄杖卓一下云:'珊瑚枕上兩行淚,半是思君半恨君。'下座。"拈尾作頭,未免失笑。然則此一尾聲,不可以已乎? 曰:佐鍛。據《世説新語》載,嵇康好鍛,向子期常"爲佐鼓排",是謂佐鍛。侍者興秉録。

王右軍,書法之聖者也。其子獻之曰:"大人宜改體,外人那得知?"《墨池瑣録》曰:"右軍字似左氏,大令字似莊周。山谷此言,猶以子美比馬遷也。"《墨池瑣録》,明代學者楊慎撰。引文見該書卷二。左氏,左丘明。大令,王獻之。山谷,黄庭堅。子美,杜甫。馬遷,司馬遷。倪文正曰:"堯以天下禪舜,舜舉堯之天下而更翻之。伏羲八卦至文王,盡舉其舊序顛亂之。"倪元璐,字汝玉,浙江上虞人。天啓二年進士,官至户部尚書、翰林學士。李自成攻入北京後,自殺殉難。清賜謚文正。莊之滑疑,後之炮《莊》,不遇明眼,誰知其指所在?《齊物論》:"是故滑疑之耀,圣人所圖也。"林希逸釋曰:"滑疑,言不分不曉也。滑亂而可疑,似明而不明也。"宗分五葉,至汾陽時,有十五家。汾陽,指善昭禪師,北宋初年臨濟宗禪僧,首山無念法嗣。今止二枝,齟齬日下,將任其攖而極自反乎? 不塗炭,則優孟,世出世間,有不容不言,而又不容言者。塗炭,摧折。優孟,楚之樂人,以談笑譏諫楚莊王,此處喻滑稽。男兒自有衝天志,不向如來行處行。别傳又别傳,托孤漆園,消此粥飯,不亦可乎? 禪門自稱爲教外"别傳"。借《莊》言道,是爲"又别傳"。浮山老人爍破古今,不忘夙願。時哉雉噫,難違蟪蛄。雉噫,歌嘆之聲。楊升庵曰:"雉噫猶歌嘆之聲,梁鴻《五噫》之類也。按《家語》,孔子去魯,歌曰:'彼婦之口,可以出走。彼婦之謁,可以死敗。優哉游哉,聊以卒歲。'此即雉噫之歌也。”《逍遥游》:“蟪蛄不知春秋。”不如端木一句“何常之有”,豈不更爲孤兒作韓厥哉?《論語·子張》:“子貢曰:莫不有文武之道焉,夫子焉不學?而亦何常師之有?”韓厥,晋景公臣,曾答應保護趙氏後代。《史記·趙世家》:韓厥“告趙朔趣亡。朔不肯,曰:‘子必不絶趙祀,朔死不恨。’韓厥許諾,稱疾不出。賈(屠岸賈)不請而擅與諸將攻趙氏於下宫,殺趙朔、趙同、趙括、趙嬰齊,皆滅其族。”藥地學人興翱識。興翱,俗名趙嵲,密之弟子。

刻《炮莊》緣起

先奉常作《起信論解》,聞子將先生序之曰:“身在甕外者,方能運甕。身在經外論外者,方能解經解論。夫入甕不能運甕,人知之。依文不能闡義,人不能知也。”《起信論解》,蕭士瑋著。士瑋字伯玉,泰和人。萬曆進士,官行人。國變後歸里,建春浮園。本篇《緣起》作者蕭伯升乃士瑋侄,字孟昉,性豪俠。方、蕭二家爲世交,方以智晚年與孟昉過從極密。《炮莊》即由孟昉捐資刻板。錢謙益《初學集》卷五十四《聞子將墓誌銘》云:“子將,姓聞氏,諱啓祥,杭州之錢塘人……雲栖標净土法門,子將篤信之,外服儒風,内修禪律,酬應少閒,然燈丈室,趺坐經行,佛聲浩浩,儼然退院老僧也。”施愚山先生曰:“藥地大師,三教宗主。以無我爲過關,以因物爲適當。精義入神,殆不可測。而行處則平實,接人則春風也。”施閏章,字尚白,號愚山,沈壽民高弟,清初詩人,順治年間進士及第,曾任職江西和湖廣等地,與方以智私交甚篤。精義入神,精研其義,至于入神。伯升留錫三年金蓮泃林,得讀《炮莊》。康熙二年秋,蕭伯升請密之主泰和法華庵,更名泃林。請其大指,則與先奉常《起信解》,固不可以同别言矣。大師曰:“醫家用藥各異,惟水一味,不在禁例。然江海井泉,入口自別。漁父兩濯,各當其分。屈原《漁父》:“滄浪之水清兮,可以濯吾纓。滄浪之水濁兮,可以濯吾足。”條達而福持,豈可誣哉?”條達,條理通達。福持,福德扶持。莊子隱戰國,而化賢才以無首之遁。《易·乾》:“用九,見群龍無首,吉。”杖人感世出世之流弊,而借《莊》以彌縫之。愚者合古今而令其自炮,正謂千年以來口不可禁,不如兩造具而中用昭然。雲居齊禪師曰:“馬見自影而不驚,以斯知不斷分別,亦舍心相。”《五燈會元》卷十:“洪州雲居道齊禪師,本州金氏子。遍歷禪會,學心未息。後於上藍院主經藏……師著《語要搜玄》《拈古代別》等,盛行叢林。”慧洪《禪林宗寶傳》卷七:“或問曰:‘然則見自心,遂斷分别乎?’齊曰:‘非然也。譬如調馬,馬自見其影而不驚,何以故?以自知其影,從自身出故。吾以是知不斷分別,亦舍心相也。祇今目前,如實而觀,不見纖毫。’”何以故?心體本無,而事究竟堅固也。一切事究竟堅固,梵語首楞嚴的意譯。紫柏《小板楞嚴經序》:“首楞嚴,此言一切事究竟堅固。一切事究竟堅固,即《法華》觸事而真也。第名異而實同,故未得堅固定者,往往被名言所轉耳。”苟非超乎一切之外,而游乎一切之中,馳殉固累,割截更累。即執塞上塞下者爲坳堂之膠杯,不更累乎?昔有老宿,于壁上書心字,窗上書心字。一老宿笑之,于壁上改壁字,窗上改窗字。又一老宿笑之,但爲洗去。然而火候反復,消息有時,寧坐無事也耶?自惜棼茸,不能深造,然一望崖輒生勝氣,故亟爲流通,與《起信論》同作供養。棼,亂。茸,聚。望崖,典出《山木》。市南宜僚勸魯侯曰:“吾願君去國捐俗,與道相輔而行……少君之費,寡君之欲,雖無糧而乃足。君其涉於江而浮於海,望之而不見其崖,愈往而不知其所窮,送君者皆自崖而反,君自此遠矣。”勝氣,不凡之氣。又安得起先奉常,快讀是篇,爲之捧腹也?康熙甲辰春浮園行者蕭伯升謹識。

《炮莊》後跋

道法舛馳,顢頇莽蕩,豈盡庸醫誤之,而奇醫更誤之也。舛馳,駁雜。顢頇,糊涂。莽蕩,不切實際。傷哉!百姓日用而不知耳。吾師藥地老人,痛傷其心,發大悲憫,不忍坐視流毒,乃拈一莖草,爛燒冷灶,炮製君臣五味,殺活古今,因法救法,廣施針艾,用醫天下後世之誤中鈎吻烏頭者。鈎吻,又名斷腸草、火把藥,有毒,可入藥。烏頭,附子别名,有毒。於是,咀南華片而表裏之。竊笑近時專門畫狗,剽取皮毛,描寫裝潢,以當白澤,往往諱疾忌醫,又誰信有此通理萬法之《靈樞》哉?白澤,獸名。方以智《通雅》卷四十六:"《軒轅記》:帝登桓山,于海濱得白澤神獸,能言,因問天下鬼神之事,令寫爲圖,作祝邪之文以祝之。"余小子炳不敏,流離多難,浪入空門,一向膏肓久矣。幸遇醫王,應症與藥,飲我上池,年來狂解少瘳。正恐鯤鵬神方,龍宫秘而不泄,願廣諸同病相憐者,亦可以作寬胸劑也。嗟夫!漆園之經正矣,藥地之心苦矣,誰其服之?又誰其信之?此書一出,九轉丹出,蜕化生死,下藥上藥,療盡世間瘨瘛,又何拘于方之内方之外乎?神農《本草》稱藥有上中下三等。上藥爲君,主養命以應天。中藥爲臣,主養性以應人。下藥爲佐使,主治病以應地。參見李時珍《本草綱目》卷一。瘨,瘋癲。瘛,痙攣。神而明之,存乎其人。精一用中,萬世無悖。噫!炮《莊》者,是又余之一旦暮遇也夫。閼逢執徐修禊暮春鄧林舊徒嗒然慈炳謹跋。太歲在甲曰閼逢,在辰曰執徐,甲辰年爲康熙三年(1664 年)。修禊,水邊舉行的驅除不祥之祭祀。據方文《嵞山續集》載,慈炳乃僧人,字嗒然,密之弟子。

作《易》者,其有憂患乎！正爲君子謀耳。三陳九卦,《巽》稱而隱,炮莊者稱而隱矣。《易·繫辭下》三次陳述《履》《謙》《復》《恒》《損》《益》《困》《井》《巽》九卦德,以作爲處憂患之道,是謂三陳九卦。"《巽》稱而隱"乃《巽》卦之德,《周易本義》曰:"巽,稱物之宜而潛隱不露。"莊子生戰國,不可莊語,故爲賢智者引之遁世無悶,何暇斤斤與愚不肖較耶? 遁世無悶,避世隱居而無苦悶。《易·文言》:"初九曰'潛龍勿用',何謂也? 子曰:龍德而隱者也。不易乎世,不成乎名,遁世無悶,不見是而無悶。樂則行之,憂則違之,確乎其不可拔,潛龍也。"藥地吾師,集千年之贊者、毁者,聽人滑疑何居? 滑疑,滑亂而可疑。何居,何故。正爲直告之不信也,我叩其兩端而竭焉,彼自得之而用其中矣。藏密同患,緣不得已,時義一也。藏密,"退藏於密",隱忍不宣也。同患,"吉凶與民同患",與民同憂也。時義,順時之義。旁通兼中,巽稱而隱,寧無知恩者乎? 瀟瀧學人彭舉謹識。瀟瀧,廬陵地名。彭舉,字夐夫,崇禎舉人,入清後屏迹隱居,晚乃追隨密之,剃髮學禪,寓青原山,曾舍其祖宅爲"浮來精舍"。

總論上

墨歷山樵集　春浮行者蕭伯升孟昉校

《史記》傳曰："莊周嘗爲蒙漆園吏，與梁惠王、齊宣王同時。著書率寓言，無事實。然善屬書離辭，指事類情，用剽剥儒墨，雖當世宿學，不能自解免也。洸洋自恣以適己，故自王公大人，不能器之。楚威王幣迎爲相，莊周笑曰：不見郊祭之犧牛乎？養食之數歲，衣以文繡，入大廟，欲爲孤豚，豈可得乎？我寧游戲污瀆之中自快。"本段引自《史記·老子韓非列傳》。

【眉批】張天如曰："莊子説主客有無，以反正，梗概見于史遷一傳。後世善言莊者，無以加也。"張溥，字天如，太倉人，復社領袖。《明史》卷二百八十八有傳。

愚曰："蠶室暢其父志，正是忍辱菩薩。蠶室，宫刑之所。《漢書·司馬遷傳》載史公語曰："李陵既生降，隤其家聲。而僕又茸以蠶室，重爲天下觀笑。"覽此游戲污瀆自快，悲何如耶？"又曰："子長以實事殺活自適，子休以虚言剽剥自適，都是傷心人，所以一語道破。"陸德明《經典釋文序録》："莊子者，姓莊，名周。"并附注曰："太史公云字子休。"今本《史記》無"子休"二字。成玄英《南華真經疏序》云："其人姓莊，名周，字子休，生宋國睢陽蒙縣,師長桑公子,受號南華真人。”

司馬談愍學者不達而師悖,乃論六家要指曰:“天下一致而百慮,同歸而殊途。師悖,各習師說,惑于所見。夫陰陽、儒、墨、名、法、道德,直所從言之異路,有省不省耳。陰陽拘而多畏,然序四時,不可失也。儒者博而寡要,勞而無功,其事難盡從,然序君臣父子之禮,列夫婦長幼之别,不可易也。墨儉而難遵,其强本節用,不可廢也。法家嚴而少恩,然正上下之分,不可改矣。名家苛察繳繞,然控名責實,不可不察也。道家無爲無不爲,其術以虚無爲本,因循爲用。無成勢,無常形,究萬物之情。不爲物先,不爲物後,故能爲萬物主。有法無法,因時爲業。有度無度,因物與合。故曰聖人不朽,時變是守。虚者,道之常也。因者,君之綱也。群臣并至,使各自明也。其實中其聲者謂之端,實不中其聲者謂之窾。窾言不聽,奸乃不生,賢不肖自分,黑白乃形,在所欲用爾,何事不成?乃合大道,混混冥冥,光耀天下,復反無名。神者生之本,形者生之具。不先定其形神,而曰我有以治天下,何由哉?”談以老、莊、楊爲道家,此段已盡莊子之旨。夫道德、陰陽、名、法、儉,皆聖人之用也。儉,指墨家,所謂“墨儉而難遵”是也。一陰一陽之謂道,惟明于繼善成性者能用之,豈拘日者占忌耶?繼善成性,見《易·繫辭上》:“一陰一陽謂之道,繼之者善也,成之者性也。”聖人兩端用中,表其貫混闢之公理而已。兩端用中,出自《中庸》:“子曰:舜其大知也與!舜好問而好察邇言,隱惡而揚善,執其兩端,用其中於民,其斯以爲舜乎!”混,混一,静也。闢,開啓,動也。句謂兩端用中乃貫穿一切事物之公理。人情勞之乃安,安乃肯勞。備萬物而載以熏之,隨人自用其長短,而不能逃其範圍,功至大矣,治最要矣。

諸子或偏言内、偏言外,大抵緩于表明正理,而急于自受用、利時勢耳。執遷手曰:“周衰,孔子修舊起廢,至今五百歲。有能紹明之,正《易傳》,繼《春秋》,本《詩》《書》《禮》《樂》之際,意在斯乎!”引文摘自《史記·太史公自序》。遷序《春秋》而表禮立極:“至備,情文俱盡。其次,情文代勝。或文勝情,或情勝文。其既,復情以歸太一。司馬貞釋曰:“言其次情文俱失,歸心混沌天地之初,復禮之本,是歸太一也。”天下從之者治,不從者亂。堅白同異之察,入焉而弱。言名家之説,入禮則無以自存。擅作典制褊陋之説,入焉而望。司馬貞釋曰:“言擅作典制褊陋之説,入禮則自嗛望,知其小矣。”嗛,同謙。望,愧也。暴慢恣睢、輕俗爲高之屬,入焉而墜。繩衡規矩,則不可欺。然而不法禮、不足禮,謂之無方之民。法禮、足禮,謂之有方之士。禮之中,能慮能固,加好之焉,聖矣。”引自《史記·禮書》。故尊孔子《世家》,而老莊申韓同傳。其作《孟荀傳》,有云“亡國亂君,不遂大道,而信禨祥。鄙儒小拘,如莊周等,又滑稽亂俗不可訓”。故曰“莊子散道德、放論”,明其有正論在也。散,錯雜不齊。道德,即道家言、老子之説。放論,放言高論。以上數句摘自《史記·老子韓非列傳》。

【眉批】文中子曰:“史談善述九流,知其不可廢而各有弊也。安得長者之言哉?通其變,天下無弊法;執其方,天下無善政,故曰存乎其人。安得圓機之士,與之共語九流哉?安得皇極之主,與之共敘九疇哉?”王通,字仲淹,隋末大儒,門人私謚曰文中子。通有《中論》五卷,引文出自《周公篇》。皇極,大中至正之道。九疇,治國的九條大法。語出《尚書·洪範》。

鄧潛谷曰:“漢人質學,各有從入,即父子異同不諱。

觀談受道論于黄子，故《六家要指》宗道，而遷宗《春秋》。《史記·太史公自序》："太史公學天官于唐都，受《易》于楊何，習道論于黄子。"論者以先黄老後六經訾遷，非其質矣。"鄧元錫，字汝極，號潛谷，江西南城人。江右王門鄒守益之弟子，著有《函史》等書。《明儒學案》卷二十四有傳。

三一曰："遷若得父旨，可免蠶室。"

施下之曰："周南病泣之命，紹明六經。人之將死，其言也善。"清趙宏恩監修《江南通志》卷一百六十四："施達，字下之，青陽人。研精理學，不應科舉，隱天柱峰。一門之内，家人應對起居，悉准《内則》《曲禮》。傳經講學，聽受者常數百人，稱天柱先生。"方以智《博依集》卷八有詩《白鹿山莊寄懷天柱施下之》。周南病泣，指談遷父子訣别事。《史記·太史公自序》："是歲天子始建漢家之封，而太史公留滯周南，不得與從事，故發憤且卒。而子遷適使反，見父於河洛之間。太史公執遷手而泣曰：'余先周室之太史也……夫天下稱誦周公，言幽厲之後，王道缺，禮樂衰。孔子修舊起廢，論《詩》《書》，作《春秋》，則學者至今則之。自獲麟以來，四百有餘歲，而諸侯相兼，史記放絶。今漢興，海内一統，明主賢君，忠臣死義之士，余爲太史而弗論載，廢天下之史文，余甚懼焉，汝其念哉！'"

虚舟曰："談欲論著舊文久矣。古人無執見，所謂儒，指漢初之儒；所謂道，正指神明之聖。"句謂司馬談《論六家要旨》中所批評的"博而寡要、勞而無功"之儒，實際上指的是漢儒。所贊揚的"虚無爲本、因循爲用、無爲而無不爲"的道家，也并非指通常所説的黄老，而是指孔子。

愚曰："遷既尊孔子《世家》，而以許由入《伯夷列傳》，非信莊子乎？《逍遥游》《外物》《讓王》諸篇，皆稱堯讓天下于許由,許由不受。方以智《炮莊》卷一曾評論道:“戰國功利,熾如油膏,何來漆園,乃有閒夫,冷眼傷心,偏製藥丸,没奈何畫一帝堯,畫一許由,又畫一藐姑射。有賞鑒家,知此畫下筆之先者否?不畫許由,安能寫帝堯之骨,以拍世人之背?不畫藐姑射,安能寫堯、許之眼,以招高士之魂?慘澹經營之中,有傷心此畫而擲筆長嘯、落花同舞者否?”中以顏夭跖壽問天,正是莊子遣放。《史記·伯夷列傳》:“且七十子之徒,仲尼獨薦顏淵爲好學。然回也屢空,糟糠不厭,而卒蚤夭。天之報施善人,其何如哉?盗跖日殺不辜,肝人之肉,暴戾恣睢,聚黨數千人,横行天下,竟以壽終,是遵何德哉?……余甚惑焉,儻所謂天道,是邪非邪?”而末收顏淵附孔子,知遷之心乎?《史記·伯夷列傳》:“雲從龍,風從虎,聖人作而萬物睹。伯夷、叔齊雖賢,得夫子而名益彰。顏淵雖篤學,附驥尾而行益顯。巖穴之士,趣舍有時若此,類名堙滅而不稱,悲夫!閭巷之人,欲砥行立名者,非附青雲之士,惡能施於後世哉?”匹夫統君師之道,六家歸於素王,明矣。漢儒尊孔子爲素王。然各容專門,而統於中正,談執遷手,何嘗不尊孔子哉?”

履曰:“象數、《詩》《書》《禮》《樂》,皆禮也,中皆《易》也。無方有方,各執一見,聖人合《易》《禮》而貫之。《易·繫辭上》:“知崇禮卑,崇效天,卑法地,天地設位,而易行乎其中矣。”遷以《禮》《春秋》,用勤儉、名、法,而載陰陽、自然之道。意思是説,司馬遷以儒爲主,兼采五家。非感蠶室鉗鎚之恩,詎能捨命根而發揮,以畢其孝思耶?”方中履,字素伯,號合山、小愚,方以智第三子。著有《古今釋疑》等。

嚴君平作《老子指歸》,引《莊》曰:“任車未虧,僮子行之,及其傾覆也,顛高墮谷,千人不能安。任車,載重之车。卵之未剖也,一指摩之,及其爲飛鴻也,奮翼凌雲,罾繳不能達也。胎之能乳也,一繩制之,及其爲牡也,羅網不能禁也。虎也執群獸,食牛馬,劍戟不能難也。故漣滴之流,久而成江海。小蛇不死,化爲神龍。積微之善,以至吉祥。小惡不止,乃至滅亡。”又曰:“我之所以爲我者,豈我也哉?我猶爲身者非身,身之所以爲身者,以我存也。而我之所以爲我者,以有神也。神之所以留我者,道使然也。”又曰:“道之所生,天之所興。始始于不始,生生于不生,存存于不存,亡亡于不亡。”又曰:“夫饑而倍食,渴而大飲,熱而投水,寒而入火,所苦雖除,其身必死。胸中有瘕不可鑿,喉中有疾不可剥也。瘕,病塊。蚊虻著面,不可射也。蟣虱著身,不可斫也。”又曰:“夫日月之出入也同明,人之死生也同形,春秋之分也同利,玄聖之與野人也同容,通者之與閉塞也同事,道士之與赤子也同功。凡此數者,其中異而外同。非有聖人,莫之能明。”又曰:“夫陰而不陽,萬物不生。陽而不陰,萬物不成。天地之道,始必有終,終必有始。”又曰:“夫嬰兒未知而忠于仇讐。及其壯大有識,欺紿兄嫂。紿,欺騙。三軍得意,則下亡虜。窮谿之獸,不避兕虎。其事非易,事理然也。”以上諸語,皆今書所不載。按:《漢·藝文志》,《莊子》五十三篇。郭象去其巧雜,定爲三十三篇。則今之所存,特十之四耳。陸德明《經典釋文》卷一稱嚴遵“字君平,蜀都人,漢徵士。又作《老子指歸》十四卷”。《漢書·王貢兩龔鮑傳》稱揚雄少時曾從游于嚴遵。不過,君平本姓莊,《漢書》避明帝劉莊諱,始改爲嚴。故《老子旨歸》中“莊子曰”,當屬嚴君平語,而非《莊子》佚文。另:本段所附小字引自焦竑《莊子翼·讀莊子》。但焦説有兩點誤記:一、依《漢書·藝文志》,《莊子》爲五十二篇;非五十三篇。唐陸德明《經典釋文》序録所載司馬彪注、孟氏注皆五十二篇,亦可證明《莊子》只有五十二篇,二、今所存者,當爲十之六,非十之四。

【眉批】愚者曰:"得老莊至深者,其君平哉!觀其簾游寓卜,化人臣子,此所謂通一不用而寓諸庸者乎!《漢書·王貢兩龔鮑傳》:"君平卜筮於成都市,以爲卜筮者賤業而可以惠衆人。有邪惡非正之問,則依蓍龜爲言利害。與人子言依於孝,與人弟言依於順,與人臣言依於忠,各因勢導之以善,從吾言者,已過半矣。裁日閲數人,得百錢足自養,則閉肆下簾而授《老子》。"通一不用而寓諸庸,語出《齊物論》:"唯達者知通爲一,爲是不用而寓諸庸。"意指達道之人知萬物本通爲一,故不自用而寓諸衆人之情。别峰妙高,仰止者誰?"據佛經載,善財童子"詣妙高峰,尋德雲菩薩,七日乃見在别峰經行"。

"始始于不始,生生于不生"四句,非反因耶?既曰"我猶爲身者非身",又曰"神留我者道使然",亦反因耶?且問如何是公因?反因,對立兩方的相反;公因,對立兩方的相成。方以智《易餘·充類》:"極則必反,始知反因。反而相因,始知公因。公不獨公,始知公因之在反因中。"

既然如此,何以折中?若不折中,早是鑿胸剥喉了也。此句對應于"夫饑而倍食"云云。

其中異而外同,緇素得出否?此句對應于"夫日月之出入也同明"云云。

當返初耶?當錮之使返耶?不能錮之,遂聽之耶?當明其初、中、後善之事理耶?初、中、後善,又名三善,謂佛説法初、中、後之三時,皆爲善味。本段對應于"夫陰而不陽"云云。

揚雄曰:"老子之言道德,吾有取焉耳。及搥提仁義,絶滅禮樂,吾無取焉耳。”又:“或問:‘莊周有取乎?’曰:‘少欲。’‘鄒衍有取乎?’曰:‘自持。至周罔君臣之義,衍無知于天地之間,雖鄰不覿也。’”

【眉批】莊申大戒,非罔君臣。大戒,指君臣之義、父子之命。《人間世》:“天下有大戒二,其一命也,其一義也。子之愛親,命也,不可解於心。臣之事君,義也,無適而非君也,無所逃於天地之間。是之謂大戒。”衍非無知,乃慎到耳。鄒衍,陰陽家代表。《史記·孟軻荀卿列傳》:“鄒衍睹有國者益淫侈,不能尚德……乃深觀陰陽消息,而作怪迂之變、《終始》《大聖》之篇十餘萬言。其語閎大不經,必先驗小物,推而大之,至於無垠。”慎到,稷下學者,主張棄知去己。《天下》:“公而不當,易而無私,決然無主,趣物而不兩,不顧於慮,不謀於知,於物無擇,與之俱往,古之道術有在於是者,彭蒙、田駢、慎到聞風而悦之……是故慎到棄知去己而緣不得已,泠汰於物,以爲道理。”“衍非無知,乃慎到”,大意是説鄒衍并非對陰陽消息無所知,而是像慎到一樣反對用智罷了。温公、子固取揚,正謂折衷孔子。司馬光《温國文正公文集》卷十六《乞印行荀子揚子法言狀》:“戰國以降,百家蠭午,先王之道荒塞不通。獨荀卿、揚雄排讓衆流,張大正術,使後世學者坦知去從。”曾鞏《元豐類稿》卷十一《新序目録序》:“漢興,六藝皆得於斷絶殘脱之餘,世無復明先王之道以一之者……自斯以來,天下學者知折衷于聖人,而能純于道德之美者,揚雄氏而止耳。”平子、康節服之,謂其知《易》故也。張衡字平子,邵雍謚康節。《後漢書·張衡傳》載衡言:“吾觀《太玄》,方知子雲妙極道數,乃與《五經》相擬,非徒傳記之屬,使人難論陰陽之事,漢家得天下二百歲之書也。”邵雍《皇極經世書》卷十三:“曆不能無差。今之學曆者,但知曆法,不知曆理。

能布算者,洛下閎也。能推步者,甘公、石公也。洛下閎但知曆法。揚雄知曆法,又知曆理。"簡紹芳、焦弱侯辨其不仕莽,何嘗不與紫陽同護宫牆哉?簡紹芳,號西學,明中葉人,著有《楊文憲公升庵先生年譜》。焦竑,字弱侯,泰州學派耿定向弟子。弱侯所著《焦氏筆乘》有"揚子雲始末辨"一條,駁仕莽説甚詳,文長不具引。朱熹世爲徽人,居紫陽山下,曾榜讀書之室曰"紫陽書堂",并自稱"紫陽朱熹"。朱子秉持道統觀念,對揚雄評價極低。《朱子語類》卷一百三十七:"揚雄則全是黄老。某嘗説揚雄最無用,真是一腐儒。他到急處,只是投黄老。"骨髓得深幾,皮毛亦須護。各取其所長,平心乃知故。

阮籍曰:"人生天地中,身者陰陽之精氣也,性者五行之正性也,情者游魂之變欲也,神者天地所以馭者也。言生則物無不壽,推死則物無不夭。小則萬物莫不小,大則萬物莫不大。故以死生爲一貫,是非爲一條。别則鬚眉異名,合則體之一毛也。彼六經之言,處分之教也。分,名分。處分之教,安處名分之説也。莊周之云,致意之辭也。致意之辭,超俗越禮之言。《戰國策·趙策二》:"夫制于服之民,不足與論心;拘于俗之衆,不足與致意。"大而臨之,則至極無外;小而理之,則物有其制。世之好異者,不顧其本,各言我而已矣。殘生害性,還爲仇敵。目視色、耳聽聲而不待心之所思,心奔欲而不顧性之所安,故疾萌而禍作矣。至人恬于生則情不惑,静于死則神不離,故能與陰陽化而不易,從天地變而不移,生究其壽,死循其宜,心氣平治,不消不虧。"引自《達莊論》。笑翁曰:"籍悼魏晉而薄湯武,猶之歎廣武也。永曆初年,方以智隱居湖南,曾自號笑翁。嘆廣武,典出《晉書》卷四十九:阮籍"時率意獨駕,不由徑路,車迹所窮,輒慟哭而返。嘗登廣武,觀楚漢戰處,歎曰:時無英雄,使豎子成名”。司馬昭宜不喜此歎,而乃護之,何耶?《世説新語·任誕》:“阮籍遭母喪,在晉文王坐,進酒肉。司隸何曾亦在坐,曰:‘明公方以孝治天下,而阮籍以重喪顯於公坐,飲酒食肉,宜流之海外,以正風教。’文王曰:‘嗣宗毀頓如此,君不能共憂之,何謂?且有疾而飲酒食肉,固喪禮也。’”正惟其寓莊以達生,而大語藏怒笑,故遮得人眼耳。”《世説新語·德行》:“晉文王稱阮嗣宗至慎,每與之言,言皆玄遠,未嘗臧否人物。”沈作喆《寓簡》曰:司馬昭歎阮籍至慎,蓋諷在位使不敢言也。擅國者皆深畏天下士議論長短,發其機。沈作喆,字明遠,號寓山,湖州人,宋紹興五年進士。所著《寓簡》卷三云:“司馬昭稱阮嗣宗言及玄遠,而未嘗評論時事,臧否人物,可謂至慎。世皆以昭爲知嗣宗者,非也。昭方圖魏,惡人之知其微也,故爲此語,以諷在位,使不敢言耳。大率奸臣擅國,皆深畏天下士議論長短,發其機謀。古今一律,可監戒也。”

【眉批】嗣宗登廣武曰:“遂使豎子成名!”將謂笑項王耶?未夢見在。將謂笑沛公耶?更未夢見在。

性、神、生、死,實從《易》來。《易》所言“性神生死”,可參看《繫辭上》:“一陰一陽之謂道,繼之者善也,成之者性也。”“陰陽不測之謂神。”“知變化之道者,知神之所爲乎。”“《易》與天地准,故能彌綸天地之道。仰以觀于天文,俯以察于地理,是故知幽明之故。原始反終,故知死生之説。精氣爲物,游魂爲變,是故知鬼神之情狀。”不標惟心,便掃之耶?今人不能夢見廣武意,何能夢見一條非一條?

合溪曰:“不知物有其制,而偏誇至極無外,則窮大者失其居。”戴侗,字仲達,號合溪,南宋永嘉人,著有《六書故》三十三卷。方以智《通雅》引用該書甚多,或題“戴侗曰”,或題“合溪曰"。《孔叢子》曰:"自大而不知其所以大,不大矣。"《孔叢子·居衛》:"子思謂孟軻曰:自大而不修其所以大,不大矣。自異而不修其所以異,不異矣。故君子高其行,則人莫能偕也;遠其志,則人莫能及也。禮接於人,人不敢慢;辭交於人,人不敢侮,其唯高遠乎!"笑翁曰:"處分致意太分明,廣武枯樁獵犬尋。枯樁獵犬,典見《佛祖歷代通載》卷十八:雪竇顯禪師,字隱之,太平興國五年四月八日生于遂州李氏。幼精鋭,讀書知要,下筆敏速。然雅志丘壑,父母不能奪。依益州普安院仁銑爲師,落髮受具。出蜀,浮沈荆渚間歷年。嘗典賓大陽,與客論趙州宗旨,客曰:"法眼禪師嘗邂逅覺鐵嘴于金陵。覺,趙州侍者也,號稱明眼。問曰:'趙州柏樹子因緣記得不?'覺曰:'先師無此語,莫謗先師好。'法眼曰:'真獅子窟中來。'覺公言無此語,而法眼肯之,其旨安在?"顯曰:"宗門抑揚,那有規轍乎?"時有苦行名韓大伯者,貌寒瘦,侍其旁,輒匿笑去。客退,顯數之曰:"我偶客語,爾乃敢慢笑,笑何事?"對曰:"笑知客智眼未正,擇法不明。"顯曰:"豈有説乎?"對以偈曰:"一兔横身當古道,蒼鷹纔見便生擒。後來獵犬無靈性,空向枯樁舊處尋。"顯陰異之,結以爲友。生死性情平治否,不消建鼓説惟心。"

郭象曰:"通天地之統,序萬物之性,達死生之變,而明内聖外王之道。上知造物無物,下知有物之自造也。莊生雖未體之,言則至矣,無會而獨應者也。無會獨應,意指雖無會心者,但獨與大道相合。泰然遣放,放而不傲。上掊擊乎三皇,下病痛其一身,則寄言以出意耳。係生故有死,惡死故有生。無係無惡,無死無生。或謂莊子樂死惡生,謬也。莊子之旨,生時安生,死時安死。生死之情既齊,則無爲當生而憂死矣。緣於不得已,則所爲皆當。故聖人以斯爲道,豈求無爲于恍惚哉?君臣父子,雖是人事,皆在至理中來,非聖人之所能爲也。人生七尺而五常必具,故雖區區之身,乃舉天地以奉之。一體之中,知與不知,闇相與會而俱全矣。"

【眉批】遣放盡莊矣。莊多忿設溢巧、自責自毁之詞,而郭注平和,恰是賢智消心用中之妙藥。忿設溢巧,指忿怒之作常由巧言過實而起。《人間世》:"言者,風波也;行者,實喪也。夫風波易以動,實喪易以危。故忿設無由,巧言偏辭。""傳其常情,無傳其溢言,則幾乎全。"造物無物,與易無體、緣生無自性同參。易無體,易無形體。語出《易·繫辭上》:"《易》與天地准,故能彌綸天地之道……範圍天地之化而不過,曲成萬物而不遺,通乎晝夜之道而知,故神無方而易無體。"緣生無自性,指諸法皆因緣生,無不變之自性,所謂諸法無我是也。

"無係無惡,無死無生",三乘有出此者乎?三乘,聲聞、緣覺、菩薩。"人生七尺,五常必具。知與不知,一體闇會。緣不得已,所爲皆當",理窟萬言,有如此易簡者乎?理窟,説理之淵藪,代指理學。另,張載有《經學理窟》一書。特地拈出,何更求無爲于恍惚哉?正恐未過絶蘇,依然恍惚。

戴安道深以放達爲非,曰:"儒家尚譽,本以興賢也。既失其本,則有色取之行,以容貌相欺,至于末僞。色取,色取仁而行違之意。語出《論語·顏淵》:"子張問:'士何如斯可謂之達矣?'子曰:'何哉爾所謂達者?'子張對曰:'達者,在邦必聞,在家必聞。'子曰:'是聞也,非達也。夫達也者,質直而好義,察言而觀色,慮以下人,在邦必達,在家必達。夫聞也者,色取仁而行違,居之不疑,在邦必聞,在家必聞。'"老莊去名,欲以篤實也。苟失其本,則有越簡之行,情理俱虧，至于本薄。越簡，僭越簡慢。夫僞、薄非二本之失，而弊者托以自縱也。道有常經，而弊無常情，將如之何哉?"《晉書·隱逸傳》:"戴逵，字安道，譙國人也。少博學，好談論，善屬文，能鼓琴，工書畫。其餘巧藝，靡不畢綜。性高潔，常以禮度自處，深以放達爲非。"此節所引，俱見該傳。自竹林放達，晏、衍波靡，晉好談《莊》，遂成故事。《世説新語·任誕》:"陳留阮籍、譙國嵇康、河内山濤三人年皆相比，康年少亞之。預此契者，沛國劉伶、陳留阮咸、河内向秀、琅邪王戎。七人常集于竹林之下，肆意酣暢，故世謂竹林七賢。"晏，何晏。衍，王衍。《晉書》卷四十三:"魏正始中，何晏、王弼等祖述老莊。衍甚重之，惟裴頠以爲非，著論以譏之，而衍處之自若。衍既有盛才美貌，明悟若神，常自比子貢，兼聲名籍甚，傾動當世，累居顯職，後進之士莫不景慕仿效。"庾征西曰:"雖云談道，實長華競。"庾翼曾任征西將軍，據《晉書》卷七十七，庾翼致殷浩書曰:"王夷甫立名非真，雖云談道，實長華競。明德君子，遇會處際，寧可然乎?"干令升亦恨清談，故卞望之、范武子、范宣子對症作藥。《晉書》卷八十二:"干寶，字令升，新蔡人。寶少勤學，博覽書記，以才器召爲著作郎。"卷七十:"卞壼，字望之，濟陰冤句人也……時貴游子弟多慕王澄、謝鯤爲達，壼厲色于朝曰:悖禮傷教，罪莫斯甚。中朝傾覆，實由于此。"卷七十五:"(范)寧，字武子，少篤學，多所通覽。時以浮虚相扇，儒雅日替。寧以爲其源始于王弼、何晏，二人之罪，深于桀紂。"卷九十一:"范宣，字宣子，陳留人也。少尚隱遁，加以好學，手不釋卷，以夜繼日，遂博綜衆書，尤善三禮……太元中，順陽范寧爲豫章太守。寧亦儒，博通綜，在郡立鄉校，教授恒數百人。由是江州人士并好經學，化二范之風也。"惟戴安道達士高隱，而深惡放達，以禮自處，此其和平之土劑乎!王右軍曰:"一死生爲虚幻，齊彭殤爲妄作。"語出《蘭亭集序》。此所以破放達之根也。

【眉批】戴逵深于老莊，而彈琴履禮，此真彌縫柱、漆于杏壇者乎！老爲柱下史，莊爲漆園吏，杏壇指孔子。不則，禮士、達士爲仇矣。禮士，禮法之士。達士，放達之士。謝玄修虎丘以栖安道，迄今劍池儼然，琴音如在，誰能于此觀戴、謝之禮意哉？謝玄，字幼度，東晉名將，曾大敗苻堅于淝水。禮遇戴逵事，參見《晉書·隱逸傳》，謝玄時任會稽内史。禮意，典出《大宗師》。張元長曰："吾見人作達輒欲嘔，見野老則忘。"張大復，字元長，昆山人，明代戲曲家，有《梅花草堂集》。作達，刻意作出放達之樣。《世説新語·任誕》："阮渾長成，風氣韻度似父，亦欲作達。步兵曰：'仲容已預之，卿不得復爾。'"此深于讀《莊》者。愚謂安道具決法眼，右軍具超宗眼，有人托否？決法眼，決擇正法之眼光。超宗眼，破除宗旨或不立宗旨之眼光。

陸希聲曰："老氏道以爲體，名以爲用，無爲無不爲，而格于皇極者也。楊朱宗老氏之體，失于不及，以至貴身賤物。莊周述老氏之用，失于太過，故欲絶聖棄智。申、韓弊于苛繳刻急，王、何流于虚無放誕，皆老氏之罪人也。"語出陸希聲《道德真經傳序》。《新唐書》卷一百一十六："（陸）希聲，博學善屬文，通《易》《春秋》《老子》，論著甚多。昭宗聞其名，召爲給事中，拜户部侍郎，同中書門下平章事。"明焦竑《老子翼》采摭書目中，即有陸希聲之注。申不害、韓非，皆法家人物。王弼、何晏，正始玄風倡始者。

【眉批】《閒居》曰："天降雷雨，山川出雲。耆欲將至，有開必先。"《閒居》，《禮記》之《孔子閒居》。孫希旦《禮記集解》釋此句曰："其（聖人）于所願欲之事，但爲之開其端，而天必先爲生賢臣以輔佐之，猶天之將降雨澤，而山川先爲之出雲也。"才智日生，烏能禁其不標新以鼓舞耶？流弊不免，識破無妨。日日梳頭猶有垢,時常櫛沐亦風流。

李習之《復性書》曰:“喜怒哀懼愛惡欲,循環交來。故性不能統,非性之罪也。沙不渾,水斯清矣。煙不鬱,光斯明矣。情不作,性斯統矣。性者,天之命也。聖人,性之不惑者也,寂然不動,廣大清明,昭于天地,感而遂通天下之故,行止語言,無不處其極也。豈其無情?雖有情也,而未嘗有情也。百姓者豈其無性?情之所昏,相攻相取,未始有窮,故雖性與聖人不殊,而終身不自睹焉。聖人知人之性皆善,可以循之不息而至于聖也,故制禮以節之,作樂以和之。安于仁,樂之本也;動而中,禮之本也。故在車則聞和鑾,在行則聞佩玉,無故不去琴瑟,視聽言動,循禮法而動,所以教人忘嗜欲而歸性命之道也。誠而不息則虛,虛則明,明則照天地而無遺,此盡性命之道也。顏子得之,其餘升堂者蓋皆傳也。一氣之所春,一雨之所膏,而得之者有淺深,不必均也。子路結纓,心不動也。據《史記·仲尼弟子列傳》,子路仕衛,孔悝作亂,力士攻子路,斷子路之纓,子路曰:“君子死而冠不免。”遂結纓而死。曾子得正而斃,斯已矣。《禮記·檀弓》:“曾子寢疾,病。乐正子春坐於床下,曾元、曾申坐於足,童子隅坐而执烛。童子曰:‘华而睆,大夫之箦与?’子春曰:‘止!’曾子闻之,瞿然曰:‘呼。’曰:‘华而睆,大夫之箦与?’曾子曰:‘然,斯季孙之赐也,我未之能易也。元,起易箦。’曾元曰:‘夫子之病革矣,不可以变,幸而至於旦,请敬易之。’曾子曰:‘尔之爱我也不如彼。君子之爱人也以德,细人之爱人也以姑息。吾何求哉?吾得正而毙焉,斯已矣。’举扶而易之,反席未安而没。”孟子曰‘我四十不動心’,蓋其傳也。自是廢缺,學者莫能明,是以皆入于莊、列、老、釋,至謂夫子之徒,不足以窮性命之道,悲夫!”問方,曰:“情不生,爲正思。正思者,無思無慮也。此齋戒其心者也,猶未離于静也。方静之時,知心無思,是齋戒也。知本無有思,動静皆離,而寂然不動,是至誠也。”問:“聖人不復爲嗜欲渾乎?”曰:“不復渾矣。妄情滅息,本性清明,周流六虚,覺則無邪,邪安自生?伊尹曰‘以先覺覺後覺’,如復爲嗜欲所渾,是尚未能自覺也,安能覺人?”李翱,字習之,韓愈弟子,《舊唐書》卷一百六十有傳。

【眉批】翱之責裴晉公也,曰:“居相位,道不行,忍恥不引退。”裴度,唐代名相,歷仕憲宗、穆宗、敬宗、文宗四朝。尤以削藩、平淮西功最大,受封晉國公。引文摘自李翱《論事於宰相書》。告退之曰:“公好士,惟于能文章兼附己者,無所愛。”引自李翱《與韓侍郎書》。翱惟其賢,以是不同,可謂清直矣。退之所聞“先以定動,後以智拔”,何如耶?《五燈會元》卷五“潮州靈山大顛寶通禪師”條:“文公又一日白師曰:‘弟子軍州事繁,佛法省要處,乞師一語。’師良久,公罔措。時三平爲侍者,乃敲禪床三下。師曰:‘作麼?’平曰:‘先以定動,後以智拔。’公乃曰:‘和尚門風高峻,弟子于侍者邊,得個入處。’”文公即韓愈,師即大顛和尚。“先以定動”,《炮莊》誤作“先以動定”。晉公云“生老病死,時至則行”,何如耶?曾慥《類説》卷十四:“裴晉公不信術數,不好服食,嘗云:雞猪魚蒜,逢之則喫。生老病死,時至則行。”類不齊,混不得。曹山語。《五燈會元》卷十三“撫州曹山本寂禪師”條:“師凡言墮,謂混不得,類不齊。”大意是説,所謂墮,即欲混然無别而不能得,欲分門别類而不能齊,因而墮入二見,無法出離。圓覺無取覺者。《圓覺經》卷一:“善男子,末世衆生欲求圓覺,應當發心作如是言：盡于虚空一切衆生，我皆令入究竟圓覺，於圓覺中無取覺者，除彼我人一切諸相。如是發心，不墮邪見。”尚未過此，何能豁然于法住法位之無内外耶？真如之妙理，必在一切諸法中住，故名法住。真如爲諸法安住之位，故名法位。《法華經·方便品》：“是法住法位，世間相常住。”《宗鏡録》卷七：“言法位者，即真如正位。故《智論》説法性、法界、法住、法位皆真如異名。”如或茫然，雖覺亦渾。

涉江曰：“此是克復真詮，總持佛法正令。克復，克己復禮之省稱。真詮，正解。《論語·顔淵》：“顔淵問仁。子曰：克己復禮爲仁。一日克己復禮，天下歸仁焉。爲仁由己，而由人乎哉？”晉公、昌黎，不妨才力闊步。若是入理深談，終讓習之合竅耳。”合竅，與理相合。《會元》曰：“李翱謁藥山，山執經不顧。李曰：‘見面不如聞名。’拂袖便出。山曰：‘何得貴耳賤目？’李回拱謝曰：‘如何是道？’山指上下曰：‘會麼？’曰：‘不會。’山曰：‘雲在青天水在瓶。’李欣然作禮。”引自《五燈會元》卷五“鼎州李翱刺史”條。且問“一雨所膏，得有深淺。本無有思，動静皆離”，莫是雲在青天水在瓶麼？不如拂袖便行，猶是超宗種草。宗爲大法之根源。宗匠不立真如佛性等手段，是爲超宗。佛性之在人，如草木之有種子，故曰種草。晦巖智昭編《人天眼目》卷二：“汾陽有師子句，其師子有三種：一超宗異目，二齊眉共躅，三影響音聞。若超宗異目，見過於師，可爲種草，方堪傳授。若齊眉共躅，見與師齊，減師半德。若影響音聞，野干倚勢，異體何分？”愚者曰：“渾。”

王介甫曰：“罪莊好莊者，皆未嘗求其意也。戰國譎詐陷溺,質樸并散,誰知貴已賤物者乎？莊子思矯其弊,過慮仁義禮樂不足以正之,故同是非,齊彼我,一利害,則以足乎心爲得也。既以其説矯弊矣,又懼來世之遂實吾説而不見大體也,卒篇舉六經以明之,曰:‘耳目鼻口,皆有所明,不能相通。猶百家衆技,皆有所長,時有所用。’明聖人之道,其全在彼而不在此。而亦自列其書於宋鈃、慎到、墨翟、老聃之徒,俱爲不該不徧、一曲之士,蓋欲明吾之言有爲而作,非大道之全云耳。身處昏亂之間,窮無所見其材,引犧辭聘,危言以懼衰世。昏亂,“昏上亂相”之省稱,語出《山木》。引犧辭聘,出自《列御寇》:“或聘於莊子,莊子應其使曰:子見夫犧牛乎？衣以文繡,食以芻菽。及其牽而入於太廟,雖欲爲孤犢,其可得乎?”孔子所謂隱居放言者,夷清惠和,皆矯天下者也。《論語·微子》:“子曰:‘不降其志,不辱其身,伯夷叔齊與!’謂‘柳下惠、少連,降志辱身矣,言中倫,行中慮,其斯而已矣’。謂‘虞仲、夷逸,隱居放言,身中清,廢中權’。我則異於是,無可無不可。”稍後,孟子則稱伯夷爲聖之清者,柳下惠爲聖之和者。矯枉欲其直也,過則歸于枉矣。莊亦曰墨子之心則是也,其行則非,莊之言獨何異于墨哉?《天下》:“墨翟、禽滑釐之意則是,其行則非也。”不以文害詞、詞害意,善其爲書之心,非其爲書之説,則可謂善讀矣。此亦莊子之所願於後之讀其書者也。今挾莊以謾吾儒,悲夫！中人所及者,聖人詳説而謹行之。説不詳,行不謹,則天下弊。中人所不及者,聖人藏之而言略。不略而詳,則天下惑。且夫嘵嘵而後服者,豈可以語上者哉？嘵嘵,嘮叨。惜周未通此耳。”引文見《臨川文集》卷六十八之《莊周論》。其《老子論》曰:“夫輪轂軫輻,備而成車,而不患無之不爲吾用也。今欲廢禮樂政刑而爲道,何異廢輪轂軫輻而爲車乎?”

【眉批】董子曰:"仁,人也。義,我也。"語出《春秋繁露·仁義法》。禮中樂和也,足于心爲得,非仁義禮樂之要歟?或以信統四端、歲攝四時耶?《孟子·公孫丑上》:"惻隱之心,仁之端也。羞惡之心,義之端也。辭讓之心,禮之端也。是非之心,智之端也。"五常而言其四,故有信統四端之説。歲攝四時,四時成歲,歲不在四時之外。將謂空之于環耶?折攝一場矯亂,但請自炮。折攝,"折伏攝受"的省稱。《勝鬘經》卷一:"我得力時,于彼處見此衆生,應折伏者而折伏之,應攝受者而攝受之。何以故?以折伏攝受故令法久住。"本段對應于"莊子思矯其弊"云云。

半山咏孟子曰:"何妨舉世嫌迂闊,故有斯人慰寂寥。"見《臨川文集》卷三十二。咏商鞅亦出自此卷。《史記·孟子荀卿列傳》:孟子"道既通,游事齊宣王,宣王不能用。適梁,梁惠王不果所言,則見以爲迂遠而闊於事情"。咏商鞅曰:"今人未可非商鞅,商鞅能令令必行。"歸金陵作龍説曰:"嘗出乎害人,而未始害人。嘗至于喪己,而未嘗喪己。"見《臨川文集》卷三十八《龍賦》。其自解乎!或曰:"見宋病弱,諸儒庸泥,欲以富强救之,故資桑、孔耳。"桑弘羊、孔僅皆漢武帝臣,曾推動當時財政經濟之變革。愚曰:"欲收青苗錢,而縱民私鑄,豈能及桑、孔之善計乎?"李愚公曰:"介甫,宋之忠臣也。諸公毀之太過。"李若愚,字知白,號愚公,漢陽人。張甑山弟子,與顧憲成、高攀龍交好。黎美周曰:"介甫若善莊子,自不如此。"黎遂球,字美周,番禺人。博學能文,天啓丁卯中舉。永曆時,授兵部職方司主事,守贛州,城破殉國。著有《周易爻物當名》等書。愚曰:"彼正竊得莊子,以破諸儒之執,而實用管、商,以圖一世之功,勿爲所謾。然而不達物理,不知因物,毋乃究竟爲挾莊者謾耶? 方以智《史統序》:"如論新法,宋當强幹,介甫不達物理,空負特達之主知。"若遇聖人,當如何炮?"

蘇子瞻《留侯論》曰:"圯老人知一椎可教,故墮履挫之,三期半夜,而子房之器,近乎道矣。"一椎,指張良。《史記·留侯世家》:"良嘗學禮淮陽,東見倉海君,得力士,爲鐵椎重百二十斤。秦皇帝東游,良與客狙擊秦皇帝博浪沙中,誤中副車。"張良爲圯上老父取履、夜半獲贈《太公兵法》事,俱見《留侯世家》。其《韓非論》曰:"重無爲,則輕天下國家,是以仁不足愛而禮不足敬。韓非氏得其所以輕天下之術,遂至殘忍刻薄而無疑。"其《莊子祠堂記》曰:"莊子助孔子,要不可以爲法耳。楚公子微服出亡,門者難之。其僕揉箠而罵曰:'隸也不力!'門者出之。事固有倒行逆施者,以僕爲不愛公子則不可,以爲事公子之法,亦不可。其《讓王》《盜跖》《説劍》《漁父》,則昧者剿之。"又《讀〈莊子〉》曰:"吾有見于中,口不能言,今見《莊子》得吾心矣。"其《擬對御策》曰:"爲莊老之言曰:'聖人不仁,以萬物爲芻狗。'人主,天下之父也。爲人父而不仁其子可乎?"其《判官告院上神宗議》曰:"性命之説,自子貢不可得聞,而今學者恥不言性命。讀其文,浩然無當而不可窮。視其貌,超然無著而不可挹。此豈真能然哉? 中人之性,安於放而樂於誕,憚禮義拘束之耳,陛下亦安所用之?"帝得議,悟曰:"吾固疑此。得軾議,殊釋然。"孫升言大用蘇軾,當以安石爲戒。《宋史》卷三百四十七:"孫升,字君孚,高郵人。第進士,哲宗立爲監察御史。朝廷更法度,逐奸邪,升多所建明。嘗言王安石擅名世之學,爲一代文宗,及進居大位,出其私智,以蓋天下之聰明,遂爲大害。今蘇軾文章學問,中外所服,然德業器識有所不足,爲翰林學士已極其任矣。若使輔佐經綸,願以安石爲戒。"朱子言東坡罵介甫,使坡作相,引少游一隊,其壞更猛。《朱子語類》卷一百三十:"至如坡公著述,當時使得盡行所學,則事亦未可知。從其游者,皆一時輕薄輩,無少行檢。就中如秦少游,則其最也。諸公見他說得去,更不契勘。當時若使盡聚朝廷之上,則天下何由得平?更是坡公首爲無稽,游從者從而和之,豈不害事?"黄鄮山曰:"考亭愛介甫,憎東坡,迹若有之,特激于汪玉山一時往復書爾。"黄震,字東發,慈溪人,南宋學者。所著《黄氏日抄》卷八十六《修吴縣尉衙紀事》自署曰"鄮山黄震"。《黄氏日抄》卷八十五:"垂諭:'考亭於介甫,愛而不知其惡;於東坡,憎而不知其善。'迹則誠有之,然特激于汪玉山一時往復之書然爾。考亭平日,亦未嘗不罵介甫,未嘗不敬東坡。雖《論語集注》亦取東坡之説,又不特嘆服其文章而已。"薛方山曰:"子瞻出治,民皆祀之,不亂天下明矣。若理學未融,奚特子瞻?徒以叔孫通制禮之言,逢怒伊川,而兩門攻擊,亦吕陶輩未盡事師之道也。"《明儒學案》卷二十五:"薛應旂,號方山,武進人。嘉靖乙未進士,知慈溪縣,轉南考功,升浙江提學副使。先生爲考功時,置龍溪於察典,論者以爲逢迎貴溪。其實龍溪言行不掩,先生蓋借龍溪以正學術也。"程頤在經筵,多用古禮。蘇東坡謂其不近人情,每加玩侮。程門弟子賈易、朱光庭攻軾,吕陶等人又攻頤,由此開始兩派黨争。事詳《宋史紀事本末》卷十。愚曰:"程爲東郭順,蘇爲温伯雪,豈有蜀、洛黨哉?東郭順、温伯雪,俱見《田子方》。對東郭順子的描述是:"其爲人也真,人貌而天虚,緣而葆真,清而容物。物無道,正容以悟之,使人之意也消。"對温伯雪子的描述是:"若夫人者,目擊而道存矣,亦不可以容聲矣。"可知莊子正是甘草。"

【眉批】《留侯論》是贊老子,《韓非論》是棒老子。一贊一棒,知東坡所以炮製老子乎?既曰見莊子而得吾心,其《擬策院議》則又破其弊矣。一贊一棒,知東坡所以炮製善用之乎？學者欲悟妙叶真宗,請急着眼。

胡元瑞曰:"僕箠公子之喻,東坡愛才而暢此論耳。"胡應麟,字元瑞,浙江兰溪人,萬曆丙子舉人,長期追隨王世貞。著述甚多,《明史》卷二百八十七有傳。左藏一曰:"坡才太俊,正藉《莊》以閎肆恢奇。先嫌伊川之矜持,故小試無趾之天刑。後惡安石之悍戾,故仍揮其看破之吹毛耳。果是超宗種草,請急着眼。"左鋭,字藏一,桐城人,方以智好友。《總論中》之《黄林合録》,即由其所編。無趾之天刑,見《德充符》:"無趾語老聃曰:'孔丘之於至人,其未邪？彼何賓賓以學子爲？彼且蘄以諔詭幻怪之名聞,不知至人之以是爲己桎梏邪？'老聃曰:'胡不直使彼以死生爲一條,以可不可爲一貫者,解其桎梏,其可乎？'無趾曰:'天刑之,安可解!'"

忿欲之動,非忍不能平;生死之關,非輕不能豁,在人善用之。涣其躬而入水火,善藏刀而無死地,果兩橛歟？

王雱曰:"莊子通性命之分,而不以死生禍福動其心,自非明智不能及此。明智矣,讀聖人之説,亦足以及此。不足以及此,而陷溺于周之説,則其爲亂大矣。"又曰:"鼓舞萬物者神也,與萬物同憂者聖也。《易·繫辭上》贊《易》曰:"顯諸仁,藏諸用,鼓萬物而不與聖人同憂,盛德大業至矣哉。"神不聖則不行,聖不行則不藏。莊周之言,尚神而賤聖,矯枉之過也。"王雱,字元澤,王安石之子,著有《南華真經新傳》。引文摘自《南華真經新傳拾遺》。

【眉批】安石行新法,其弟安禮持異議。王安禮,字和甫,嘉祐六年進士,歷官翰林學士、資政殿學士等。雱能爲此正決,毋亦陳咸之觸屏風乎?《漢書》卷六十六:"(陳)萬年嘗病,命咸教戒於床下。語至夜半,咸睡,頭觸屏風。萬年大怒,欲杖之,曰:'乃公教戒汝,汝反睡不聽吾言何也?'咸叩頭謝曰:'具曉所言,大要教咸諂也。'萬年乃不復言。"當時若善引《莊》以諷新法,豈非應症湯頭?

"如何是聖不行則不藏?"曰:"流水不腐,用器不蠹。""便如此行時如何?"曰:"河水烹茶,須礬澄過。"礬,同"矾"。

邵子曰:"莊子大辯才。吕梁蹈水,四顧善刀而藏,至言也。"邵雍《觀物外篇上》:"莊子雄辯,數千年一人而已。如庖丁解牛曰'躊躇四顧',孔子觀吕梁之水曰'蹈水之道無私',皆至理之言也。"吕梁蹈水,出自《達生》:"孔子觀於吕梁,縣水三十仞,流沫四十里,黿鼉魚鱉之所不能游也。見一丈夫游之,以爲有苦而欲死也,使弟子并流而拯之。數百步而出,被髮行歌,而游於塘下。孔子從而問焉曰:'吾以子爲鬼,察子則人也,請問蹈水有道乎?'曰:'亡,吾無道。吾始乎故,長乎性,成乎命,與齊俱入,與汩偕出,從水之道而不爲私焉,此吾所以蹈之也。'"四顧善刀而藏,出自《養生主》:"每至於族,吾見其難爲,怵然爲戒,視爲止,行爲遲,動刀甚微,謋然已解,如土委地。提刀而立,爲之四顧,爲之躊躇滿志,善刀而藏之。"

楊龜山曰:"《逍遥游》,無入而不自得也;《養生主》,行其所無事也。"楊時,字中立,號龜山,程門高弟。引文見《龜山集》卷十"荆州所聞"條:"聖人以爲尋常事者,莊周則夸言。莊周之博,乃禪家呵佛罵祖之類是也。如《逍遥游》《養生主》,曲譬廣喻,張大其説。論其要,則《逍遥游》一篇,乃子思所謂無入而不自得;而《養生主》一篇,乃孟子所謂行其所無事而已。"無入不自得,出自《中庸》:"君子素其位而行,不願乎其外。素富貴,行乎富貴;素貧賤,行乎貧賤;素夷狄,行乎夷狄;素患難,行乎患難。君子無入而不自得焉。在上位不陵下,在下位不援上,正己而不求於人,則無怨。上不怨天,下不尤人。故君子居易以俟命,小人行險以徼幸。"行其所無事,出自《孟子·離婁下》:"所惡於智者,爲其鑿也。如智者若禹之行水也,則無惡於智矣。禹之行水也,行其所無事也。如智者亦行其所無事,則智亦大矣。天之高也,星辰之遠也,苟求其故,千歲之日至,可坐而致也。"

《朱子語録》言:"莊生見道體。"又言:"淵明從老莊入。"楚望曰:"其異而呵之者,爲其洸洋自恣,吊詭者廢禮法,不可訓耳。禮本於大一,克己復禮而致中和,洋洋優優,合外内之道也。《禮記·禮運》:"是故夫礼,必本於大一,分而为天地,转而为阴阳,变而为四时,列而为鬼神。"隨人深淺而視之者,亦有爲言之耳。"郝敬,字仲輿,號楚望,湖北京山人。萬曆己丑進士,官至禮科給事中。《明儒學案》卷五十五稱其諸經解"疏通證明,一洗訓詁之氣。明代窮經之士,先生實爲巨擘"。王純父曰:"孔子懷先進之野人,人而不仁如禮何,玉帛云乎哉。《論語·先進》:"子曰:先進於禮樂,野人也。後進於禮樂,君子也。如用之,則吾從先進。""子曰:禮云禮云,玉帛云乎哉?樂云樂云,鐘鼓云乎哉?"老、莊激言之。嵇、阮感時事而避亂陸沉,嵇以傲殺,豈莊之旨乎?太平遭遇,縱欲敗度,而以放達宗莊者,又嵇、阮之罪人也。"王道,字純父,山東武城人。正德辛未進士及第,曾問學于陽明。所著《老子億》四卷,爲焦竑《老子翼》所采摭。

【眉批】孫登以用光得薪示嵇,以半山之嘯示阮,將謂嵇必喪身、阮能苟全乎?《晉書》卷九十四:"孫登字公和,汲郡共人也。無家屬,于郡北山爲土窟居之。夏則編草爲裳,冬則被髮自覆。好讀《易》,撫一弦琴,見者皆親樂之。文帝聞之,使阮籍往觀。既見,與語亦不應。嵇康又從之游三年,問其所圖,終不答,康每歎息。將别,謂曰:'先生竟無言乎?'登乃曰:'子識火乎?火生而有光而不用其光,果在于用光。人生而有才而不用其才,而果在于用才。故用光在乎得薪,所以保其耀;用才在乎識真,所以全其年。"卷四十九:"籍嘗於蘇門山遇孫登,與商略終古及栖神導氣之術,登皆不應。籍因長嘯而退,至半嶺,聞有聲若鸞鳳之音,響乎巖谷,乃登之嘯也,遂歸著《大人先生傳》。"鍾伯敬曰:"兩人度量同,而嵇才高于阮,故不能免。"鍾惺,字伯敬,萬曆三十八年進士,與譚元春同爲明代文壇竟陵派主將。袁中郎曰:"籍語栖神導氣,在山水間爲俗談,宜勿答也。"袁宏道,字中郎,號石公,湖北公安人,與兄宗道、弟中道并稱公安三袁。文學上反對復古,提倡性靈,史稱公安派。呂錫侯曰:"《世語》言嵇應毌丘儉,誣也。然《絶交書》非湯武,《高士傳》取龔勝,正是意中。"呂兆禧,字錫侯,明萬曆年間人,著有《呂錫侯筆記》。毌丘儉,字仲恭,河東聞喜人,曹魏名將,因發動反司馬師兵變而被殺。嵇康《與山巨源絶交書》自稱"每非湯武而薄周孔"。《高士傳》,指嵇康所作《圣賢高士傳贊》。笑曰:"叔夜是莊子功臣,宜孫登猶與嵇語,而不與阮語。"

楊慈湖曰:"莊周惡生而樂死,與貪生而惡死何異?其曰神守形乃長生,是貪生本術也。"杨簡,字敬仲,號慈湖,慈溪人,陸九淵高弟。神守形乃長生,見《在宥》:"至道之精,窈窈冥冥;至道之極,昏昏默默。無視無聽,抱神以静,形將自正。必静必清,無勞女形,無摇女精,乃可以長生。目無所見,耳無所聞,心無所知,女神將守形,形乃長生。"正曰:"敬仲明罵莊生以扶儒,暗取莊向上之意以掃朱,有覷破者否?單標無意,亦取禪宗。楊簡據孔子絶四之説,釋"無意"爲不起念,是爲學者第一要務。《慈湖遺書》卷十五《泛論學》:"孔子曰'居處恭',恭而已,無意也;'執事敬',敬而已,無意也;'與人忠',忠而已,無意也。微致意焉,即迂曲,即造爲,即不正直,即不忠信。"至詆《大學》之正心誠意、孟子之存心養性、《繫辭》之窮理盡性皆非聖人之言,則禪家冷笑久矣。"《慈湖遺書》卷二《永嘉郡治更堂亭名記》:"上《繫》曰'聖人洗心',《大學》曰'先正其心',故後學因之,不察夫上《繫》之洗心、《大學》之正心皆非孔子之言也。"卷八《論書》:"孟子有存心養性之説,致學者多疑惑心與性之爲二,此亦孟子之疵。"卷十四《論諸子》:"窮理盡性,以至於命,乃《説卦》之文,未嘗係之'子曰',則知非孔子之言也。"

王世長曰:"莊子言'物物者不物于物',荀子言'精于道者物物',一也。物物者不物于物,見《山木》。精于道者物物,見《荀子·解蔽》。另據焦竑《莊子翼》附録,以上數句摘自王雱《南華真經新傳》。韓嬰曰'行不貴苟難,辨不貴苟察,惟其當之爲貴',莊子亦曰'有爲也欲當',此中節之符也。行不貴苟難,見《韓詩外傳》卷三。有爲也欲當,見《庚桑楚》:"出怒不怒,則怒出於不怒矣;出爲無爲,則爲出於無爲矣。欲静則平氣,欲神則順心。有爲也欲當,則緣於不得已。不得已之類,聖人之道。"凡夫物而已,賢者惟求不物于物,智者并不爲不物于物者所物。凡夫不知道,故爲物所宰制。賢者求道,智者不爲道所宰制。聖人徹上徹下,依然止是物物已耳。表物之則,即節物之用,即適物之用。知之乃能用之,乃知其養于不知而用之。聰明睿知之臨十六法而固達時出也,神哉!"十六法指"寬裕温柔""發强剛毅""齊莊中正""文理密察",語出《中庸》:"唯天下至聖,爲能聰明睿知,足以有臨也。寬裕温柔,足以有容也。發强剛毅,足以有執也。齊莊中正,足以有敬也。文理密察,足以有别也。溥博淵泉而時出之。"朱子釋此段曰:"聰明睿知,生知之質。臨,謂居上而臨下也。其下四者，乃仁義禮知之德。文，文章也。理，條理也。密，詳細也。察，明辨也。溥博，周遍而廣闊也。淵泉，静深而有本也。出，見也。言五者之德充積於中，而以時見於外也。”

【眉批】未學道時，茶是茶，飯是飯。專精迸翻時，茶不是茶，飯不是飯。究竟茶是茶，飯是飯。有深淺否？教止言當，我見自便，當果當乎？必無我，無無我，而後知當其當者，即如其如也。請過三關。三關，乃禪師勘驗學人的三個關防。《萬松老人評唱天童覺和尚拈古請益録》卷二：“所謂三關者，百丈、大陽、普安道皆有三句，臨濟、玄沙、古塔主皆有三玄等，非止兜率悦、老黄龍獨有三關也。”後人歸結爲初關、重關、牢關。

劉須溪曰：“當世厭儒。儒者取厭，故莊生别路謦欬引之，苦其心以爲筌蹄。《外物》：“荃者所以在魚，得魚而忘荃；蹄者所以在兔，得兔而忘蹄。”又自疑筌蹄之誤來者也，自毁之，然猶證于經、質于理，玩其文字而自謂得意者。”《宋詩紀事》卷六十八：“辰翁，字會孟，廬陵人。少登陸象山之門，補太學生。景定壬戌，廷試對策忤賈似道，置丙第。以親老，請濂溪書院山長。薦居史館，又除太學博士，皆固辭。宋亡，隱居卒。有《須溪集》。”其《寺記》曰：“世教滅亡，而山間林下，以西笑興。《藝文類聚》卷七十二：“桓譚《新論》曰：‘關東鄙語曰：人聞長安樂，出門向西笑。知肉味美，則對屠門而嚼。’”官師禪衣夾駝，舞經斥戒，混色空以爲達，吾豈敢復望大乘氣哉？能仁堂冲，以攻苦出願力，起廢寺。冲，僧名。雖歲增千柱，日食萬指，亦以爲吾道蓋是無能名、無賞功、無盡分也。“賞”，《須溪集》作“實”。則能言者愧是矣。驛傳傾，田賦陷，貨來積，府藏虚，徒飛書倚牘，攜上聽，市衆援，死之日，墓有諛，史有謚，知者以爲民賊,而論者以爲人才。吾非厚自毀而尊異彼也,言之何及?將以泄吾心之所甚憤,而激來世以所可羞,庶幾虚僞省而真實見。如冲才,與人間事,豈憂凋乏哉?一廢一興,必有痛壞千古者,而後識吾言之悲也。盡大地皆佛心,則皆能仁也。所陳者能,而無能爲難。無能者,無不能也。"末句頗費解,《須溪集》卷四《吉州能仁寺重修記》原文如下:"惟佛以不能爲能,而吾以無不能爲能。以無不能爲能,則雖堯舜有所不能矣。前所陳者,皆能也,而未至於無能也。無能者,不在是。無能者,無不能也。"《虚舟記》曰:"莊子虚舟善矣,而未免于觸也。江湖之舟,爲牛馬走,建旗鳴鼓,亦與無異。其臨流願濟,飄泊何限?問其爲舟,則如漁者往矣。願君藏之,有二戒焉。刻舟募載,罅生袽苴,實則漏也。赴急傍徨,而不能濟,爲之仰天太息。非無舟也,而未有能操之者也。是又以虚舟爲恨矣。"

【眉批】世道交喪,道有窊隆。儒不知時,况陳陳相因乎?别路謦欬,猶張凉州之于晉也。張凉州,指凉州刺史張軌。袁樞《通鑒紀事本末》卷十三"張氏據凉"條:"晉惠帝永寧元年春正月,以散騎常侍安定張軌爲凉州刺史。軌以時方多難,陰有保據河西之志,故求爲凉州。"杖人扼腕,動引六經。蕭尺木咏鍾山梅下僧,將譬慕容之獻捷、安樂之謚愍耶?蕭雲從,字尺木,號無悶道人、鍾山老人等,崇禎年間中副榜,不赴選,專以詩文自娱,有《梅花堂遺稿》。方以智《浮山文集後編》卷三載有和蕭尺木咏梅詩,其序曰:"在廬山即聞尺木有梅詩,人争和之。白門有梅花十六咏,則云涉江(陳丹衷)首唱,余未見。已見濁民和之本,和之不知是梅下僧不耶?其詩云:萬代皆傷此日寒,枯腸冰冷墨痕干。人間屬和千篇易,世外傳真一筆難。還是深山還太古,不知大地不平安。逢場眼見繁花盡，翻笑雕蟲興未闌。”慕容，指遼東鮮卑首領慕容廆。晉懷帝永嘉元年，慕容廆自稱鮮卑大單于，其子勸其尊天子以從民望，既可獲得忠義之名，又能實現私利歸己。廆乃出兵平定遼東，所俘獲皆歸晉，廆因而歷受加封，霸據一方。《通鑒紀事本末》卷十三有“慕容據鄴”條，詳載此事。安樂，指蜀後主劉禪，國亡後受封爲安樂公。愍，漢獻帝謚號，乃先主劉備所加，其時獻帝尚存，傳聞已薨。安樂謚愍，大概是指劉禪繼位之後，仍稱獻帝爲孝愍皇帝。錢大昭《三國志辨異》卷二評論此事曰：“孝愍皇帝，即漢獻帝也。在章武元年，獻帝見害，追謚孝愍，猶可託之傳聞。至後主嗣位已閱二年之久，山陽公之存歿豈不知之？而猶稱爲孝愍皇帝者，不過欲因此以討魏室篡弑之罪，有以藉口耳。不然獻帝見在，大敵未克，而玄德晏然自立，嗣主繼體踐祚，雖曰漢帝子孫，與魏文之僭位何以異乎？所謂掩耳盜鈴也。”自毀自玩，不妨西笑。

倪瓚曰：“復以憒憒，從彼榛榛乎？便命扁舟，少抒磊磊。後百世而不及見古人，則求古迹，觀以自解。”《明史》卷二百九十八：“倪瓚，字元鎮，無錫人也。家雄於貲，工詩，善書畫。四方名士，日至其門。自號雲林居士，洪武七年卒。”倪瓚有《清閟閣全集》十二卷，此段引文出自卷十之《與介石》。子長過大梁，嗣宗登廣武，昌黎吊望諸，所見略同耶？無病而呻吟耶？子長過大梁，參見《史記·魏世家》：“太史公曰：吾適故大梁之墟，墟中人曰：‘秦之破梁，引河溝而灌大梁，三月城壞，王請降，遂滅魏。’説者皆曰魏以不用信陵君，故國削至於亡。余以爲不然。天方令秦平海内，其業未成，魏雖得阿衡之佐，曷益乎？”昌黎吊望諸，見韓愈《送董邵南游河北序》：“吾因數有所感矣，爲我吊望諸君之墓，而觀於其市，復有昔時屠狗者乎？爲我謝曰：明天子在上，可以出而仕矣。"望諸君,樂毅在趙國的封號。屠狗者,高漸離也。高漸離屠狗于燕市,日與荆軻酣飲。笑翁曰:"若不呻吟,通身不仁。"

風憐目,目憐心。語出《秋水》。雖有跛牂,見便則疾。牂,母羊。知無能而後能仁,知虚舟而後操,亦是藏矣,悲恨者誰?飄泊何限?

張孟浩贈須溪,有"義熙漉酒"之句。楊慎《丹鉛總録》卷十九"劉須溪"條:"元人張孟浩《贈須溪詩》云:'首陽餓夫甘一死,叩馬何曾罪辛巳。淵明頭上漉酒巾,義熙以後爲全人。'蓋宋亡之後,劉公竟不出仕也。噫,是與伯夷、陶潛何異哉?張孟浩,蓋亦同時合志者。"黄文旦曰:"須溪野隙,旁出手眼,以遺後人,猶不虚度此殘生者。"黄文旦,字敬渝,孝感人。崇禎九年舉於鄉,博學篤行,慷慨有大義。

合溪曰:"荀子言莊子蔽于天而不知人,其言曰:'由用謂之道,盡利也。由俗謂之道,盡嗛也。由法謂之道,盡數矣。由勢謂之道,盡便矣。由天謂之道,盡因矣。道體常而盡變,一隅不足舉之。'語出《荀子·解蔽》。王先謙《荀子集解》曰:"'俗',當爲'欲'。嗛與慊同,快也。言若從人所欲,不爲節限,則天下之道盡于快意也。"'不知貫,不知應變,貫之大體未嘗亡也。亂生其差,治盡其詳。故道之所善,中則可從,畸則不可爲,匿則大惑。水行者表深,禮者表也。'語出《荀子·天論》。'千萬人之情,一人是也。天地始者,今日是也。'語出《荀子·不苟》。荀將以不用人力謂之天乎?人力即天也。善用者行無事,莊所謂開天之天也。儒言性必尊德性,言天必言天理。諸子或執懸象言天,或執運數言天,或執兩間之氣言天,或執上帝言天,或執物言天,或執理言天,故齟齬耳。將合象、數、氣、理、帝、物以言天乎?象一理也,氣一理也,理一理也。然曰天命之謂性,可曰理命之謂性乎?莊曰:'君道,天也。臣道,人也。'曾知君臣道合于臣力乎?時而曰全人全天,時而曰天不是人,時而曰盡人享天,將何以折中之?或以格致盡分爲人,則責重人。或以本來公平爲天,則奉事天。或以禮法爲人而賤之,以食色爲天而任之,可乎?故曰'先天弗違,後天奉時'。荀曰:'從天而頌之,孰與制天命而用之?思物而物之,孰與理物而勿失之?錯人而思天,則失萬物之情。'語出《荀子·天論》。莊曰:'精而又精,反以相天。'語出《達生》。豈無謂耶?不可知之謂天耶?曾知致其可知而不可知者自致耶?由此論之,泥分別者固矣,倚混一者病更不小,又況綴旒天人之外者耶?"朱震青曰:"凡欲因乎人,故殺人。人多委之天,故殺天。殺天者,殺其殺之本爾,故曰天人師。凡天之一形一氣,油然皆生。天之所以爲天,窈然獨死。故曰天嘗自殺,政不須人之殺之也。"《明儒學案》卷五十七:"朱天麟,字震青,吳之昆山人。崇禎戊辰進士,受饒州推官,選爲翰林院編修。先生專志讀書,好深湛之思。以僻書怪事、子虛烏有詮《易》,讀之汗漫恍惚,而實以寓其胸中所得,有蒙莊之風焉。"蕭伯玉曰:"世謂李斯禍天下,皆荀卿性惡、法後王諸論開之,是殆不然。《荀子·非相》:"彼後王者,天下之君也。舍後王而道上古,譬之是猶舍己之君而事人之君也。"戰國儒術閔缺,競辯之徒鬪責互起。卿不惜爲危論,意存矯枉,不辭傷當,其亦惟敵是求乎!夫爲環釧者金也,彼執爲環,此爭爲釧,環相既虛,釧義亦墮,各爭其半,則互舉其全矣。故折獄者,單辭弗讞也,必合辭以聽之。對簿之家,護此之意益甚,則尋彼之訟益力。苟保殘守缺,挾恐見破之私意,將隱情惜己之不暇,敢以其身輕試於吏議哉？卿之爲法受惡也，君子惜之而不聽也。蒙首惡之名者，實皆以爲善而爲之。競其始者，不能盡其終，己亦不能無罪焉耳。”

【眉批】荀亦知道，而言性惡何也？陳巨源曰：“學者見地有真入處，毋雷同，毋耳食。一似今世講良知學，陳陳相因，即陽明子復起，未有不唾而走。”章大力曰：“孟以權與性而貴仁義，荀以權與人而貴禮。人不信孟，則荀遮其後而爲功。”《明史》卷二百八十八：“章世純，字大力，臨川人。博聞强記，舉天啓元年鄉試。崇禎中，累官柳州知府，年已七十矣，聞京師變，悲憤遘疾卒。”大力所著書，有《四書留書》等傳世。農父曰：“荀言立禮，莊言成樂，合用以安其性命而已。互盡其詳，非爲畸匿。”周岐，字農父，桐城人。方以智摯友。博雅好古，屢上書言時政，有《孝經外傳》行世。

曰“維皇降衷”，曰“上帝臨汝”“不可度思，矧可斁思，誠不可掩如此夫”，直下言語道斷矣。《商書·湯誥》：“惟皇上帝，降衷於下民。”《詩·文王之什》：“上帝臨女，無貳爾心。”《中庸》：“《詩》曰：‘神之格思，不可度思，矧可斁思。’夫微之顯，誠之不可掩如此夫！”句謂神靈去來，不可猜度，何况厭棄。故曰以理言天可也，以理字代天字則不可。

孟曰“莫之爲而爲者天也”，以此不可知而消心，則怨尤無所用矣。駭此不可知爲影事，而造詭廢法，可乎？

愚者曰：“以二論言，荀、莊竟一致矣。荀乃譏莊，又復譏孟，昌黎、濂洛取荀，明眼人斷看。”《荀子·解蔽》：“莊子蔽于天而不知人。”《非十二子》：“略法先王而不知其統，猶然而材劇志大，聞見雜博，案往舊造説謂之五行，甚僻違而無類，幽隱而無説,閉約而無解,案飾其辭而祗敬之曰,此真先君子之言也,子思唱之,孟軻和之。"昌黎取荀,見韓愈《讀荀子》:"考其辭,時若不醇粹。要其歸,與孔子異者鮮矣。抑猶在軻、雄之間乎!"又曰:"孟氏醇乎醇者也,荀與揚大醇而小疵。"二程書中則多攻駁荀子之語,所取或指大程下面這段話:"生之謂性,性即氣,氣即性,生之謂也。人生氣稟,理有善惡,然不是性中元有此兩物相對而生也。有自幼而善,有自幼而惡,是氣稟有然也。善固性也,然惡亦不可不謂之性也。"

季蘆余子曰:"荀卿危論,莊子寓言,同是救授拯溺一樣心事。救授拯溺,語出《孟子·離婁上》:"淳于髡曰:'男女授受不親,禮與?孟子曰:'禮也。'曰:'嫂溺,則援之以手乎?'曰:'嫂溺不援,是豺狼也。男女授受不親,禮也。嫂溺,援之以手者,權也。'"被春浮主人一眼覷破,方知孟子辟楊墨,即是收楊墨,俱從本無是非處透出者也。君相知而化之,風草現成矣。《論語·顔淵》:"君子之德風,小人之德草,草上之風必偃。"奇才必欲開花,若人將錯就錯。知己感恩,百倍尋常。世界爲我作爐,諸家爲我驅魚,原自不混,何妨綴旒?"季蘆余子,指余颺。春浮主人,指蕭伯玉。爲淵驅魚,見《孟子·離婁上》:"民之歸仁也,猶水之就下、獸之走壙也。故爲淵驅魚者,獺也;爲叢驅爵者,鸇也;爲湯武驅民者,桀與紂也。"

李士表曰:"道在有耶?在古無古,在今無今;在陰非陰,在陽非陽;在遠不離眉睫,在近獨高象先;在聚而流出萬有,在散而收斂一毫,道果在有哉?在無耶?在天而天,在地而地;在谷滿谷,在坑滿坑;有在于螻蟻,有在于瓦礫,道果在無哉?無不在無,名謂之無,而真無不無也。有不在有,名謂之有,而真有不有也。而在在者,有無不可得而名焉。不敢以形數擬,不敢以畛域睨。即其亘古今而自成、人散殊而皆一者,强名之曰古人大體。是猶萬水一月,萬竅一風也,不可謂之心術、智術、機術、技術。道其該遍者也,或以獨任不堪而滯道,或以强聒不舍而滯道,或以死生之説而滯道,或以博大之域而滯道,計其術猶壘空耳。然一石之微,與太山均體。没百家無大全,離大全無百家。故曰終日大全而不知大全者百姓也,欲至大全而未及大全者賢人也,已極大全而泯迹大全者聖人也。"李士表,字元卓,北宋人,曾任太學教授,著有《莊列十論》。焦竑《莊子翼》收其九論。

【眉批】横渠曰:"聖人言幽明,諸子言有無。"張載《正蒙·大易》:"《大易》不言有無。言有無,諸子之陋也。"何晏夸無,裴頠崇有。《晉書》卷四十三:"魏正始中,何晏、王弼等祖述老莊,立論以爲天地萬物皆以無爲爲本。無也者,開物成務,無往不存者也。陰陽恃以化生,萬物恃以成形,賢者恃以成德,不肖恃以免身。故無之爲用,無爵而貴矣。"裴頠,字逸民,河東聞喜人,著有《崇有論》。胡寅之言,當有當無也。胡寅,字明仲,胡安國養子,曾從楊時游,著作有《斐然集》。"當有當無"之言,《炮莊》卷四有引:"胡寅曰:何晏執無,裴頠膠有矣。知理者,宜有則有,烏能强之使無?宜無則無,烏能强之使有?形器森列,不足爲空虚之累;空虚寥廓,未嘗爲形器之拘。雖無思無爲,而天下之故未嘗不應也;雖開物成務,而寂然未嘗有擾也。此則聖人之正道也。"《宗鏡》曰:"無非龜毛,有非株兔。"《宗鏡録》,宋代智覺禪師延壽所編。龜毛兔角,譬喻有名無實之物。關尹曰:"言有無之弊,又言非有非無之弊,又言去非有非無之弊。"語出《關尹子·三極》。邵子曰:"不可以有無言,而未嘗離有無也。"曾疑此否? 蔡氏曰:"天生聖人,而道在聖人矣。'天何言哉','吾無隱爾',就人事物理而學誨不厭云爾。"然《中庸》曰"可一言盡",請别道看。

馬樞曰:"貴位者以巢、由爲桎梏,山林者以伊、吕爲管庫。貴名實,則芻芥柱、漆之言。玩清虚,則糠粃席上之説。要亦各從其所好也。"《陳書》卷十九:"馬樞,字要理,扶風郿人也……數歲而父母俱喪,爲其姑所養。六歲能誦《孝經》《論語》《老子》。及長,博極經史,尤善佛經及《周易》《老子》義。梁邵陵王綸爲南徐州刺史,素聞其名,引爲學士。"引文即出自該卷。巢,巢父。由,許由。伊,伊尹。吕,姜尚。管庫,管理倉庫之吏役。芻芥,輕視。席上,指儒家。蕭伯玉曰:"鍾石非禮樂之本,纓葛豈朝野之謂? 正以體公識遠,出處同歸耳。今束名實而以巢、由爲桎梏,玩清虚而以伊、吕爲管庫,限局以疑遠,拘玄以礙素,俱非致一之論也,時乘六龍者誰?"周海門曰:"問其龍不龍耳。"周海門,名汝登,字繼元,嵊縣人。萬曆丁丑進士,著有《東越證學録》《聖學宗傳》等書。管東溟曰:"能以巧説圓六龍之義,誰以深心盡一龍之性?"管志道,字登之,號東溟,太倉人。隆慶五年進士,曾任南京兵部主事。問學于耿定向,倡儒釋合一論。

高叔嗣曰:"世以莊周所録古巢、許之徒,譏堯、禹,薄孔公,其辭不雅訓,學士大夫棄不信,謂其人無有。然孔氏書,載接輿、沮溺諸公,其訕笑仲尼已甚,惡可言無其人?《論語·微子》:"楚狂接輿歌而過孔子曰:'鳳兮鳳兮,何德之衰? 往者不可諫,來者猶可追。已而已而! 今之從政者殆而!'孔子下,欲與之言,趨而辟之,不得與之言。""長沮、桀溺耦而耕,孔子過之,使子路問津焉。長沮曰:'夫執輿者爲誰?'子路曰:'爲孔丘。'曰:'是魯孔丘與?'曰:'是也。'曰:'是知津矣。'問於桀溺,桀溺曰:'子爲誰?'曰:'爲仲由。'曰:'是魯孔丘之徒與?'對曰:'然。'曰:'滔滔者天下皆是也,而誰以易之?且而與其從辟人之士也,豈若從辟世之士哉?'耰而不輟。"顧其風淳至,不可用詩書禮樂之際責者。余始至于野,受父老之詰,乃無以應,悵然久之。"《明史》卷二百八十七:"高叔嗣,字子業,祥符人。嘉靖二年進士,授工部主事。遷湖廣按察使,卒官,年三十有七。少受知慶陽李夢陽。"叔嗣著有《蘇門集》。其序薛蕙《老子解》曰:"自古言仁義禮樂,有過于老子者乎?言陰陽剛柔,有過于孔子者乎?夫知人而不知天者,近乎愚。知天而不知人者,近乎誣。學者不知天人之一,奈何以此議聖人也?"《知言鑒》曰:"陰陽剛柔,物理也。仁義,宰理也。所以爲物、所以爲宰者,至理也。三而一也。申明宰理以宰物,而至理不違也,知之乎?宰理、至理即在物理中,知之乎?通而言之,理明于心,心一物也。天地性命,總爲一大物理而已矣。天人本不相離,知其故者,始能前用不惑。"《知言鑒》,方孔炤著,已佚。前用,"以前民用"之省稱,語出《易·繫辭上》。

【眉批】嘗疑荷蕢聞磬,門外閒談,夫子何以具飛耳而急答耶?《論語·憲問》:"子擊磬于衛,有荷蕢而過孔氏之門者,曰:'有心哉,擊磬乎!'既而曰:'鄙哉,硜硜乎!莫己知也,斯己而已矣。深則厲,淺則揭。'子曰:'果哉!末之難矣。'"不悟化身酬唱,難免癡蠅鑽紙矣。接輿、微生諸人,原無褒貶,猶悵然耶?《論語·憲問》:"微生畝謂孔子曰:'丘何爲是栖栖者與?無乃爲佞乎?'孔子曰:'非敢爲佞也,疾固也。'"

薛文清曰:"老、莊于道理,非無所見,但不勝其避害自私之心,遂鄙薄事物而不爲,是豈聖人大公至正之道乎?"薛瑄,號敬軒,山西河津人,明初大儒,學宗朱子,著作有《讀書録》《敬軒文集》等,卒謚文清。

《函史》曰:“深乎深,老得《易》之體,莊盡《易》之變,蓋潔静精微也而賊。《禮記·經解》:“温柔敦厚,《詩》教也。疏通知遠,《書》教也。廣博易良,《樂》教也。潔静精微,《易》教也。恭儉莊敬,《禮》教也。屬辭比事,《春秋》教也。”應于化,解于物,而甚嫻于辭,故閎肆恢奇如此。”《函史》,鄧元錫著,見前注。應于化,應機變化。解于物,解釋物情。《天下》篇評論莊子學説:“雖然,其應于化而解于物也,其理不竭,其來不蜕,芒乎昧乎,未之盡者。”

李衷一曰:“商鞅、韓非之去老莊也,百有餘年。至其嚴刑峻法,殘滅誅夷,則商、韓自爲之。人固有生而惠和者矣,有生而苛察者矣。騶虞不殺,鷹準必擊,皆生使然。騶虞,傳説中的西方義獸,白質黑文。商、韓之督責斬艾,以爲必出於《道德》《南華》之書而後有,則齊有權書矣,鄭有刑書矣。老莊以爲無有其心,而人則以爲無有天下也。謂老莊之道豐於衛生而嗇於爲人則可,非害於人倫世教也。《人間世》大戒發揮忠孝至矣,精之可以養生,高之可以御氣,得其意而善用之,驕者可使下,薄者可使厚,煩法令者可使簡,多嗜欲者可使淺,初亦何害於吾身與吾民?苟不原其得而索其所以失,將六經之書、孔孟之道,有用之一再傳而失者,何論老莊哉?”李清馥《閩中理學淵源考》卷七十:“李光縉,字宗謙,號衷一,晋江人。萬曆十三年,鄉試第一。”

【眉批】老、莊、申、韓同傳,《史記》果藏揭書之意耶?虚無者,道之至體。名法者,道之事用。若以互救,名法、虚無猶茶飯也。若體其固然,名法即虚無也。聖人中和正用,豈淪荒唐而流慘礉哉？慘礉，殘酷峻刻。莊子正卷卷于中和，特其詞鋒矯異耳。若是巧販虚無，横馳險詐，正賴的彀、徙木。的彀，代指韓非。《韓非子·問辨》："今聽言觀行，不以公用爲之的彀，言雖至察，行雖至堅，則妄發之説也。"徙木，代指商鞅。商鞅變秦法，恐民不信，乃募民徙三丈之木而予五十金，有一人徙之，輒予金。一核名實，始以大戒發揮人間。甘蔗曰："圉人尚有三當死，鍛客休誇七不堪。"甘蔗，金堡别號。三當死，參見《藝文類聚》卷二十四："《東方朔傳》曰：人有殺上林鹿者，武帝下有司殺之。東方朔曰：'是人固當死者三，使陛下以鹿之故殺人，一當死也。使天下聞之，皆以陛下爲重鹿賤人，二當死也。匈奴即有急，推鹿觸之，三當死也。'武帝默然，遂赦之。"鍛客，指嵇康。《晉書》本傳稱其"性絶巧而好鍛，宅中有一柳樹甚茂，乃激水圜之，每夏月，居其下以鍛"。七不堪，出自嵇康《與山巨源絶交書》："卧喜晚起，而當關呼之不置，一不堪也。抱琴行吟，弋釣草野，而吏卒守之，不得妄動，二不堪也。危坐一時，痹不得摇，性復多虱，把搔無已，而當裹以章服，揖拜上官，三不堪也。素不便書，又不喜作書，而人間多事，堆案盈幾，不相酬答則犯教傷義，欲自勉强則不能久，四不堪也。不喜吊喪，而人道以此爲重，已爲未見恕者所怨，至欲見中傷者。雖瞿然自責，然性不可化，欲一心順俗則詭，故不情亦終不能獲無咎無譽如此，五不堪也。不喜俗人而當與之共事，或賓客盈坐，鳴聲聒耳，囂塵臭處，千變百伎，在人目前，六不堪也。心不耐煩，而官事鞅掌，機務纏其心，世故繁其慮，七不堪也。"

《焦氏筆乘》曰："聖人之業，成變化行鬼神，而責之膠膠擾擾可乎？老子曰：'執古之道，以御今之有。'蓋謂有物者不可以物物，而睹無者斯足以經有。舜無爲而治，非不治也。《論語·衛靈公》："子曰：無爲而治者，其舜也與！夫何爲哉，恭己正南面而已矣。"禹行無事，非不行也。《孟子·離婁下》："禹之行水也，行其所無事也。"昧者遂至清談廢事，斯失之矣。莊曰：'水不雜則清，莫動則平。鬱閉而不流，亦不能清。'夫以廢事爲無爲，是鬱而閉之，而幾水之清者也。"《焦氏筆乘》，焦竑撰。竑字弱侯，號漪園，又號澹園，南京人，曾從學于耿定向、羅汝芳，仕至翰林院修撰、東宫講官，著作另有《澹園集》《老子翼》《莊子翼》等。黄宗羲《明儒學案》卷三十五有傳。又曰："扁鵲見垣五藏而制爲方，學者或不見五藏而第執其方，或見垣五藏也而以意爲方，不必出于師也，扁鵲將孰賞歟？釋氏之論酬恩者，必呵佛詈祖之人，曾知呵詈之爲皈依讚歎乎？呵佛詈祖，即呵佛罵祖。《潭州溈山靈祐禪師語録》："德山來參，挾複子上法堂，從西過東，從東過西，顧視方丈云：'有麼有麼？'師坐次，殊不顧眄。德山云：'無無。'便出。至門首乃云：'雖然如此，也不得草草。'遂具威儀，再入相見。纔跨門，提起坐具云：'和尚。'師擬取拂子，德山便喝，拂袖而出。師至晚問首座：'今日新到，在否？'首座云：'當時背却法堂，著草鞋出去也。'師云：'此子已後向孤峰頂上，盤結草庵，呵佛罵祖去在。'"秦佚之吊，嘗非老聃矣，栗林之游，又嘗自非矣，而亦謂詆訾聃、周也可乎？"秦佚之吊，出自《養生主》："老聃死，秦失（一作"佚"）吊之，三號而出。弟子曰：'非夫子之友邪？'曰：'然。''然則吊焉若此，可乎？'曰：'然。始也吾以爲其人也，而今非也。向吾入而吊焉，有老者哭之，如哭其子；少者哭之，如哭其母。彼其所以會之，必有不蘄言而言，不蘄哭而哭者。是遁天倍情，忘其所受，古者謂之遁天之刑。適來，夫子時也；適去，夫子順也。安時而處順，哀樂不能入也，古者謂是帝之縣解。'"栗林之游，出自《山木》："莊周游于雕陵之樊，睹一異鵲自南方來者,翼廣七尺,目大運寸,感周之顙而集于栗林。莊周曰:'此何鳥哉,翼殷不逝,目大不睹?'蹇裳躩步,執彈而留之。睹一蟬,方得美蔭而忘其身;螳螂執翳而搏之,見得而忘其形;異鵲從而利之,見利而忘其真。莊周怵然曰:'噫!物固相累,二類相召也!'捐彈而反走,虞人逐而誶之。"

【眉批】羅泌曰:"爲者敗之,而無爲之禍復不小。"羅泌,字長源,南宋吉州盧陵人,學博才宏,侈游墳典,搜集百家,成《路史》一書。陽明扶醉人之歎,豈不啍啍?扶醉人之歎,出自程顥。《二程遺書》卷十八:"與學者語,正如扶醉人,東邊扶起却倒向西邊,西邊扶起却倒向東邊,終不能得佗卓立中途。"該卷標爲"伊川先生語",但朱子以爲,此話爲明道所説。查《王文成全書》,無扶醉人之歎,此處似爲誤記。啍啍,懇切。而泰州再傳,僇民成隊矣。陽明弟子王艮所開創的學派,史稱泰州學派。黄宗羲《明儒學案》卷三十二《泰州學案》:"泰州之後,其人多能赤手以搏龍蛇,傳至顔山農、何心隱一派,遂復非名教之所能羈絡矣。"澹園老、莊《翼》,彌縫婆心,其一澄一流者乎!杖人曰:"若不互相補救,安能使正法久住于世?它山之石,可以攻玉。珊瑚枕上,豈惜兩行?事心當如事仇,事仇當如事佛。激揚呵詈,門外難知。苟非大死破家,自迸胸襟,亦未許依樣葫盧,算無事漢也。"

李贄曰:"成大功者,必不顧後患,故功無不成,商君、吴起是也。顧後患者,必不肯成天下之大功,莊周之徒是已。而儒者皆欲之,又有居朝廷則憂其民,處江湖則憂其君之論,非兩頭馬耶?"正曰:"憂君憂民,正是一貫。禹、稷、顔子,易地皆然。語出《孟子·離婁下》。素其時位,心則一也。素其時位,即《中庸》素位而行,不願其外之意。故君子既知其素,又知其位。偏才使鋒,但快意耳。温陵官不稱意,憤激庸俗,偏宕潑嫚有之。除卓吾外,李贄别號甚多,温陵、宏甫、秃翁皆是也。贄,泉州南安人,晚明思想家,曾短暫做過知府,後在獄中以剃刀自殺。著有《焚書》《續焚書》《藏書》《續藏書》等。而後此效顰,群托隱怪,以罵名而捷轟矣。蓮池、鼓山掃之,所以炮藥。"蓮池,明代净土宗高僧,見前注。鼓山指永覺元賢禪師,明代曹洞宗高僧。《永覺元賢禪師廣録》卷一有《題卓吾〈焚書〉後》:"至卓吾不得其終,皆論學爲之媒也。此其病在以情學道。以情學道,故靡不溺於情。雖學問益博,知解益廣,而我執之情益盛。"履曰:"氣化自圓,至理自同。各人各事,各位各時,自别也。出世偏言自受用,經世言公受用,判然兩端,而自心總持則一也。理學閑邪存誠,但言義制事、禮制心,而心之所以爲心,自受享矣。兩忘則火候也,又何礙學事、治事之本忘乎?"履,即密之少子方中履。

【眉批】王介甫慕商鞅矣,何以無成功耶?謝安石好談《莊》,何以能勝秦耶?謝安,字安石,東晉重臣,淝水之戰的總指揮。秃翁成何大功,而不顧後患,以剃刀終耶?請秃翁答。

宏甫注《莊》,此其實落主意耶?李贄有《莊子解》,專釋内七篇。實落主意,真實想法。抑止欲翻案見奇耶?中郎曰:"吾于卓老,有五不能學,有三不願學。"此句非中郎語,乃出自袁中道《李温陵傳》:"其人不能學者有五,不願學者有三。公爲士,居官清節凛凛,而吾輩隨來輒受,操同中人,一不能學也。公不入季女之室,不登冶童之床,而吾輩不斷情欲,未絶嬖寵,二不能學也。公深入至道,見其大者,而吾輩株守文字,不得玄旨,三不能學也。公自少至老,惟知讀書,而吾輩汩没塵緣,不親韋編,四不能學也。公直氣勁節,不爲人屈,而吾輩怯弱,隨人俯仰,五不能學也。若好剛使氣,快意恩仇,意所不可,動筆之書,不願學者一也。既已離仕而隱,即宜遁迹名山,而乃徘徊人世,禍逐名起,不願學者二矣。急乘緩戒,細行不修,任情適口,鸞刀狼籍,不願學者三矣。"急乘緩戒,謂偏重思想而疏略戒律。杖人答焦弱侯曰:"厚責于人偏薄己,然猶血性逼人寒。"此詩在《天界覺浪盛禪師全録》卷十八中題爲《吊李温陵龍湖舊迹》,全詩如下:"客山何似吊家山,千載龍湖怒未闌。厚責于人終薄己,然猶血性逼人寒。"焦竑是李贄摯友,萬曆四十七年去世。道盛于萬曆四十四年受具足戒,時年十九。此後由江西去南京等地弘教。二人相交,當在此數年之間。

詹東圖曰:"老子與孔子同時。管子在前二百年,其《内業》篇所言,皆老子《道德》之旨也,老聃其取諸管子乎!管子曰:'天不一時,地不一利,人不一事。是以著業不得不多,名位不得不殊。方明者察于事而通于道,無上無窮,運乎諸生。宙合橐天地,天地苴萬物。君子繩繩,慎其所先,本乎無妄之治,運乎無方之事,應變不失之謂當。使民于不争之地者,各用其所長也。'老子但取先幾自警,莊子略于事而標化以匿高耳。"詹景鳳,字東圖,休寧人,萬曆年間曾任平樂府通判,善書畫,朱謀垔《畫史會要》卷四稱其"作草書,變化百出,若有神助"。

【眉批】東溟曰:"孔子得位,必取管子之政,但居德不同耳。"幼宰曰:"武侯比管尊王也,比樂復仇也。"沈長卿,字幼宰,武林人,著有《沈氏弋説》。張燧曰:"武侯出于申、韓。"張燧,字和仲,明人,所著《千百年眼》十二卷,清朝入禁毁之列。《炮莊·總論上》採摘該書有數條。所可異者,本節"武侯比管尊王也,比樂復仇也",出自該書卷六"孔明比管樂有取"條,但却題爲"幼宰"言。豈知其寧澹出于道,而治出于管乎?因名法家以管爲祖,而自了漢遂以老莊爲祖耳。風雨無向,抱蜀不言,鳥飛準繩,小曲亦何傷哉?《管子·形勢》:"風雨無向而怨怒不及也。"又曰:"抱蜀不言而廟堂自修"。《管子·宙合》曰:"不用其區區,鳥飛準繩。"

熊文直曰:"爲物不二之宰,至隱不可推見。《中庸》:"天地之道,可一言而盡也,其爲物不貳,則其生物不測。"而費于氣則有象,費于事則有數。人身天地,二而一也。明乎天地之爲物,與物身者不悖,斯進于格物矣。神聖所以範圍曲成,若方圓之有規矩,罔或外焉。世運遞降,聰明日繁,戰國狙丘稷下,談天雕龍,鄭圃漆園,纂玄標異,轉相郵效,邪説飆興,舉兩間之真象數,悉掩於恢奇要渺,寧復見真天地哉?狙丘,齊地名。稷下,齊都城門之一,旁建高門大屋以養士。據稱,齊國辯士田巴曾辯于狙丘、議于稷下。談天指鄒衍,雕龍指鄒奭。《列子·天瑞》:"子列子居鄭圃四十年,人無識者。"誣天罔聖,彝倫斁而舊章缺矣。"熊明遇,字良孺,江西南昌人。萬曆二十九年進士,曾任兵科給事中、南京兵部尚書等。著作由其子熊人霖編爲《文直行書》,于順治十七年刊刻行世。斁,敗壞。又曰:"老莊濟六經之窮,窮于世運也。卷之則爲老莊,放之則爲五霸。"又曰:"色厲盗天地之清氣,鄉願盗天地之和氣,根局原大。鄙夫亦有才氣者,非苟而已。三皆世所趨尚,只是全無真氣,故取古者三疾以敵之。以上數句是對孔子之語的引申,分別對應于《論語·陽貨》以下之文:"子曰:色厲而内荏,譬諸小人,其猶穿窬之盗也與!”“子曰:鄉願,德之賊也。”“子曰:“鄙夫可與事君也與哉?其未得之也,患得之;既得之,患失之;苟患失之,無所不至矣。”子曰:“古者民有三疾,今也或是之亡也。古之狂也肆,今之狂也蕩;古之矜也廉,今之矜也忿戾;古之愚也直,今之愚也詐而已矣。”楊朱非從軀殼起見,自待甚重,有不屑天下意。”上兩段出自熊明遇《文直行書》卷十七之“筆談二十則”。

【眉批】質測通幾,後儒草草。方以智《物理小識》自序:“推而至於不可知,轉以可知者攝之。以費知隱,重玄一實,是物物神神之深幾也。寂感之蘊,深究其所自來,是曰通幾。物有其故,實考究之,大而元會,小而草木蟲蠕,類其性情,徵其好惡,推其常變,是曰質測。”據此,質測是對物理現象的考察,通幾則是在此質測基礎之上的會通,進一步發掘事物的所以然。捉個冒總,禪便嚣嚣。核真象數,讓癡子矣。整句批評後儒輕視質測之學,其説近於禪學,核以象數之真,反不如癡子。然秩序端幾,費隱一際。費隱一際,参《東西均開章》:“道亦物也,物亦道也。物物而不物于物,莫變易不易于均矣。兩端中貫,舉一明三:所以爲均者,不落有無之公均也。何以均者,無攝有之隱均也。可以均者,有藏無之費均也。相奪互通,止有一實。即費是隱,存泯同時。”在齊《靈》《素》,律曆同符。《靈》《素》,《靈樞》《素問》。一石一草,物則歷然。夫豈可以掠虚昧滅哉?熊魯子曰:“漆園不得其故,難安蛙井,故寓言焉。”《青原愚者智禪師語録》卷一稱熊魯子爲“東苑山主”,曾請愚者大師上堂説法。愚曰:“莊亦言極物而止,只是不遇地上菩薩,與他交盤。”

前半殺人刀,後半活人劍。色厲、鄉願、鄙夫,俱爲開一地步,而三疾之本色愈高。然何如趙州布衫打發耶?

《景德傳燈録》卷十:"僧問:萬法歸一,一歸何所? 師云:老僧在青州作得一領布衫,重七斤。"

袁石公《廣莊·逍遥游》曰:"言大山大海則信,言鳥大于山、魚大于海,則不信。小言螻蟻焦螟則信,言蟻有國,有君臣少長、是非争讓之事,焦螟睫上有無量蟲,蟲有無量郡邑都鄙,即不信。何也? 以非情量所及也。拘常見聞,以定法縛己縛人,一丘之貉耳。聖人豈有三頭九臂,迥出于人與蟲之外哉? 惟能安人蟲之分,不以一己之情量與大小争,斯無往而不逍遥矣。"《明史》卷二百八十八:"袁宏道,字中郎,公安人。與兄宗道、弟中道并有才名,時稱三袁。"石公,宏道之號。《廣莊》乃其發揮《莊子》的文章,計七篇。《齊物論》曰:"天地間未有一物無是非者。凡夫、文士、潔士、法家、儒生、道釋,異途分門,海墨難載,六根常執而已。空中之花,可以道無,亦可以道有。故聖人不見天高地下,亦不言天卑地高。波中之像,可以言我,亦可以言彼。故聖人不見萬物非我,亦不言萬物是我。物本自齊,非吾能齊。若有可齊,終非齊物。雖萬釋迦,何處着脚哉?"《養生主》曰:"無一物不養生,無一刻不養生。道曰外其身而身存,則内其身可以亡身。釋曰無生,則生本不待養矣,而貪生利生以害之耶? 儒曰立命,順受其正,故不欣長生,不悲夭折,修身以俟,順生之自然耳。"《人間世》曰:"《易》善藏其用,處人間世之第一書也。以道得禍者十一,以德十三,以仁十五,以才十七,以節十九。患莫大乎見長于人,而據我于扃。堯無我,故能因四岳。禹無我,故能因江河。泰伯無我,故能因夷狄。迦文無我,故能因人天三乘菩薩諸根。今夫父母之養嬰也,探其饑飽,逆其寒暑,啼者令嘻,嗔者令喜,兒口中一切喃喃不字之語,皆能識而句之,何則?無我故也。同舟遇風,十百人一心,惟三老所命,呼東則東,呼西則西,何則?無我故也。夫使事君者而皆若父母之求其子,處世者而皆若同舟之遇風,何暴不可事、何亂不可涉哉?肥遁者非遁山林也,遁我也。"《德充符》曰:"根者諸濕之聚,如蒸菌也。能生曰根,如眼根可生眼識也。此處指人之身。識者六緣虛影,如蕉卷也。識爲心之别名,心對境而起分别曰識。蕉落識亡,熱謝菌枯。向非覺明客于其中,一具白骨,立見僵仆矣。經云:'汝身汝心,皆是妙明真心中物。'語出《楞嚴經》。狂者尊古卑今,尚能眼空一世,糠粃形骸。至人脱却浮漚,通身是海,又惡有净穢大小之見哉?"《大宗師》曰:"釋老之爲生死,人皆知之。孔學之爲生死,雖鉅儒未有遽知之者。嗟嗟,聖人之道,止于治世,即一修齊已足,而談性與天,窮極微眇,得無迂曲之甚?夫天命者,不生不死之本體也。天者非人也,非耳目,非口鼻,非心意識也。集起曰心,思量曰意,了别曰識。我相盡即道,無我而天下之耳目意識俱無矣。人相盡即教,位天育物總是教體。心静土静曰位,胎卵滅度曰育。嗟嗟,衆生墮地,死案已立,鶩利趨名,頭白面焦,信有死者,當如是耶?文士以立言爲不死,神仙以留形爲不死,二乘以寂滅爲不死。舍生趨生,焉知大道?夫道何物也,而可以己意趨舍之哉?聖人即生無生,故不舍生、不趨生。善我者無體,諸法同體也。善行者無時,古今一時也。伏羲神農,至今猶在。善因者無果,無因非果也。此非識心分别可知,智證乃見。"《應帝王》曰:"聖治法天,天法嬰兒,嬰兒法鵠卵。西郭先生曰:'臣能知諸國雨點、禽獸之情狀。臨淄七萬户,起一念,臣能悉知,可撫四夷。'齊王大駭,齋戒跪請之。先生曰:'霖雨可千里,猛雨不數十里,分龍塊雲,知其不隔轍,是以知雨點之數也。翼者飛,角者觸,逸者走,是以得鳥獸之情狀也。百姓貧欲粟、賤欲爵、鰥欲婦,曉起知其營業,入夕知其晏眠,是以悉知其所念也。操簡而用博,故可以撫四夷。'王憮然曰:'先生休矣。'" 石公晚悔,與陳正甫曰:"行起解絶,弟輩未免入解坑,所以但知無聲臭之圓頓,而不知洒掃應對之皆圓頓也。"陳所學,字正甫,又字志寰,萬曆十一年進士,官至户部尚書。答黄檗無念曰:"貪嗔,識也。貪嗔不行,即是意識行不得。且將《起信》《智度論》理會一番,近時老宿尚遠遠在。鄧定宇未必悟,然修行不墮落。若生與公全不修行,我慢貢高,泥犁無疑,但當慟哭懺悔而已。"無念,名深有,湖北麻城芝佛院住持。尊李卓吾爲師,與袁中郎私交極篤。鄧以贊,字汝德,號定宇,南昌新建人。隆慶辛未,會試第一。歷官編修、吏部侍郎。《明儒學案》有傳。我慢,倨傲自矜、侮慢他人。貢高,驕傲自大。泥犁,地獄。

【眉批】唤甚麽作魚鳥?又唤甚麽作心?一瞥見之,則不必説矣。一身三萬六千蟲,各有日月國土、父子君臣,則一切秩序,現成歷然。蟲盡蟲分,而人不能盡人之分耶?飯蒸于甑而後可食,將嫌甑爲縛乎?收空于屋而後可居,將嫌屋爲縛乎?聲度樂節而後可聞,將嫌節奏爲縛乎?衹是撞著麵糊盆,須與倒倉一洗。倒倉,上吐下瀉,悉數傾出。本段對應于"言大山大海則信"云云。

《關尹》曰:"天不能冬蓮夏菊,是以聖人不違物所長。身不能手行足持,是以聖人不違我所長。"愚曰:"謂此爲齊物可乎？空花波像，猶爲贅語。”對應于“圣人不見天高地下”云云。

將以死爲養生之藥耶？將以本無生死爲解藥之藥耶？冬湯夏水，今乃知味。醫病不假驢駝藥，千年故紙亦堪醫。必求番質汗，始活血哉？《本草綱目》卷十五引林億説曰：“質汗出西番，乃熱血合諸藥煎成，治金瘡折傷。”本段對應于“無一物不養生”云云。

考亭曰：“但論利害，又何須説？”公甫曰：“民所好惡，非利害耶？”陳白沙字公甫。心易曰：“《易》原憂患萬世，忘身入水火，遁世無死地，豈兩橛乎？共處此世，同舟遇風，四我未能，如保赤子，無我即無利害，無我乃知利害。屈伸相感而利生焉，天下何思何慮，喚作有利無害，得麼？”《貴池縣志續編》(乾隆)卷六：“曹参芳，字日贊。少倜儻，於書無所不窺。明末史可法、程世昌先後觀察池州，俱許参芳可大用。後隱深村，精研易理，學者稱心易先生。所著有《六經大義》諸編。本段對應于“《易》善藏其用”云云。

眼空一世，益發礙此形骸。净穢不分，依然一具白骨。將謂兩間總是濕熱耶？乘正之符却在何處？《逍遥游》：“若夫乘天地之正，而御六氣之辯，以游無窮者，彼且恶乎待哉！”本段對應于“根者諸濕之聚”云云。

一條爛貫索子，本不曾離，却爲桶子撮弄，流作短販金矢。自非斬新正語，申明教體，共致中和，幾能障輕慢之狂瀾，令奉重耶？已而歎曰：幸是無瘡，勿傷之也。無瘡勿傷，典出《維摩詰所説經》卷一：佛告富樓那彌多羅尼子：“汝行詣維摩詰問疾。”富樓那白佛言：“世尊！我不堪任詣彼問疾。所以者何？

憶念我昔於大林中,在一樹下,爲諸新學比丘説法,時維摩詰來謂我言:'唯,富樓那!先當入定,觀此人心,然後説法。無以穢食置於寶器,當知是比丘心之所念,無以琉璃同彼水精。汝不能知衆生根源,無得發起以小乘法。彼自無瘡,勿傷之也。欲行大道,莫示小徑。無以大海,内於牛迹。無以日光,等彼螢火。'"本段對應于"釋老之爲生死"云云。

諸法同體,則法不可壞明矣。無因非果,則無果非因明矣。古今一時,則舍今無古明矣。識即是智,猶欲舍樹而執核哉?然而不用便死,一用便差,當用何法以調御此日用耶?嬰兒鵠卵,豈惟堅瓠填溝?《庚桑楚》:"奔蜂不能化藿蠋,越雞不能伏鵠卵。"諸國雨點,販作燕石行户矣。祇爲昵庸者不好學,故以最親切一句提撕之。又爲好奇者不歸實,故以最爽快一句叫醒之歟!《智證傳》云:"人誑李豐以一石中有天子璽,後祭遵獲之,臨殺,椎破其石,始豁然驚,偷心乃死。"《智證傳》,宋覺範慧洪著。祭遵,字弟孫,潁川人,東漢大將,《後漢書》卷五十有傳。重閲《廣莊》七篇,惟有"先生休矣"一句,不知誰能憮然?對應于"圣人即生無生"云云。

中郎之酒,貪醉且六十年。袁宏道生于明隆慶二年(1568年),卒于萬曆三十八年(1610年),得年僅四十三歲,"貪醉六十年"似按一甲子計。特取其晚悔語,亦良劑也。或曰:"快意已過,晚年留此困人耳。清凉于《莊》,但取其文。"清凉,名澄觀,俗姓夏侯,山陰人。華嚴宗四祖,爲唐德宗説《華嚴》,獲授"清凉國師"之號。愚則曰:"聰明人,還從聰明人折肱路入。留此懺悔,原自投機。"對應于"石公晚悔"云云。

袁小修以莊子爲貝葉前茅，消世間是非，故曰《導莊》。袁中道，字小修，公安三袁年齡最小的一位，著作收入《珂雪齋集》。袁氏兄弟皆好《莊》，小修發揮《莊子》的文章爲《導莊》，共七篇。貝葉，即貝多羅葉，書寫經文之材料，此處代指佛教。逍遥游言自在也，自由也，不生不死，歸實于善吾生。李湘洲作《説莊》曰："莊子揭大小以立論，借大鵬與神人，以廓開世界眼翳，蕩滌學人情量，而我自有用大之方。然鵬飛能高而不能下，豈若神龍之變化無方、大小不測乎？神人能居于姑射山，而不能居于人間，能小堯舜，而不能爲委吏乘田，豈若不壞世間相而證實相者乎？雖然，莊子之説亦直寄焉，故是一奇書。"李騰芳，字子實，號湘洲，萬曆二十年進士，官至禮部尚書，《明史》卷二百一十六有傳。

【眉批】湘洲、二袁，皆以佛法談《莊》。中郎眼快超宗，老悟回互。石頭希遷《參同契》："門門一切境，回互不回互。回而更相涉，不爾依位住。"永覺元賢《參同契注》："門，根也。境，塵也。諸根境有回互、不回互二義。言回互者，謂諸根境互相涉入，如帝綱珠也。不回互者，謂諸根境各住本位，未嘗混雜也。雖互相涉入，而實各住本位。雖各住本位，而實互相涉入。此非意識之境。"柬湘洲曰："兄有才識膽，獨道念未切，或爲眼中粗惑所轉。弟往亦有青娥之癖，近稍勘破，暢快無量，始知不能寂寞，决不能徹底受用也。以寄爲樂，不知寄不可常，縱幽崖絶壑，亦與清歌妙舞等耳。"中郎此文收于《瀟碧堂集》。愚曰："亦直寄焉，是常耶？不可常耶？"

何宗彦君美曰："人皆知錯綜變化、環應無窮者爲《易》，而不知《易》之繫表象先、有一定不可移轉之消息。環應無窮，得其環中、以應無窮。繫表象先,可參看荀粲如下之言:"理之微者,非物象所舉。立象以盡意,非通乎意外者也。繫辭以盡言,非言乎繫表者也。象外之意,繫表之言,固蘊而不出矣。"人皆謂虛玄幻窈、河漢無極者爲《莊》,而不知摭實崇有、三界之内横出豎出者皆是也。故曰莊達于治經,而急于明道者也。何不舉《莊》以明《易》,而學《易》以解《莊》? 其貴神而賤聖也,使夫分門别户、學一先生之言者,固可破其藩籬,而拘瑣刻厲之徒,執成法而擾擾日趣多事者,亦足休其伎倆。知變化者知神,而何疑《莊》也?"何宗彦,字君美,隨州人,萬曆二十三年進士,累官吏部尚書、大學士等,《明史》卷二百四十有傳。

【眉批】環應、繫表,猶兩橛耶? 不則横出、豎出者,能免認賊爲子耶? 愚曰:"學《易》解《莊》,亦直寄焉。"曹梁父寄詩曰:"不待當機方架箭,只宜説法免彎弓。"曹台岳,方以智妹夫,明光禄卿曹履吉之子。據《覺浪盛禪師全録》卷三,梁父亦嘗從道盛游。

包鴻逵儀甫曰:"魏晉好《莊》,掇膚遺髓。詭托虛夷,我人方熾。侈談玄勝,嗜欲更酣。故嘗妄謂世間止許二種人説《莊》:一者能用莊之所長,一者能訓莊之所不足。又惟有能爲莊,又不必且爲莊,而後可以説《莊》。"包鴻逵,字儀甫,嘉興人。萬曆庚戌進士,任湘潭知縣。值歲饑,出粟賑濟,全活甚衆。

【眉批】儀甫曰:"王太尉之誉窟,殷揚州之書空,荀中郎以燕婉自喪,子期解義,大暢玄風,而中歲不免屈節,則所稱解《莊》之祖者猶若是,况下焉者乎?"王太尉,指王衍,西晉清談領袖。《晉書》卷四十三:"衍雖居宰輔之重,不以經國爲念,而思自全之計,說東海王越曰:'中國已亂,當賴方伯,宜得文武兼資以任之'。乃以弟澄爲荆州,敦爲青州,因謂澄、敦曰:'荆州有江漢之固,青州有負海之險,卿二人在外,而吾留此,足以爲三窟矣。'"殷中軍,指殷浩。《世説新語·黜免》:"殷中軍被廢,在信安,終日恒書空作字。揚州吏民尋義逐之,竊視,唯作咄咄怪事四字而已。"荀中郎指荀粲,正始名士,與何晏、王弼齊名。《世説新語·惑溺》:"荀奉倩與婦至篤,冬月婦病熱,乃出中庭自取冷,還以身熨之。婦亡,奉倩後少時亦卒。"劉孝標注云:"粲雖褊隘,以燕婉自喪,然有識猶追惜其能言。"子期,指向秀。《世説新語·言語》:"嵇中散既被誅,向子期舉郡計入洛,文王引進,問曰:'聞君有箕山之志,何以在此?'對曰:'巢、許狷介之士,不足多慕。'王大諮嗟。"笑翁曰:"與其二千年後打雲門,何若據款定案?"

馮時可曰:"楊朱言焦苦其形神,邀數百年之餘名,豈足潤枯骨哉。莊子汪洋浩肆,自謂達道。若恃以作達,其弊傷教。"馮時可,字敏卿,號元成,華亭人。隆慶辛未進士,官至湖廣布政司參政。著有《雨航雜録》《左氏釋》等。

【眉批】馮閒之言少時得讀《莊》力,與世無忤。善用皆藥,明眼原希。不能善用,蔡謨蟛蜞,害人不小。陶宗儀《説郛》卷一百零七:"《晉書》:蔡謨字明道,初渡江,見蟛蜞,大喜曰:'蟹有八足,加以二螯。'令烹之,既食,吐下委頓,方知非蟹。"方以智《通雅》卷四十七:"荀子曰:'蟹六跪而二螯。'然蟹實八跪,方知蔡謨未識蟛蜞,未足多笑。"

陳蝶庵云:"'巧言令色,鮮矣仁',指老聃也。'古者民有三疾'章後仍有'子曰巧言令色',則記者發明老子之流禍也。《論語·陽貨》:"子曰:古者民有三疾,今也或是之亡也。古之狂也肆,今之狂也蕩;古之矜也廉,今之矜也忿戾;古之愚也直,今之愚也詐而已矣。"《論語》中,"子曰巧言令色"句兩見于《學而》《陽貨》。'肆、廉、直',猶不失老子面目。'狂而蕩,矜而忿戾,愚而詐',直是莊周、韓非矣。馬遷序《論語》,接以'惡紫、惡鄭,若利口覆邦家'。《論語·陽貨》:"子曰:惡紫之奪朱也,惡鄭聲之亂雅樂也,惡利口之覆邦家者。"則前知韓非之《解老》,而繼之曰:'予欲無言,天何言哉!'隱示莊輩,多言數窮。"陳一球,字非我,號蝶庵,浙江樂清人。明崇禎年間,所著《悟空編》《蝴蝶夢》等入謗書。國變後歸鄉,飲酒賦詩以終。

【眉批】老子曰:"多言數窮。"莊子曰:"道無問,問無應。"何爲知而故犯耶?杖人曰:"孔子聖不自聖,難在忍俊。後來摸壁者,直不俊耳。"

愚曰:"蝶庵既然厭莊,且問自號蝶庵,又是何意?"

《見聖編》曰:"《莊子·天下》篇不列孔子於百家者,明乎甚尊孔子。列老聃於關尹之下,明乎夷於諸子百家。未嘗獨崇老聃,又自剖别其道術。而世謂莊周以老聃爲宗,甚無謂也。迹其方術之論,於小道泥遠之解,仿佛得之者也。韓嬰云:'飾邪説,文奸言,混然不知是非治亂之所存者,范睢、魏牟、田文、莊周、慎到、田駢、墨翟、宋鈃、鄧析、惠施十子也。順非而澤,持之有故,足以欺惑衆愚。'語出《韓詩外傳》卷四。此語同《荀》,而正謬處不同。"《見聖編》,譚貞默著。貞默,字梁生,别號埽庵,嘉興人,崇禎戊辰進士,官至國子監祭酒。

【眉批】剔出莊子不宗老聃,大似劉裕實是漢裔,却不號漢。劉裕,字德輿,彭城人。公元420年稱帝,國號宋。又似司馬懿晒書,爲操逼出,不免將錯就錯。《晉書》卷三十一:"宣帝初辭魏武之命,托以風痹。嘗曝書,遇暴雨,不覺自起收之。家惟有一婢見之,後乃恐事泄致禍,遂手殺之以滅口。"如此仿佛,亦是尋滑葉以嚼草耳。且看《韓詩外傳》,椒湯殺蟲。

《野同録》曰:"莊生墮聰黜明,實是鑿聰鑿明。人都被其所謾,一見文情菁峭,頡滑自恣,便護之矣,巧矣哉! 亦其時不同,隱逸消心可也。"《野同録》,方以智祖父方大鎮所作,已佚。

譚友夏曰:"閲《莊》有法,藏去故我,泛然而游,昧昧然涉,我盡莊現。循視内外,其有不合者,聽於其際與其數,因而遇之,芒昧何極? 口弄物外之言,手弄世間之事,稽厥行藏,伊可恥也,龜犢枯魚,心迹超然,因而遇之,情染一洗。於物中爲人,人中爲男,豈如木梗,隨水遷流? 豈如落英,隨風近遠? 不發大寤,自同蟲豸,何往何來,念之悲動,因而遇之,雞鳴不已。洞天棋散,雲霞周身,竇不可塞,闢不可扃,扃而塞之,魂魄焉宅? 吾瞑目恬氣,伺厥升降,因而遇之,廣成面語。傷物者傷,菑人者菑,鵬飛蝶息,不出人間,因而遇之,其《老》《易》之旨乎! 寧晦勿宣,寧誤勿鑿,寧斷勿紉,紉刺我指,如夢古人,語半分手,因而遇之,空床不寐。文理潦倒,《莊》《騷》同思,我愛《天問》,灌灌如訴,薄暮雷電,即記其事,前絲後絲,總不相連,茲談羊蟻,胡乃及魚? 見魚書魚,想亦如是,因而遇之,以破吾拘。至巧者化工,仰而思天,寧不怪絶? 瞻彼小草,葉葉染采,小蟲跂跂,其縠青黄,天地大文,亦既工此,海入其塘,嶽入其牖,無小無大,愛玩終日,因而遇之,字句我師。彼笑且侮,此怒而争,侮者又笑,我寓言耳,父前不拜,抱頸以嘻,大親則已矣,因而遇之,詆訿何有哉?景純有筆,入夢求還。《晉書》卷七十二:“郭璞,字景純,河東聞喜人也。璞好經述,博學多才而訥於言論,詞賦爲中興之冠。好古文奇字,妙於陰陽曆算。”輔嗣玄理,出家相告。輔嗣,王弼。直化爲莊矣,不問後來之遇不遇也。”譚元春,字友夏,天門人,晚明文壇竟陵派主將,與鍾惺齊名。

【眉批】徐伯調曰:“陳玄晏治安著《本義》,而友夏本之。唤作郭象注向秀,友夏注玄晏,得麽?”乾隆朝《浙江通志》卷一百八十:“徐緘,字伯調,家山陰之木汀。既以詩古文争長海内,而未能委曲隨世低昂,故人多媢之。尤富聞見,口吃不善辨,而旁通曲引,歷歷穿貫,叩之無不鳴。”《青原志略》卷十一收有徐緘《青原山新瀑布歌呈藥地大師》詩。陳治安,字爾道,會稽人。明天啓二年,任新化令,著有《南華真經本義》一書。愚曰:“雖然贓症現在,特例注銷。”

御泠氏曰:“《莊子》初有所見而驚喜也,人作此態,吾亦憐之,只是不可坐住此處。”錢士升,號御泠,浙江嘉善人。萬曆四十四年狀元,崇禎時官至内閣大學士。中郎曰:“東坡説禪,作意失之。吴興小兒,語便態出。”昔坡對歐公誦與可詩“美人却扇坐,羞落庭下花”,公曰:“此非與可詩,世間原有此句,與可拾得耳。”歐公,歐陽修。與可,文同。清厲鶚輯《宋詩紀事》卷二十四:“文同,字與可,梓潼人,自號笑笑先生。第進士,仕至太常博士,集賢校理。元豐初,出守湖州,行至宛丘驛,忽留不行,沐浴冠带,正坐而逝。有《丹淵集》。”愚曰:“此是何態?”

權德輿《送靈徹歸沃洲序》曰:“廬山遠公,鍾山約公,皆以文章廣心地,用贊後學,得非玄津之一派乎?”宋計有功《唐詩紀事》卷三十一:“德輿,字載之,元和中爲相。其文雅正贍縟,動止無外飾。其醞藉風流,自然可慕。”德輿傳見《新唐書》卷一百六十五。遠公,即慧遠。約公,指慧約。元長曰:“蘇氏父子爲文,未嘗有作文之意,純是消遣,所以當家。《易》曰:‘不耕獲,不菑畬,則利有攸往。《易·無妄》六二爻辭,朱熹釋曰:“柔順中正,因時順理,而無私意期望之心,故有不耕穫、不菑畬之象。言其無所爲于前,無所冀于後也。占者如是,則利有所往矣。”以文章廣心地,其旦暮遇之矣。”涉江曰:“友夏當太平而自慰解,我輩顛沛而自慰解,又何如乎? 遺世雖偏,放言雖怪,其情真矣,原不願人之效之也。”

張天如曰:“戰國紛争,先王道喪。仁義禮樂,其言充耳。莫若説之以齊得喪、忘死生,禍或少息。止殺人者曰殺人者死,有司敗之禁在,悍者不顧也。語之曰子即殺人,無所見雄,若人即死,於子何益,則將拔刀而歎。攫財于市者,訓以廉讓,群歎爲迂。語之曰子即多財何爲,則唾而去者有之。聖人之教窮,而達人之説起。此亦處衰世、救末流之無可如何者也。至于薄楚相,笑郊犧,終身不仕,游戲快志,漆園之高風,又曷可少乎?”

蕭伯玉曰:“學者不能通知聖賢之意,忠而妨清,仁而疑智,何異乎執方而治,如寶躍冶金之中地凝滯者,似鉤環、似璧珪耶? 聖賢無非應病予藥,然藥能愈病,服之失當,而反以增病。

宋儒之平實,足以藥狂,或失則陋,醫家所謂土鬱也。土鬱,脾胃之氣鬱滯之癥。餘姚、盱江之超脱,足以藥錮,或失則蕩,醫家所謂水鬱也。餘姚,王陽明。盱江,羅汝芳。水鬱,水氣鬱阻,而見水腫脹满、二便阻隔之癥。以《易》之道器觀之,苟因其固然,天地萬物,俱爲妙道之行也;昧於其所以然,則仁義禮樂皆屬餘才,而俱足以自累。故上下者,舉一形而精粗言之,非德成而上,器成而下,截然兩物,可容意致取捨於其間也。一形精粗,即《易傳》所謂"形而上者謂之道,形而下者謂之器"。以佛之教義言之,天台四教,慈恩五位,兩家守其師説,不敢以私知相高。天台宗的教相判釋,依佛説法之内容,分藏、通、别、圓四教;依佛説法之形式,分頓、漸、秘密、不定四教。前者稱爲"化法四教",後者稱爲"化儀四教"。慈恩,指唯識宗。五位:一、色法。包括有物質之形者、以物質爲因而生者。二、心法。指了識事物者。三、心所法。指隨附心法而起者。四、不相應法。不隨附生法而起者。五、無爲法。指常住而不自因緣生者。唯識宗認爲,百法皆收束於此五位。惟賢首宗藉圓融、遺節奏,如《教義章》,類皆束而不觀。賢首宗,即華嚴宗。《教義章》,全名《華嚴一乘教義分齊章》,法藏大師著。譬醫者不讀《靈樞》,扣以藏俞、府俞及諸經絡,茫然不知,乃傲然自號於衆,而曰醫者意也,豈不悖哉?法絶待以標宗,人對真而莫覺,非攝相歸性之難也,不賓無而壞相,方爲識法根原耳。攝相歸性,攝萬法之事相使歸于真如實性。賓無,出自《肇論》:"本無者,情尚于無多,觸言以賓無。"後學功乏尋微,意樂自便,義路不涉,互爲枝葉,同昧其本而競治其末。群迷暗争,失得無准,情長則申,意短則詘,撮摩虚空,衹益自勞。撮摩虚空、衹益自勞,出自《楞嚴經》卷二:"汝今云何於中措心,以諸世間戲論名相而得分别?如以手掌撮摩虚空,衹益自勞。虚空云何隨汝執捉?"

道之循器,猶器循空,余憂其無害於空,而不能不損於瓶也。"其《評莊》曰:"讀書之妙,貴在尋味。遵途循夷而往,讓險而還,亦有何樂?故須水窮山盡,別資一境。所云'送君者皆自厓而返,君自此遠矣',此尋之之妙也。食魚而美,得全於鱗。刲鮹刺鱗,入口甚適,而風味頓盡。凡書皆然,而《莊》《騷》二書,尤不易讀。彼其天機獨行,肆隱流漫,委折微至,原不以工力學問爲長,故讀之者亦不容以意匠經營於其間也。雖間有未安,不必强與之合,藴諸懷抱,日相尋味,待其自遇,冰解凍釋,自能得之耳。昔支公注《逍遥》,雖云能拔理於向、郭之外,要須賞神駿則可,直以之注《莊》,未免道人畜馬不韻也。"《世説新語·言語》:"支公好鶴,住剡東岇山。有人遺其雙鶴,少時,翅長欲飛,支意惜之,乃鎩其翮。鶴軒翥不復能飛,乃反顧翅垂頭,視之如有懊喪意。林曰:'既有淩霄之姿,何肯爲人作耳目近玩?'養令翮成,置使飛去。"又曰:"支道林常養數匹馬。或言:'道人畜馬不韻。'支曰:'貧道重其神駿。'"

【眉批】道器既非截然兩物,而土鬱、水鬱各以藥争,果皆躍冶之金乎?《大宗師》:"今大冶鑄金,金踴躍曰'我且必爲鏌鋣',大冶必以爲不祥之金。"執躍冶爲固然,非矣,不從躍冶,知有病之爲貴,豈悟因其固然者乎?據《養生主》,庖丁解牛,自謂"依乎天理,批大郤,导大窾,因其固然"。因有罵鈎環珪璧爲躍冶,而以毁器、毁冶、還礦販高者,又可謂之妙道之行乎?《齊物論》:"夫子以爲孟浪之言,而我以爲妙道之行。"郭象曰:"事稱其能,各當其分,逍遥一也。"古德曰:"舍究竟無程途,舍程途無究竟。"是注郭象否?

半山題画册曰:"不可以有心求,不可以無心得,不可以言語造,不可以寂然通。如參禪將金剛王寶劍,一截截斷四路葛藤,使計較中無商量,在得失中出生死,方得暢快,領其天然。"此段話又見于《此藏軒别集》卷一,乃方以智摘録大慧普覺語。《大慧普覺禪師語録》卷二十五:"古德曰:'此事不可以有心求,不可以無心得,不可以語言造,不可以寂默通。'此是第一等入泥入水,老婆説話。往往參禪人,只恁麼念過,殊不子細看是甚道理。若是個有筋骨底,聊聞舉著,直下將金剛王寶劍,一截截斷此四路葛藤,則生死路頭亦斷,凡聖路頭亦斷,計較思量亦斷,得失是非亦斷。當人脚跟下,净裸裸赤灑灑没可把,豈不快哉!豈不暢哉!"平嶺曰:"元長見陳白陽意到之筆而歎曰:'此等畫出,今人愈不如古人矣。'"張大復,字元長。陳淳,字道復,號白陽,江蘇常州人,文徵明弟子。張大復《聞雁齋筆談》卷一"看陳白陽畫"條載:"陳白陽畫山水六幅,所謂意到之作,未嘗有法而不可謂之無法也。倪伯遠持視世長,相與絶叫奇特。余非知畫者,忽然見之,亦覺心花怒開矣。因與伯遠、世長究問今人不及古人處,其説不能一。余笑曰:'自白陽此等畫出,所以今人不如古人也。'兩人亦莫能對。余曰:'今日但見白陽意到之作,淡墨淋漓,縱横自在,便失聲叫好。不知其平日經幾鑪錘,經幾推敲,大山長水,丘阜溪壑一一全具於胸中,不差毫末,然後抛却影像,振筆直遂,所以方尺之紙勢若千里,模糊之處具諸生藴,所謂死枯髅上活眼再開者也。今人寫得一草一木、一壑一丘,未有幾分相似,便從古人意到之作學超,都成澹薄,了無意致,又何怪哉。'"伯遠,倪世瑛字。世長,張大復之弟大年字。石床曰:"此道亡于雲林,快哉!"雲林,明初畫家倪贊。超宗種草,賞鑒者誰?

《逐志集》清泉記曰:"游者必至,必樂而歸,豈非高遠者難悦于俗,而卑近者常情所喜乎?"《遜志齋集》,方孝孺著。其記桐廬壽昌見山堂曰:"山皆見也,吾蔽于所嗜,幸無它嗜而見之。又病于窮極險怪,而所得者狹矣。"然則何從?

自崖而返,何如開卷便放?《春浮記》曰:"一丘一壑,聊極餘情。"《春浮園記》,蕭伯玉著。《法華》曰:"經行及坐卧,常在于其中。"有何家可到哉?

《億略》曰:"人惟不勝其情,而後求釋于情。凡天下忘情之至者,皆不能忘情之甚者也。竹林宗莊,人見其放曠矣,其志非也。居喪飲啖,而雞骨嘔血,于親而至情,必無之而不至者也。《世説新語·任誕》:"阮籍當葬母,蒸一肥豚,飲酒二斗,然後臨訣,直言'窮矣',都得一號,因吐血,廢頓良久。"《德行》:"王戎、和嶠同時遭大喪,具以孝稱。王雞骨支床,和哭泣備禮。"無之不至,當爲情死。逃生于寄,忏其情,所以忏其死,豈得已哉?諸賢惟有餘于情,故不勝而逃于其外。天下本不足于情,又便其易而樂入其中,此當日之風所以頓變也。天下盡囿于風氣而不覺,惟王、謝識其微,因借之以縻士,敦、温喜其隙,亦高之以悦時,故彼此無如何也。王,王導。謝,謝安。敦,王敦。温,桓温。操知文舉不爲己用而殺之,温知安石不爲己用而不忍殺。操,曹操。文舉,孔融。安石,謝安。安亦知温不忍殺己,故用温爲藩籬,而以己之寬爲天下淵藪。天下畏温而不敢叛晉,愛安石之優容,益不欲叛晉也。均之放達,嵇、阮借之以釋其累,王、謝資之以成其能,此其有本也。"

【眉批】遁叟曰:"《易》不説壞情字,惟盡情僞。故人之真僞,皆以情知之。"遁叟,唐陸希聲、明蔡立身皆號遁叟,未知所指。陸希聲著有《易傳》,蔡立身著有《星山遁叟文集》八卷。夫舉世皆以訓詁販貨,驕其妻妾,便欲以尋行呫嗶稱儒業,以圈鹿欄牛稱淳謹,反訾世外之高潔、出格之奇才,謂非中庸。尋行,尋行數墨之省稱。呫嗶,誦讀。圈鹿欄牛,典出《論衡·佚文》:"揚子雲作《法言》,蜀富人賫錢千萬,願載於書,子雲不聽。夫富無仁義之行,圈中之鹿、欄中之牛也,安得妄載?"或且皋比,戲倣椎拂,象數物理,㧑爲技藝,古今學問,早已掃除。㧑,斥。叩其性命切己,則容成黄冶而已。容成,房中術。黄冶,煉丹術。路見不平,投袂天下,愛才好學,落落晨星,况其上乎?庸庸多福,本自如此。高才、博學、潔行,自累耳。郭象曰:"安于所傷,物不能傷。"故須以化自遣,即吞靈藥。

梅惠連曰:"謹慎曠達,狂狷别路也。梅之煟,字惠連,麻城人。明末亂起,棄襲蔭,散家財,歸隱囊山爲僧,别號槁木,以著述自娱。澹于利欲,迹可略矣。將以躬修謹慎乎?鄙吝謹慎乎?孤高曠達乎?貪淫曠達乎?肆蕩直詐,六蔽明矣。肆蕩直詐,见《論語·陽貨》:"子曰:古者民有三疾,今也或是之亡也。古之狂也肆,今之狂也蕩;古之矜也廉,今之矜也忿戾;古之愚也直,今之愚也詐而已矣。"六蔽,亦出自《阳货》篇:"子曰:'由也,女聞六言六蔽矣乎?'對曰:'未也。''居,吾語女。好仁不好學,其蔽也愚;好知不好學,其蔽也蕩;好信不好學,其蔽也賊;好直不好學,其蔽也絞;好勇不好學,其蔽也亂;好剛不好學,其蔽也狂。"我見護短,安能肖物?從人見轉,則無真宰。言僻言拂,蓋難之也。僻,偏。拂,逆。《大學》:"有國者不可以不慎,辟則爲天下僇矣。""好人之所惡,惡人之所好,是謂拂人之性,菑必逮夫身。"作好作惡,因有非好非惡之横議。《尚書・洪範》:"無偏無陂,遵王之義。無有作好,遵王之道。無有作惡,尊王之路。"眼空一世,動引蒙莊,蒙莊痛名利之累,是第一謹慎人,知之乎?"

【眉批】徐楚白喜僻拂者,矯俗有力量人。徐楚白,名如珩,武林人。沈長卿《沈氏弋説》卷五之《好惡説》,附有"徐楚白先生評":"世人耳長目短,人好亦好,人惡亦惡。但患其轉,不患其僻。但患其順,不患其拂。能僻能拂,便是有力量人。"沈長卿喜簡傲,取狂狷也。《沈氏弋説》卷五之《簡傲説》云:"世人誤認簡傲爲不美字眼,而聖人思狂,專取其簡。"長卿亦治《莊》,《弋説》卷四有《逍遥游説》《齊物論説》等七篇,分説《莊子》内七篇。另:《弋説》卷首皆題"蕭山黄可師大年,同邑卓爾康去病、沈守正無回、聞啓祥子將、徐如珩楚白同評"。可知沈長卿與聞子將、徐楚白爲同鄉友人。聞子將曾爲蕭士緯《起信論解》作序,見蕭伯升所作《刻炮莊緣起》。無忝曰:"武侯自言謹慎,故能盡瘁而曠達其死生。是則真曠達即真謹慎,誰能識此?"戴移孝,字無忝,和縣人,方以智弟子,身後曾遭文字獄。

總論中

墨歷山樵集　春浮行者蕭伯升孟昉校

憨山《影響論》[1]

憨山老人曰："姚秦時，鳩摩羅什譯經，有生、肇、融、叡爲徒。生，道生。肇，僧肇。融，僧融。叡，僧叡。肇善《老》《莊》，遠公引《莊》破難，支公注《莊》，與人接機，故世以《莊子》爲禪。慧皎《高僧傳》卷六："釋僧肇，京兆人。家貧以傭書爲業，遂因繕寫，乃歷觀經史，備盡墳典。愛好玄微，每以《莊》《老》爲心要。""釋慧遠，本姓賈氏，雁門婁煩人也……少爲諸生，博綜六經，尤善《莊》《老》……嘗有客聽講，難實相義，往復移時，彌增疑昧。遠乃引《莊子》義爲連類，於是惑者曉然，是後安公特聽慧遠不廢俗書。"卷四："遁嘗在白馬寺，與劉系之等，談《莊子・逍遥》篇云，各適性以爲逍遥。遁曰：'不然。夫桀紂以殘害爲性，若適性爲得者，彼亦逍遥矣。'於是退而注《逍遥》篇，群儒舊學，莫不嘆服。"圭峰以莊宗虚無自然，便屬外道。宗密，俗姓何，華嚴宗五祖。因長住終南山草堂寺南圭峰，故被稱爲圭峰大師。所著《華嚴原人論》之《斥迷執》云："儒、道二教，説人畜等類皆是虚無大道生成

---

① 此題據《藥地炮莊》原目録補。

養育,謂道法自然,生於元氣,元氣生天地,天地生萬物。故智愚貴賤,貧富苦樂,皆禀於天,由於時命,故死後却歸天地,復其虚無。然外教宗旨,但在乎依身立行,不在究竟身之元由。所説萬物,不論象外,雖指大道爲本,而不備明順逆起滅、染净因緣,故習者不知是權,執之爲了。”《宗鏡》亦辟之。《宗鏡録》,宋永明寺智覺禪師延壽集。其卷六十五云:“若此間莊、老,無爲無欲,天真虚静,息諸誇仙,棄世絶智等,直是虚無。其抱尚不出單四見外,何關聖法?”《宗鏡》此語,乃引自智者大師《妙法蓮華經玄義》。單四見即執有、執無、亦有亦無、非有非無。清凉疏《華嚴》,亦引《老》《莊》,曰取其文不取其意。澄觀,俗姓夏侯,越州山陰人,華嚴宗四祖。唐德宗賜號清凉,稱爲清凉國師。著有《華嚴經疏演義鈔》九十卷。其卷一云:“然‘衆妙’兩字,亦老子意。彼《道經》云:‘道可道,非常道。名可名,非常名。無名,天地之始。有名,萬物之母。常無欲,以觀其妙。常有欲,以觀其徼。此兩者,同出而異名。同謂之玄。玄之又玄,衆妙之門。’釋曰:然彼意以虚無自然,以爲玄妙。復拂其迹,故云又玄。此則無欲於無欲,萬法由生,故云衆妙之門。今借其言而不取其義,意以一真法界爲玄妙體,即體之相爲衆妙矣。”有從余海上問及《莊子》者,因而歎曰:學佛而不通百氏,不但不知世法,而亦不知佛法。憨山《觀老莊影響論》作于東海牢山,故云海上。解《莊》而謂盡佛經,不但不知佛意,而亦不知《莊》意。《觀老莊影響論》曰:“及見《口義》《副墨》,深引佛經,每一言有當,且謂一大藏經皆從此出,而惑者以爲必當,深有慨焉。”《口義》全稱《莊子鬳齋口義》,南宋林希逸著。《副墨》全稱《南華副墨》,明陸西星著。余故曰:不知《春秋》,不能經世;不知《老》《莊》,不能忘世;不參禪,不能出世。

彼原教破敵者，發藥居多，而啓膏肓之疾不少①。診病妙投，須善自他宗，不可安孤陋，昧同體也。《大乘阿毗達磨雜集論》卷十六："善自他宗者，謂于自宗他宗，若文若義，前後無間，純熟明解。"《瑜伽師地論》卷十五："善自他宗者，謂如有一若於此法、毗奈耶中，深生愛樂，即於此論宗旨，讀誦受持，聽聞思惟，純熟修行，已善已説已明。若於彼法、毗奈耶中，不愛不樂，然於彼論宗旨，讀誦受持，聞思純熟而不修行，然已善已説已明。是名善自他宗。"《法華》純談實相，至妙法，但云如是而已。實相，真如、法性之别稱。就其爲萬法體性之義言之，則爲法性。就其體真實常住之義言之，則爲真如。就此真實常住爲萬法實相之義言之，則爲實相妙法，第一最勝、不可思議之法。如是，本來如此。《妙法蓮華經》(羅什譯)卷一"方便品"云："唯佛與佛乃能究盡諸法實相，所謂諸法如是相、如是性、如是體、如是力、如是作、如是因、如是緣、如是果、如是報、如是本末究竟等。"悟妙法者，但云治世資生，皆順正法。《妙法蓮華經》卷十九"法師功德品"："若善男子、善女人，如來滅後，受持是經，若讀、若誦、若解説、若書寫，得千二百意功德。以是清净意根，乃至聞一偈一句，通達無量無邊之義。解是義已，能演説一句一偈至於一月、四月乃至一歲，諸所説法，隨其義趣，皆與實相不相違背。若説俗間經書、治世語言、資生業等，皆順正法。"華嚴五地，善能通達世間之學，陰陽醫數，辭賦該練，故能涉俗利生。《華嚴經》(實叉難陀譯)十地品之"第五地"曰："佛子，此菩薩摩訶薩爲利益衆生故，世間技藝靡不該習。所謂文字、算數、圖書、印璽，地水火風種種諸論，咸所通達。又善方藥，療治諸病。"等覺大士，現一切身，而應度之。等覺有二義，一爲佛之異稱。等者平等，覺者覺悟，諸佛覺悟，平等一如，故名

---

① "不"，《憨山老人夢游集》作"者"。

等覺。二指大乘五十二階位中第五十一位菩薩,乃菩薩之極位。佛法、世諦,由人不悟道妙而自畫内外也。老、莊,婆羅門類也。婆羅門,華譯净行、净志等,天竺四姓之一,奉事大梵天而修净行一族。《法華》應現婆羅門身,至於妙莊嚴二子,則曰汝父信受外道,深著婆羅門法。《妙法蓮華經》卷二十四"妙音菩薩品":"佛告華德菩薩:'華德,汝但見妙音菩薩其身在此,而是菩薩,現種種身,處處爲諸衆生説是經典。或現梵王身,或現帝釋身,或現自在天身,或現大自在天身,或現天大將軍身……或現居士身,或現宰官身,或現婆羅門身,或現比丘、比丘尼、優婆塞、優婆夷身……而説是經。'"另據卷二十七"妙莊嚴王本事品",妙莊嚴國王信外道婆羅門法,其夫人净德與二子净藏、净眼,共設種種方便,勸其歸佛,王乃付國于弟而出家。妙莊嚴國王即華德菩薩,王后即光照莊嚴相菩薩,二子即藥王菩薩、藥上菩薩。夫應爲現身,何又斥爲外道耶?著與不著耳。據其釋智淪虛,則二乘也。釋智,棄絶智慧。淪虛,淪于虛無。二乘,指聲聞乘和緣覺乘。凡屬修四諦法門而悟道的人,總稱爲聲聞乘。凡屬修十二因緣而悟道的人,總稱爲緣覺乘。出無佛世觀化,則獨覺也。獨覺,又名緣覺,或辟支佛,乃無佛之世靠自己覺悟而得解脱者。所宗虛無自然,則外道也。觀其救世之心,人天交歸,有無雙照,則菩薩也。以權論,正現婆羅門身而説法者。實判之,蓋精修入空定者乎!空定,觀察空相之禪定。當群雄吞噬,舉世顛瞑,處士横議,得孟氏起而大闢之。又得莊子崛起,糠粃塵世,解脱物累,高風興起,始不受軒冕桎梏。超世之量,濟世之功,均也。蓋用功由静定而入,文字從三昧而出。《大智度論》曰:"善心一處住不動,是名三昧。"又曰:"一切禪定,亦名定,亦名三昧。"又譯爲定、正受。後以一曲之見而窺其大,以濁亂之心而讀其書,茫然不知所歸趣,宜乎驚怖不入矣。具無礙辯,游戲廣大,真破執之前矛乎!無礙辯,又名無礙智,通達文字、了知衆理等。世人於彼尚不知,安能知佛法?”德清,俗姓蔡,號憨山,安徽全椒人。與袾宏、真可、智旭,并稱明末四大師。提倡禪、净雙修,三教一理。因修復禪宗祖庭,被尊爲曹溪中興祖師。著作由門人編爲《憨山老人夢游集》五十五卷。又曰:“十界者,四聖六凡也。四聖,聲聞、緣覺、菩薩、佛。六凡,地獄、餓鬼、畜生、修羅、人、天。五教者,小、始、終、頓、圓也。五教,指華嚴宗的教相判釋。小乘,又稱愚法聲聞教,但説人空,不説法空,是對不堪受大乘教的二乘根機所説的教法。大乘始教,是爲從小乘始入大乘者所説的教法,廣説法相,少説法性,是大乘之初,故名始教。大乘終教,少説法相,多説法性,盡大乘至極之説,故名爲終教。大乘頓教,是説大乘頓悟的教門者。一乘圓教,是圓滿最上的教法,明性海圓融,緣起無盡,極諸法之體性者。五乘者,人乘、天乘、聲聞乘、緣覺乘、菩薩乘也。乘,乘人使各到其果地之教法。人乘,乘五戒之行法而生於人間者。天乘,乘十善與世間禪定之行法而生於天上者。聲聞乘,乘生滅四諦之行法而到阿羅漢果者。緣覺乘,乘生滅十二因緣之行法而到辟支佛果者。菩薩乘,乘菩薩六度之行法而上於佛果者。佛則最上一乘矣。夫能聖能凡者,豈聖、凡所能哉?據實而觀,總持人道爲能,一切無非佛法。若人若法,統屬一心,若事若理,無障無礙,是名爲佛。故圓融不礙行布,行布不礙圓融。圓融,圓滿融通,事事無礙,無二無别,乃大乘修行之極境。行布,次第修行。句謂法界事事無礙不礙歷别行布,歷别行布不礙法界事事無礙,行布不礙圓融是因該果海,圓融不礙行布是果徹因源。因人愛欲而生,愛欲而死。由財、色、名、食、睡,起貪搆鬭,以致君不君、臣不臣、父不父、子不子,雖先王賞罰,不足以禁。適一己無厭之欲,結未來無量之苦。佛愍之曰:諸苦所因,貪欲爲本。若滅貪欲,無所依止。故與民同患,説離欲出苦之要道耳。吾人爲佛弟子,與論佛法,則籠侗顢頇;論教則曰枝葉;四諦則曰小乘;四禪八定則曰外道;六度則曰菩薩之行,非吾所敢爲也。四禪者,色界之四禪也,分初禪、二禪、三禪、四禪。八定者,色界之四禪與無色界之四空定。四空定即空無邊處定、識無邊處定,無所有處定、非想非非想處定。六度,即六波羅蜜。一曰佈施,二曰持戒,三曰忍辱,四曰精進,五曰禪定,六曰智慧也。乃六種出離苦海到安樂彼岸的法門。與言人道,則茫不知人倫之分,禮義之行,觸事面牆,幾如檮昧。嗟乎！吾人不知何物,而好高慕遠,動以口耳爲借資,豈知佛教出世,以離欲行爲第一乎? 以宗趣言,孔子毋意、毋必、毋固、毋我,據菩薩乘而説法,嚴於治身;老、莊深觀造化之原,精於忘我。但執世法者涉因緣,執老、莊者墮自然。華嚴地上,於塗灰、事火、臥棘、投針,靡不現身其中,與作師長。塗灰、事火、臥棘、投針,皆見《華嚴經》"賢首菩薩品"。吾意老、莊之大言,非佛法不足以證嚮之。若以唯心唯識觀之,皆影響也矣。"唯識,世間諸法皆爲心識之所變現。德清《觀老莊影響論》之"敘意"云:"是故余以唯心識觀而印决之,如摩尼圓照,五色相鮮,空谷傳聲,衆響斯應。苟唯心識而觀諸法,則彼自不出影響間也,故以名論。""論心法"云:"既唯心識觀,則一切形,心之影也。一切聲,心之響也。是則一切聖人,乃影之端者。一切言教,乃響之順者。由萬法唯心所現,故治世語言資生業等,皆順正法。以心外無法,故法法皆真。迷者執之而不妙,若悟自心,則法法無不妙。心法俱妙,唯聖者能之。"吾體曰:"初以世法無常,佛法有常,後以佛法無常,世法有常,六祖之言也。據《壇經》記載,僧志徹問六祖曰:"弟子常覽《涅槃經》,未曉常無常義,乞和尚慈悲,略爲解説。"祖曰:"無常者,即佛性也。有常者,即一切善惡諸法分别心也。"志徹曰:"和尚所説,大違經文。”師曰:“吾傳佛心印,安敢違於佛經?”曰:“經説佛性是常,和尚却言無常。善惡之法乃至菩提心,皆是無常,和尚却言是常。此即相違,令學人轉加疑惑。”祖曰:“汝知否?佛性若常,更説什麼善惡諸法,乃至窮劫,無有一人發菩提心者。故吾説無常,正是佛説真常之道也。又,一切諸法若無常者,即物物皆有自性,容受生死,而真常性有不遍之處。故吾説常者,正是佛説真無常義。”畢竟誰是影響耶?説影響者誰耶?以過去、未來消現在,則現在亦消矣。積一息成萬古,則一息歷然,而萬古之過去、未來,皆現在歷然也。理無斷滅,但有顯晦。如人晦不見物,而物原歷歷于晦中也。首楞嚴三字,譯曰一切事究竟堅固。《法華》舍權歸實,曰‘是法住法位,世間相常住’。真如妙理,必在一切諸法中住,故名法住。真如爲諸法安住之位,故名法位。又將如何會耶?故曰一不壞,二亦不壞。《莊子》曰:‘靈臺者,可持而不知其所持,而不可持者也。語出《庚桑楚》,焦竑《莊子翼》引洪慶善之説云:“此一章謂持心有道,苟爲不知其所以持之,則不復可持矣。”議之所止,極物而已。’句謂言議之範圍限于物,出自《則陽》:“言之所盡,知之所至,極物而已。覩道之人,不隨其所廢,不原其所起,此議之所止。”以心窮心,愈窮愈倏忽。迅不停幾,故謂如幻。而心所造之事物,反自森明。物中之則,事中之理,毫不亂也。譬如目視日則眩,以水映之,則日之五色可辨。以勾股測表影,則日輪大小高低皆准。人聲本具五音六律,而不自知也,聖人弦之而明,因以信吾心之本具矣。貫混闢而不變者,可以合參。”俞塞,字吾體,婺源人。客游金陵,師事張自烈。善醫,精易理。後更姓獨孤。方以智《獨孤子集序》云:“吾體自葛源師事芑山最久,愚者閉關高座時,過從問難,所謂緣生無性、事究堅固之宗,三五妙叶,徵之于《易》,未嘗不與吾體攻堅木,相説以解也。”

【眉批】支道林曰:“天地者,萬物之總名也。堯舜者,世事之名耳。看天地不當作天地,看堯舜不當作堯舜。”愚者曰:"你道此老,是放鶴? 是愛神駿?"《世説新語·言語》:"支公好鶴,住剡東岇山。有人遺其雙鶴,少時,翅長欲飛,支意惜之,乃鎩其翮。鶴軒翥不復能飛,乃反顧翅垂頭,視之如有懊喪意。林曰:'既有凌霄之姿,何肯爲人作耳目近玩?'養令翮成,置使飛去。"又曰:"支道林常養數匹馬。或言:'道人畜馬不韻。'支曰:'貧道重其神駿。'"

客問不至之旨于樂令廣,令直以麈尾柄确几曰:"至否?"客曰:"至。"令又舉麈尾曰:"若至者,那得去?"典出《世説新語·文學》。不至之旨,先秦辯士争論的話題之一。《公孫龍子·指物論》云:"物莫非指,而指非指。"《天下》篇載辯者二十一事,有曰"指不至,至不絶"。客問樂廣者,即《莊》書中"指不至"也。劉辰翁曰:"此禪在達磨前。"近人余嘉錫有近似之説:"樂令未聞學佛,又晉時禪學未興,然此與禪家機鋒,抑何神似。蓋老、佛同源,其頓悟固有相類者也。"

净因謂善義虎曰:"小乘教者,有義也。大乘始教者,空義也。終教者,不有不空也。頓教者,即有即空也。一乘圓教者,不有而有,不空而空也。如我一喝,非惟入五教,百藝百家,一動一静,悉皆能入,猶是建化門頭,未至寶所,須知有千聖不傳向上在。"净因,指北宋蹣庵繼成禪師,南嶽下十四世。善義虎,乃習《華嚴》者,屬賢首宗。義虎,義解之猛,譬如虎也。净因與善義虎之辯,《五燈會元》卷十二、《釋氏稽古略》卷四皆有載。建,建立,設法門也。化,教化,教人化惡爲善也。門頭,亦做門庭,師家接化學人之機法。《古尊宿語録》卷十五載雲門語曰:"你若根思遲迴,且向古人建化門頭東覷西覷,看是什麼道理。你欲得會麼? 都緣是你自家無量劫來妄想濃厚,一期聞人説著,便生疑心,問佛問法,問向上問向下,求覓解會,轉没交涉。"善問如何,曰:"汝且向下會取。"善問寶所,曰:"非汝境界。"善望慈悲,曰:"任從滄瀣變,終不爲君通。"且如憨山、鼓山、天界,判《莊》各别,有通者否?古今無變異,一喝爲君通。

石老曰:"一掌翻覆,亦兩頭忙。向上向下,葫蘆按水而已。千聖不傳,千聖不然。知者不問,疑則别參。"

或曰:"禪以多一句爲勝耶?"曰:"未到懸崖,從何撒手?不曾一歇,從何轉身?未折攝至羅紋結角,尚無入處,豈有破處?羅紋結角,猶言佈满四周角落。《正法眼藏》卷三載明招和尚偈曰:"師子教兒迷子訣,擬前跳躑早翻身。羅紋結角交鋒處,鶻眼臨時失却蹤。"法界尚膜,惡能説法界量滅之禪?捉擔柴漢問中書事,不如且去擔柴,猶救一半。"

"子以四教,文、行、忠、信。""子不語怪、力、亂、神。"以此例之,當云"子絶四,意、必、固、我"。而今多四"毋"字何也?毋者禁止之詞,四毋是大賢地位,老、莊巧言四毋者也,曾知孔子爲絶其四毋者乎?三一曰:"'江漢以濯之',四毋也。'秋陽以暴之',所以去濯也,絶四毋也。"《孟子·滕文公上》:"昔者孔子没,三年之外,門人治任將歸,入揖於子貢,相鄉而哭,皆失聲,然後歸。子貢反,築室於場,獨居三年,然後歸。他日,子夏、子張、子游以有若似聖人,欲以所事孔子事之,强曾子。曾子曰:'不可。江漢以濯之,秋陽以暴之,皜皜乎不可尚已。'"皜皜,趙岐注曰"甚白也"。

心易曰:"倫物有恒法,心法慎未發而節自中矣。消心善巧,以無化有,以有化無,以不落化有無,以事事化不落,應病予藥耳。若執影響,尚爲藥誤。"心易,曹參芳。見前注。

寶印對宋孝宗曰:“老、莊,是佛法中小乘聲聞以下人。蓋小乘,厭身如桎梏,棄智如雜毒,化火焚身,入無爲界,即莊子所謂‘形固可使爲槁木,心固可使爲死灰’。若大乘人則不然,度盡衆生,方證菩提,正伊尹所謂‘予天民之先覺者,予將以斯道覺斯民也’。一夫不被其澤,若己推而納諸溝中。”帝大悦。寶印,宋明州雪竇寺禪師。參見《釋氏稽古略》卷四。迂庵曰:“聲聞以下,莊子服否?憨山謂其精入空定,莊子服否?莊子曰:‘議之所止,極物而已。’中道成章,君臣道合,是豈聲聞比丘棄天倫者乎?中道成章,語出《在宥》:“人大喜邪毗于陽,大怒邪毗于陰。陰陽并毗,四時不至,寒暑之和不成,其反傷人之形乎!使人喜怒失位,居處無常,思慮不自得,中道不成章,於是乎天下始喬詰卓鷙,而後有盜跖、曾、史之行。”是豈入空定者視一切爲泡電者乎?泡電,幻象。《金剛般若波羅蜜經》卷一:“一切有爲法,如夢幻泡影,如露亦如電,應作如是觀。”莊子游世不僻,是戰國之遠害渙血者。渙,散也。血,借爲恤,去其憂患之謂也。語出《易·渙》:“上九,渙其血,去逖出,無咎。”《象》曰:“渙其血,遠害也。”語多遣放,欲醒賢智之過,歸于中和。而深憂日出多僞,則莊且豫救禪病矣。今之禪悟者,無非莊也,將以掃莊而自掃耶?宋末有智緣,以僧行醫,嘗曰:‘世法今成局方矣。局方,原指宋太醫局所定之藥方,後爲通用方劑之泛稱。莊子猶麻黄湯也。麻黄味苦辛,性温,能發越人體陽氣,所成之湯有發汗解表之作用,主治風寒。别傳,承氣湯也。别傳,禪宗。承氣,承制逆上之氣也,該湯以化熱瀉下爲主。所謂空藥醫世病,妙藥醫空病者,岐伯用毒藥,衰其半而止,調其飲食而已矣。’此《中庸》所以歎知味也。”《中庸》

云:"子曰:道之不行也,我知之矣,知者過之,愚者不及也。道之不明也,我知之矣,賢者過之,不肖者不及也。人莫不飲食也,鮮能知味也。"

虚舟曰:"凡一切學,先苦法不成,後苦法不化。人無妙悟,徒執死法,用安能善耶?不見輪扁曰:斫輪甘苦,父不能傳之子。"

鼓山《寱言》一則[①]

鼓山永覺老人曰:"老、莊祖昔之無,是未能超無也。厭今之有,是未能超有也。由是墮肢體,絶聖智,以修混沌之術,皆生滅法。生滅法,亦名有爲法。依因緣和合而有,爲生。依因緣分散而無,爲滅。有生有滅,是有爲法。雖曰無爲,非真無爲也。佛教以爲,不生不滅,乃無爲法。由中道正見而言,有爲法之生滅皆假生假滅,非實生實滅。止離人而入天,未可以離天而入聖。"鼓山元賢,字永覺,俗姓蔡,福建建陽人,明代曹洞宗禪師無明慧經弟子,著作由嗣法弟子道霈編爲《永覺和尚廣録》三十卷。或曰:"莊非墮于無也。"曰:"'未始有物者,至矣,盡矣,不可加矣。'語出《齊物論》。非局于無而何?且論性而必索之于未形未氣之先,則必失之于已形已氣之後,是偏認寂寞者爲性也。"寂寞,枯槁無知貌。或曰:"推極于先,性體始見耳。"曰:"悟性者,物即是性,何妨見于有物之後?雖有物,未始有物也。迷性者,性即成物,何能窮于無物之先?雖無物,是亦物也。智者即影以識鏡,識鏡則不論影之有無矣。

① 據《藥地炮莊》原目録補。

影因鏡生,就影可以識鏡。迷者執影以爲鏡,或聞影之非鏡也,則執無影以爲鏡,或聞無影之亦非鏡也,則更執無影之前以爲鏡。若是,可以得鏡乎?夫三界唯心,萬法唯識。三界中的一切皆由心所造,宇宙萬物皆自阿賴耶識變現。謂天地生于無極,謂一氣生于空界,遂執此空以爲萬化之根源、一真之實性。殊不知此空從前壞劫而成,是有生也,天地生後,遂失其空,是有滅也。壞劫,四劫之一,指三千大千世界破壞之時。夫此一氣,非生于空也,乃從無始劫來,生生不息,闔闢不窮者也。一切世間皆無有始,今生從前世之因緣而有,前世亦從前世而有,由此輾轉推究,其始不可得,故云無始。學人于此達其生生之本,則三界萬法,實非他物,今古可以一貫,有無可以不二矣。"或問:"《庚桑子》篇是禪,然乎?"曰:"宋儒之禪也。夫道超有無,離于四句,則虛無者非道也,乃其境也。四句,参見《楞伽經》卷三:"觀察智者,謂觀一切法,離四句不可得。四句者,謂一異、俱不俱、有非有、常無常等。我以諸法離此四句,是故説言一切法離。"彼欲習虛無以合于道,而虛無翻爲窠臼矣。道無有自,云何有然?隨緣而然,然而非自。則言自然者,非道也,乃其機也。彼欲習自然以合于道,而自然翻爲桎梏矣,此莊生所以爲外學也。道不以有心取,不以無心合,要在圓悟一心。悟此一心,則主宰在神機之先,不必言順其自然也。運用在有無之表,不必言返于虛無也。聰無不聞,而非駢于聰也。明無不照,而非枝于明也。智無不知,而非傷于鑿也。聖無不通,而非淫于藝也。豈局局然守其昏默,一以是終云乎哉?"野同《確辨》曰:"有體質之體,有主統僕之體,有無體之至體。設喻難于恰肖,彼錯認者不少矣。鏡以光明爲體,以照爲用。以用鏡言,則有鑄鏡、磨鏡、藏鏡之用。而照物之用,乃其事也。凡物之樞本曰極,對有則曰無極,故指其不落有無之所以然者曰太極。混闢一氣,而所以然之理,在其中焉。急口難明,何妨質論? 理因事物時位而顯,因心而知。其實心與理來,知則能用。心外無法,法外無心,此冒總也。聖人與民,明其善用而已。泯是本泯,證者自知。"方大鎮别號野同翁,其《確辨録》一書已佚。

天界《提正》托孤説①

蔓筆杖人曰:"莊周隱戰國,辭楚相,憤功利而别路救之,以神化移人心之天者也。世儒拘膠,不能知天立宗。諸治方術者,離跂尊知,多得一察,以自爲方,終身不反。《天下》:"天下大亂,賢聖不明,道德不一,天下多得一察焉以自好。譬如耳目鼻口,皆有所明,不能相通。猶百家衆技也,皆有所長,時有所用。雖然,不該不徧,一曲之士也。判天地之美,析萬物之理,察古人之全,寡能備於天地之美,稱神明之容。是故内聖外王之道,暗而不明,鬱而不發,天下之人各爲其所欲焉以自爲方。悲夫,百家往而不反,必不合矣。"乃慨然撫心曰:惡乎可? 又惡可使若人終不知道德性天之宗乎? 夫如是也,又何所藉之以自明吾之所存,自行吾之所主乎? 於是仍借羲皇、堯、舜、孔、顏,與老聃、許由、壺、列、楊、墨、惠施諸子,互相立論而神化之。其中有主有賓,有權有實。曹洞宗"四賓主"之説,實即體用之異名。主中賓,體中之用。賓中主,用中之體。賓中賓,用中之用,頭上安頭。主中主,體中之體,人法俱泯。適于一時之機變爲權,究竟不變者爲實。至于縱横殺活,隱顯正奇,放肆詭誕,嘻笑

① 據《藥地炮莊》原目録補。

怒駡,直指天真,曲示密意,其爲移出人心之天,豈可以常情臆見領略之耶?内七篇已豁然矣,究不外于慎獨、致中和,而與人物冥聲臭,歸大宗師于孔顔,歸應帝王于堯舜也。《中庸》:"莫見乎隱,莫顯乎微,故君子慎其獨也。喜怒哀樂之未發,謂之中。發而皆中節,謂之和。中也者,天下之大本也。和也者,天下之達道也。致中和,天地位焉,萬物育焉。""上天之載,無聲無臭,至矣。"世人不知,以爲詆毀聖人,孰知稱讚堯、舜、孔、顔,無有尚于莊生者乎?天下沉濁,不可莊語,爲此無端崖以移之,使天下疑怪以自得之,莊真有大不得已者。莊且自言矣,執淺者,拘迹者,宜其未達也。偷心未死,吾亦不願其襲達也。大道若辱,正言若反。六經,正告也。莊子,奇兵也。惟統奇正者,乃能知之,乃善用之。或謂《莊子》别行于六經之外,余謂《莊》實輔六經而後行。使天下無六經,則莊子不作此書,作六經矣。噫,吾於是獨惜莊子未見吾宗,又獨奇莊子絶似吾宗。"

《托孤説》曰:"死節易,立孤難。立孤者必先忘身避仇,使彼無隙肆害,乃能轉徙深渺,托可倚之家,易其名,變其狀,以扶植之成人,然後乃可復其宗而昌大其後。予讀《莊子》,乃深知爲儒宗别傳。夫既爲儒宗矣,何爲而欲别傳之乎?深痛戰國名相功利之習,竊道術以殺奪,仁義裂于楊墨,無爲墜于田彭,即有一二真儒,亦未深究性命之極,冥才識而復其初,遂使後世不復有窮神知化之事,而天下脊脊不能安性命之情,則所學皆滯迹耳。田彭,田駢、彭蒙。《易·繫辭下》:"窮神知化,德之盛也。"脊脊,混亂貌。此滴血之正脈,孤而不存,莊生于是有托孤之懼矣。莊生孤哉!二千年知者固少,賞音不絶,未有謂其爲孤,又孰能親正其爲真孤哉?予笑曰,'萬世之下,一遇大聖,知其解者,猶旦莫遇之’,誠危其孤而快其遇耳！豈惟莊生危之,孔子思托寄于狂狷,蓋不啻危之矣。《論語·子路》:“子曰:不得中行而與之,必也狂狷乎。狂者進取,狷者有所不爲也。”即顔子不夭,猶危其孤,况并顔子死矣。‘喪予’之慟,萬世猶當共悲痛而思其故。《論語·先進》:“顔淵死,子曰:噫！天喪予,天喪予!”雖尊聖不乏守道之賢,而殫其藴,抉其微,精義入神,符乎大道,合乎大方,恐難其人。精義入神,精研義理、入于神妙之境。予何敢與大聖？幸今已知其解,故快其遇而轉危其孤,願與萬世共認此嫡脈也。夫論《大易》之精微,天人之妙密,性命之中和,位育之自然,孰更有過于莊生者乎？予之表系,不得不亟推之,正懼儒者之心印太孤也。”表系,即系表,發其言外之意也。曰:“向以老、莊并稱,莊譏諸聖,獨于老無間言,稱爲吾師,非老聃之真嗣乎?”曰:“此托孤之神也。孔子嘗問禮于老聃,亦嘗屢稱曰‘吾聞諸老聃’,則孔、老通家也。莊子目空萬古,舍老不托,更欲托誰以自全此寓言乎?夫既謂之寓,則相似而非真也,豈可忘其真出處哉？使天下萬世無人知莊子爲堯孔真孤,而以嗣所托之老聃,亦復何愧？然此一副真骨血之爲大宗師、應帝王者,又何所歸焉?”或曰:“何不并老而歸儒乎?”曰:“老未曾言及堯、舜、文、武、周公、孔子,何必爲堯、孔之嗣？五千言渾雄簡樸,真無爲自然之宗,莊子取之。然闡揚内聖外王,曲盡天人一貫,其縱横抑揚,奇倔痛快,能以神化移人心之天,而歸于中和處,即老子亦有所未逮也。既已正其真孤矣,仍稱老、莊何礙乎？如儒、佛原不同教,而道本妙叶,亦可同稱。圓機之士,分合皆可。吾嘗曰:‘道若不同,則不相爲謀矣。是望人以道大同于天下,使天下之不同者,皆相謀于大同之道,必不使異端之終爲異端也。'即有謂予借莊子自托孤與自正孤,予又何辭?" 陳涉江曰:"一即一切,一切即一。法性顯于種種差别之相,是謂一即一切。諸法差别相乃屬同一法性所顯,是謂一切即一。二語乃表徵佛教法法相即相入之説。襲此冒語,今比比矣。誰能于一切中吹毛烹髓,叶五圓三,重破其破而切脈如神,使人潛者潛、躍者躍、啼者啼、笑者笑,有如杖人者哉?吹毛劍,犀利也。烹髓,深刻也。叶五,以五葉爲一家。圓三,合三教爲一貫。嘗憫膠法而踐迹者,不肯深參,終縛生死,孤負大《易》之潔静精微。《論語·先進》:"子張問善人之道。子曰:不踐迹,亦不入於室。"《禮記·經解》:"潔静精微,《易》教也。"出鄽而執總者,不悟差别,不肯遍參,孤負一實之法住法位。鄽,同"廛",喻差别事法。總,指事法總相。出鄽執總,謂執理廢事。畫少必迷橛株,傳訛必開僭竊。畫少,以少自畫。《論語·雍也》:"冉求曰:'非不説子之道,力不足也。'子曰:'力不足者,中道而廢,今女畫。'"橛株,出自《達生》:"吾處身也,若橛株拘;吾執臂也,若槁木之枝。"崔譔云:"厥株拘,斷樹也。"徒勞生死,舛馳鬬狠,無當于中和,亦可悲矣。幬覆代錯,雙還托孤,捨身于刀兵水火,求真性命人,傳真宗旨,爲萬世燒不自欺之火,有真不容已者。幬覆,遮蓋。代錯,變化。《中庸》:"仲尼祖述堯舜,憲章文武。上律天時,下襲水土。辟如天地之無不持載,無不覆幬。辟如四時之錯行,如日月之代明。萬物并育而不相害,道并行而不相悖。小德川流,大德敦化,此天地之所以爲大也。"雙還托孤,道盛曾立雙還社,主佛儒會通。三參四與,以未發之獨爲主,以戒懼爲幾,有不負貧、病、死之三大恩人者乎?方以智《冬灰録》卷首:"杖人嘗舉三參四與。何謂三參?曰立身當參、處世當參、造命當參。何謂四與?曰與天地立心、與生民立命、與千聖繼絶學、與萬世開太平。此即四弘願也。"《杖門隨集》卷上"三大恩人"條載道盛語:"極貧、多病、大苦,添上個死字,是鍛煉我身心的大爐鞴,千金難買,萬劫難逢。"五行尊火,無體傳神,前人所未發也,誰傳之乎?《天界覺浪盛禪師全録》卷十九“尊火爲宗論”云:“自古聖人莫不尊土爲中德,而予獨貴火德神化,爲天地之真宗。世人只知火能生土,殊不知火能生金、生水、生木。蓋金非火不能生成,水非火不能升降,木非火不能發榮。”“四行皆有體質,火無體而因物爲體者也。”《易》潛飛于二元二用,精一其習坎出險之心亨,而乘風雷以出,麗化文明,一針既正,滿盤任用,説《易》未有切要如此者,誰繼之乎?道盛《麗化説》曰:“圣宗之道,莫精微于大《易》。聖人未作《易》時,大《易》不傳之理,全在天地人物中。及聖人作《易》後,則天地人物生生不息之理,皆在大《易》中。予以先天後天表原始返終之故,而以乾坤爲樞紐,故有乾元用九、坤元用六,爲聖人幹天旋地之妙。若無此用,則八八卦、七七蓍皆無情之物,無以通變化行鬼神也。世人讀《易》、訓《易》,往往蹉過此二元二用,未嘗專提出也,又何處見聖人能致中和,參贊位育,二元爲大經大法,二用爲大功大能哉?”“苟不立師法,教之以居倫處世之方,導之以安身立命之義,則天地何自以爲天地?君臣何自以爲君臣乎?夫立君所以能成天下之經綸者,能用來復之初九,爲天地人物之本心,用此以習入坎出坎之險,如龍之潛於九淵,乘風雷以出,而爲天地之文明。所謂‘習坎,維心亨,行有尚’,心之不亨,行何有尚?太極真精,不入坎出坎,又何自而經綸天下?”孟、莊、屈同時,屈礪人之惟危,莊礪天之惟微,孟合天人危微而以一懼礪萬世,有不負此三礪,會宗而得無上者乎?道盛有《三子會宗論》,極言孟、莊、屈之一致。其言曰:“後孔子而生者有孟子,繼顔、曾、思三子而承孔氏之宗,其所著述亦皆直揭聖學王道之微,以光大五經之統也。此外有莊子之《南華》,屈子之《離騷》,其貌雖異,究其所得,皆能不失死生之正,以自尊其性命之常,曾無二致,豈不足與五經四子,互相發明其天人之歸趣,可爲儒宗别傳之密旨哉?”“惟盡乎人者,乃能盡乎天。惟盡乎天者,乃能盡乎人。惟潔净精微者,乃能天人不二。後世之人,孰有能精道心之微,如莊子者乎?孰有能一人心之危,如屈子者乎？又孰有能存天人幾希,如孟子者乎?”天地無古今,人心生治亂,不啻痛聲疾呼,有醒者乎？道盛有《天地無古今人心生治亂論》,其言曰:“天地無古今,人心生治亂。其機神妙,在能幹旋其中。所謂最神之機者,即吾人身心性命也。世人不知此機,而歸治亂於天運氣數,安知天運氣數皆生於吾人之自心哉?”杖人偶以壽昌、博山、東苑,示法眼之因緣,實是乘夙願力,得無師智者也。”壽昌,無明慧經。博山,無異元來。東苑,晦台元鏡。覺浪道盛皆師事之。法眼,菩薩之眼,遍觀諸法,能知能行。

【眉批】馬培原曰:“杖人無一不是創語活機,無一不是痛心刺骨。尤于君臣主賓,關聖學王道處,加意發明。使天下無此名教,則不成天下;古今無此宗旨,則不成古今矣。師詩云:‘吾人性所全,用舍有獨至。其存萬世謀,惟一知己地。’是何宗旨之妙密乎？孤哉,孤哉!”《平湖縣志》(光緒):“馬嘉植,字培原,號木山。崇禎甲戌進士,授南直武進知縣……陞吏科給事中,累上封書,一時憚之。尋督江西、福建餉,馬士英嫉其亢直,外補廣東道,即謝事歸,葺園于湖湄,曰東皋。後祝髮村居,自號鐵雪道人,苦節十數年卒。”

李夢白曰:“内聖外王,先佛後祖,殺活縱横,隨處妙叶,你道杖人真骨血,托在甚麼處?”李長庚,字夢白,湖北麻城人,萬曆二十三年進士,官冢宰,游于覺浪道盛之門。

毛燦尊素曰:“清净法身毗盧遮那,是爲十方法界之主中主矣。佛有三身,法身、報身、應身。毗盧遮那即法身佛之名,意爲“遍一切處”。如何毗盧尚有師,法身更有父？杖人作《盤今斧子吟》,所謂法身向上事乎！道盛之詩如下:“混沌之時有盤古,手執開天闢地斧。試問此人從何生？此個斧子得何所？

此人既異斧亦奇,不知此人今何爲?此斧秖應不可壞,我欲如今重用之。問我如今更何用,修合天地還無縫。彼既盤古我盤今,始終收放誰能共?天地既判如何合?人物既散如何收?有能得此真機用,可與盤今作聚頭。”拈起也,擲三教于波斯海外。放下也,集千聖于糞草堆頭。諸方竪拂拈鎚,到者里降眉斂手。向來銅頭鐵額,撞著渠吐氣翻身。青牛翁出紫氣關,空存玄牝;尼丘父掀木鐸口,活似蓮花。文殊致劫外之知,普賢格性空之物。善財離其法界,龍女喪其寶珠。奪軒轅皇帝之神符,坐釋迦觀音之命府。雖則爲法求人,磨礪有待,究竟盡諸公提刀入鞘,展拓愈難矣。”毛燦,字尊素,覺浪道盛弟子,法號大斧。愚者曰:“猶是囫圇吞個棗,磨斧直須切碎了。遇緣即宗混不得,打瞎頂門方可說。”

石谿《莊會》曰:“天道即性道,出世間法也。人道即君臣父子,世間法也。人道從天道生,故曰嗜欲深而天機淺。語出《大宗師》。天道常無,人道常有。三皇五帝相傳,不立文字,謂之道統,後王則尚霸矣。春秋時得孔子續之,以人道合天道,定六經禮樂爲萬世則。下世人心益變,即六經禮樂,亦虛爲塵腐矣。莊子于是呵佛罵祖,抑揚此道,良工苦心。世以學道以離過出苦,下世以學道爲欺世盜名之具矣。必得無師智之上根,乃能變通而不倦也。莊善繼老而變通者也,孔子善繼皇帝而變通者也,五宗繼佛祖而變通者也。善讀《莊》者,又當變而通之可矣。開口也大奇特,將丈六金身,作一莖草用,又貼著,又不貼著,是活句,不是死句,是圈子内意,却向圈子外説,衹要明得大本,心外無法,不怨不尤,各安生理。苟不會此,物作麼齊?但有是非人我而已。生作麼養?嗜欲戕生而已。人間作麼世?名利奔走而已。德符作麼充?榮耀軒冕而已。宗師作麼大?巧談雄尊而已。帝王作麼應?詭詐殘刻而已。如庸醫以草方得效,自命岐黄,殺人可勝計耶?曲録床兒孫滿天下矣,真道真法,不知安在?曲録床,僧家用的禪床,代指佛教。杖人拈出真孤,亦自道也。莊子偶得路便,如糞掃明珠,可惜無人爲渠擊碎。余曾有偈曰:一二二一杜分張,九鼠三蛇也自忙。祇者髑髏乾未得,莊周蝴蝶廢商量。"髑髏乾,指死盡分别心。《宏智禪師廣録》卷八"禪人發心丐席求頌"條:"萬指相從作正觀,出求卧席著蒲團。恬處斂雨野雲薄,湛若磨風秋水寒。卷去猶知鼻頭痛,坐來方信髑髏乾。蘆花明月阿誰事,人在江湖把釣竿。"

晦山曰:"郭象若見石谿潑墨點眼,却當下拜。參學者癡蠅撞窗,何如讀此一過,勝買百緉草鞋。"晦山,戒顯和尚。草鞋,僧人行脚所穿。

程青溪曰:"幾篇閒文字,愛殺多少人,謗殺多少人,都被此老謾過。識得石谿意、莊子意、西來意,去説道理無不可也。不則,走樣矣。"程正揆,字端伯,别號清溪道人,湖北孝感人,崇禎進士,官尚寶司卿。入清,授光禄寺丞,官至工部侍郎。著有《讀書偶然録》《青溪遺稿》等。正揆能書善畫,與髡殘并稱"二溪",傳世畫作有《江山卧游圖》。

幽源曰:"盡萬劫是一個樣,向何處走?正爲弄成禍胎,裝面高尻棒喝的樣子。只求一個走出者,我便禮拜。"幽源,本義爲地獄,似虚構之名。

黄林合録

黄林學者左鋭録

或問:《易》與莊、禪分合,可得聞乎?平公曰:萬古攝于一息,八紘攝于一毫,此燧之取火也。平公,方以智虛構之名,原型爲其祖父方大鎮。據《易餘小引》,該書是"偶聞何生、當士、平公之問答而録之"。當士原型爲王宣,何生原型爲吴應賓。八紘,八方之綱維也。《漢書·揚雄傳》:"日月之經不千里,則不能燭六合、耀八紘。"而一息之攝宙,一毫之攝宇,皆具《圖》《書》之秩序變化焉。人蔽于驕妒鄙吝之我,詎能親見?生後之習氣日熾,萬法之賾動繁然,自非畫前畫後,剥爛復反,安能神明會通耶?畫前,伏羲畫卦之前,邵雍所謂"須信畫前元有易"也。平心乃能精一,折攝乃能深參。折攝,折伏攝受。倘信不及,不妨以疑凝之。以疑凝之,蓋謂懷疑可以助發真實義也。見大成《讀炮莊題辭》注。李伯紀曰:"大《易》、《華嚴》,和盤一本。"李綱,字伯紀,北宋名相。其《梁溪集》卷一百一十三《雷陽與吴元中書》云:"《華嚴》以一塵含法界,《易》含容無盡,此固二書妙處不約而自合者。"又曰:"竊謂二書,聖人以之立教於中國,佛以之立教於西方,其揆一也。然《易》之教漸,窮理盡性以至於命;《華嚴》之教頓,直以白牛之車接上根者。故《易》之教潔静精微,由域中以趣方外;《華嚴》之教廣博妙嚴,由方外以該域中。此其不同者,而其歸一也。"當處歷然分别,當處寂然無分别也。寂歷即隱顯也,體用也。句謂《易》與《華嚴》其用雖别,其體則同。《楞伽》偈曰:"一切法不生,我説刹那義。初生即有滅,不爲愚者説。"此偈見求那跋陀羅譯《楞伽經》卷四。《老子》曰:"三生萬物,變化無窮。萬物皆作,吾以觀其復。"《莊子》曰:"萬物皆種也,以不同形相禪,始卒若環。"語出《寓言》。《禮運》曰:"禮本于大一,分而爲天地。播五行于四時。"是三層耶?一物耶?伏羲止畫方圓圖,不標太極也。方圓圖,《易》卦的兩種編排圖表,傳出于伏羲。宋代邵雍所畫《先天方圓圖》,八行八列居中爲方圖,六十四卦環繞一周爲圓圖。圓圖像天,方圖像地。圓圖包于方圖之外,象天包于地外、地處于天中。箕衍禹之皇極,孔子乃聳太極于兩儀上,又曰"一陰一陽之謂道,繼之者善,成之者性也",又曰"惟幾、惟深、惟神",莫將《中庸》"天命之性"作三句耶?衍,同"演"。皇極,大中至正之道。據《尚書·洪範》記載,武王訪箕子,箕子曰:"天乃錫禹洪範九疇,彝倫攸敘。初一曰五行,次二曰敬用五事,次三曰農用八政,次四曰協用五紀,次五曰建用皇極。"孔子聳太極于兩儀上,指《易·繫辭上》所謂"《易》有太極,是生兩儀。兩儀生四象,四象生八卦,八卦定吉凶,吉凶生大業"。"惟幾、惟深、惟神",亦出自《繫辭上》:"夫《易》,聖人之所以極深而研幾也。惟深也,故能通天下之志。惟幾也,故能成天下之務。惟神也,故不疾而速,不行而至。"《中庸》首標"三謂"足矣,又曰"可一言盡"何耶?《中庸》:"天命之謂性,率性之謂道,修道之謂教",是謂"三謂"。《中庸》又曰:"天地之道,可一言而盡也,其爲物不貳,則其生物不測。"或言三極,或以極與無極相奪相泯而太之,果有此圈,無此圈,曾參之乎?方氏易學以有極與無極相對,太極則超越于兩者之上。黄元公曰:"凡有定體,不能變爲諸體。《易》無體,故變變不窮。無體,無固定之形質,語出《易·繫辭上》。六十四卦變爲四千九十六,始卒若環,重重無盡,而一卦有一卦之義,一爻有一爻之義,不雜不亂,各循其方,與《華嚴》法界,符合至矣哉。"黄端伯,字元公,建昌新城人。崇禎元年進士及第,歷任寧波、杭州推官,後爲清兵所殺。端伯好佛，遍參天童、徑山和壽昌等。《明儒學案》卷五十七稱："明末士大夫之學道者，類入宗門，如黄端伯、蔡懋德、馬世奇、金聲、錢啓忠皆是也。"端伯著有《易疏》五卷，《明史》卷二百七十五有傳。

【眉批】嘘曰："大則荒冒，細則忽遺。荒冒，籠統。一毫中之秩序，鮮有信者。既不能死盡偷心，親見核仁之具全樹，又安能遇緣中節，享全樹之全仁哉？方以智《文章薪火》："夫核仁入土，而上芽生枝，下芽生根，其仁不可得矣。一樹之根株花葉，皆全仁也。"全樹全仁，喻體用、道器不二。一庵曰：'大《易》以對待流行而衍之，《華嚴》以圓融行布而衍之。一似叀綴率，一似桶子法。'泰州王棟號一庵，爲王艮從弟，著有《一庵遺集》二卷，《明儒學案》卷三十三有傳。對待流行，《周易》六十四卦的兩種排列順序。《序卦》以相因爲序，是爲流行。《雜卦》以相反爲序，是謂對待。叀綴率，古代天算之法。沈括《夢溪筆談》卷十八："審方面勢，覆量高深遠近，算家謂之叀術。叀文象形，如繩木所用墨斗也。求星辰之行，步氣朔消長，謂之綴術。謂不可以形察，但以算數綴之而已。北齊祖亘有《綴術》二卷。"《通雅》卷四十"叀術"條："叀術，即今之測量器也。祖暅之《綴術》、宋衛朴專明叀術。叀音胃，挂也。挂空取綫而算之，總曰綴術。今測量器作一方版，安兩耳紐，一隅繫綫，目穿兩耳紐，以直物杪，則綫必下垂，視其所直分數，以三率乘除之，其神捷者，并不須方版矣。三率者，異乘同除法也。"桶子法，指禪宗所謂脱桶底之覺悟方法。《繫傳》曰：'神無方，雜不越。'曹山曰：'類不齊，混不得。生滅無生滅，智者不待説。'類不齊、混不得，見《總論上》注。生滅，有爲法。無生滅，無爲法。若肯同參，看何時節！"

道攝善、性，性統善、道，善宰性、道。攝，含藏。統，統合。宰,宰制。非三非一,信得及否?且問《中庸》"一言盡",則首三句有遺旨耶?一言盡,指"天地之道,可一言而盡也,其爲物不貳,則其生物不測"。首三句,指"天命之謂性,率性之謂道,修道之謂教"。後云"自誠明謂之性,自明誠謂之教",第一句天命竟不提起矣,此處何不起疑?

《宗鏡》曰:"一外無多,多外無一。"《宗鏡録》卷十:"一多相由成立。如一全是多,方名爲一;又多全是一,方名爲多。多外無別一,明知是多中一;一外無別多,明知是一中多。"古德曰:"多處添些子,少處減些子。"《白雲守端禪師廣録》卷一:"上堂云:未透者,且教伊識。已透者,須共伊行。盡大地是沙門一隻眼,教阿誰識?實際理地不受一塵,向什麼處行?所以道:他人住處我不住,他人行處我不行。不是爲人難共聚,大都緇素要分明。少處減些子,多處添些子。爲什麼少處更減,多處更添?神仙秘訣,父子不傳。"此又一別調耶?

黄林曰:"雨日雷風收百穀,琴簫柷敔享元聲。"柷敔,樂器名。奏樂開始時擊柷,終止時敲敔。元聲,古以黄鐘定十二律,故稱元聲。

或曰:佛于人倫政事何略耶?曰:天竺外明,爲治世、資生、象數、聲明之學;内明,則身心性命之理也。外明,與"内明"相對,蓋指五明中其他四明如聲明、因明、醫方明、工巧明。内明,專明佛所説五乘之妙理。憫人世貪欲爲生死,故説離欲出苦之藥。《法華》曰:"是法住法位,世間相常住。"原不壞倫倫物物也。内外本合,有時分言,以專而後通耳。如莊子者,亦以《中庸》有物有則之事,人所熟稱,而無聲無臭之神,人所未窮,蓋偏言内明者也。

有物有則,語出《詩·大雅·烝民》:"天生烝民,有物有則。民之秉彝,好是懿德。"無聲無臭,語出《詩·大雅·文王》:"上天之載,無聲無臭。儀刑文王,萬邦作孚。"若執名字不能會通,則伏羲於倫物理事,亦太略矣,文、周、孔子不破天荒耶?周子、邵子不破天荒耶?異域尚鬼,十仙之上,乃有八定,佛於此彈偏而褒大乘焉。十仙,外道之大德,即闍那首那梵志、婆私吒梵志、先尼梵志、迦葉梵志、富那梵志、清净浮梵志、犢子梵志、納衣梵志、弘廣梵志、須婆陀梵志。此十仙因與佛論議,後證得阿羅漢果。八定,指色界的四禪定和無色界的四空定。四禪定是初禪定、二禪定、三禪定、四禪定。四空定是空無邊處定、識無邊處定、無所有處定、非想非非想處定。雖分五教、五乘、十界,而實則一心總持,人道爲能也。華嚴宗判教,分小、始、終、頓、圓,是謂五教。聖人各因其地、因其時,舉而表之,皆本具者。孔子遇迦文,必移猶龍之歎。《史記·老子韓非列傳》:"孔子去,謂弟子曰:鳥,吾知其能飛;魚,吾知其能游;獸,吾知其能走。走者可以爲網,游者可以爲綸,飛者可以爲矰。至於龍,吾不能知,其乘風雲而上天。吾今日見老子,其猶龍邪?"迦文入中土,必通周、孔之書。但因才因俗,各極其致;時位所宜,各通其變。既悟遇緣即宗之大乘,何礙二乘之清涼藥耶?二乘,聲聞、緣覺。既悟一多相貫之心學,何礙治事之米鹽簿耶?莊子之旨,堯、許同一藐姑。《炮莊》卷一:"戰國功利,熾如油膏,何來漆園,乃有閒夫,冷眼傷心,偏製藥丸,没奈何畫一帝堯,畫一許由,又畫一藐姑射。有賞鑒家,知此畫下筆之先者否?不畫許由,安能寫帝堯之骨,以拍世人之背?不畫藐姑射,安能寫堯、許之眼,以招高士之魂?"然堯既治世,許亦不妨挂瓢。傳説許由常以手捧水而飲,人遺之一瓢。許由飲畢,掛瓢樹上,風吹瓢動,歷歷有聲,由以爲煩,遂扔之。苟毋自欺,隨分皆至足也。佛法不限定爲乞士,而專門所以煉藥也。《東西均·全偏》:“凡學非專門不精,而專必偏。然不偏即不專,惟全乃能偏。”羅什答遠公曰:“五備者,福也、戒也、博聞也、辯才也、深智也。仁者備之,善弘其事。”遠公引《莊子》連類曉客難實相之惑,故安公令慧遠不廢外書。連類,同類,即所謂格義也。安公,道安。遠公曰:“如來與周、孔,發致雖殊,所歸一也。不兼應者,物不能兼受也。”引語摘自慧遠《沙門不敬王者論·體極不兼應》。《莊》至于晉,流爲豁達。佛乘既入,兩家互取。《世説》曰:“沙門束于教,不得爲高士。”此王與支之激難也。王,王坦之。支,支遁。《世説新語·輕詆》:“王北中郎不爲林公所知,乃著論《沙門不得爲高士論》,大略云:高士必在于縱心調暢,沙門雖云俗外,反更束于教,非情性自得之謂也。”永嘉曰:“豁達空,撥因果,莽莽蕩蕩招殃禍。”語出玄覺《永嘉證道歌》。玄覺,字明道,俗姓戴,温州永嘉人。少年出家,學天臺止觀法。後往曹溪參慧能,一答即悟,是謂“一宿覺”。豁達空,意爲一切皆空,連因果亦被撥棄。非正對此症耶?一庵曰:“謂之高士,謂之至人,謂之大人,有别無别耶?夫佛在菩薩中,捨身明法,以轉風力者,是束于教不束于教耶?草孝其根,肢忠于首,是束于教不束于教耶?”商英曰:“生死幽明鬼神,《易》言之矣。莊子發揮朝聞夕可,取痛快耳。佛始盡死生之變,而明其不生不死之神。”張商英,字天覺,號無盡,北宋宰相。朝聞夕可,即孔子所謂“朝聞道,夕死可矣”。大慧與張太尉曰:“佛不壞世間相而談實相。《寶藏論》曰:‘上則有君,下則有臣。父子親其居,尊卑異其位。’又何嘗只談空寂?如俗謂老子説長生,正如硬差排佛談空寂之法無異。戀着皮袋,聞人説空,便生怕怖。愚謂三教雖異,而道歸一致,此萬古不易之義。然雖如是,無智人前莫説,打你頭破額裂。”大慧,宋僧宗杲。張太尉,張益之。《寶藏論》,僧肇著。引文見《大慧普覺禪師語録》卷二十二。蓮池嘗言佛道人倫兼盡,其《答王忠銘》曰:"喜怒哀樂之未發,静時中也。發而皆中節,動時中也。故曰隨時中也。使有定體,終無發時,則偏於枯寂,云何名中? 中也者,非動非静,常動常静,不可思議之極致也。首云'天命之謂性',未發故屬天,不屬人。其曰性者,中也,不妨隨時發爲率性之道、修道之教。末云'上天之載,無聲無臭,至矣',至者中也,而不妨隨時發爲三德、五道、九經。三德,仁、智、勇。五道,君臣、父子、夫婦、昆弟、朋友。九經,修身、尊賢、親親、敬大臣、體群臣、子庶民、來百工、柔遠人、懷諸侯。此中三教至理,無不貫徹。今欲即儒即釋,即俗即真,只須向這裏具一隻眼。"其《答張心虞》曰:"《楞嚴》非老、莊所可并論,濂、洛所未及道,非《艮》卦所盡也。"《二程遺書》卷六:"看一部《華嚴經》,不如看一《艮》卦。"又曰:"經世,《大學》足矣。言太高深,則諸法不成安立。出世自應窮高極深,乃能解脱。圓機之士,分合皆可。否則執分固非,强合更病。"蓮池《竹窗二筆》"儒佛配合"條:"儒佛二教聖人,其設化各有所主,固不必歧而二之,亦不必强而合之。何也? 儒主治世,佛主出世。治世,則自應如《大學》格致誠正、修齊治平足矣,而過於高深,則綱常倫理不成安立。出世,則自應窮高極深,方成解脱,而於家國天下不無稍疏。蓋理勢自然,無足怪者。若定謂儒即是佛,則六經、《論》、《孟》諸典璨然備具,何俟釋迦降誕,達磨西來。定謂佛即是儒,則何不以《楞嚴》《法華》理天下,而必假羲農堯舜創制於其上,孔孟諸賢明道於其下。故二之合之,其病均也。雖然,圓機之士,二之亦得,合之亦得,兩無病焉,又不可不知也。"抱一語曰:"莊子由外天下、外物、外生,而朝徹、見獨、無古今,乃入於不死不生,何故如許階級費力耶? 疑始無始,推倒三層未始有,則曰'善吾生,所以善吾死'。三層未始有,即《齊物論》"有始也者,有未始有始也者,有未始有夫未始有始也者。有有也者,有無也者,有未始有無也者,有未始有夫未始有無也者"。尼山答子路,只曰'未知生,焉知死',不更直截耶?凡言生死者二也,不生不死者一也。然不生不死之一,即在生生死死之二中。止爲因循汩没,直須層層剥爛,親過莊子疑始無始之關。"《知言鑒》曰:"君子了生死以盡人道,不荒人道以超生死。"涉江曰:"生死,疑城也。阿彌陀佛國土之邊地,有一七寶莊嚴宫殿。若于疑心中念阿彌陀佛者,胎生于此宫殿中,五百歲間不得聞三寶之名。因爲疑惑人所住,故曰疑城。疑至不疑,則微危精一過關而知命造命矣。故常隨生死無生死,而即以生死煉天下之生死,豈徒坐無事窟耶?"

【眉批】兩間行布森森,教必正名立字。所以然處,本自忘言。只如《河》《洛》卦策,無語言文字,而萬物萬理在其中。士夫尚信不及,何况于一芥一塵,舉出秩序變化耶?何况單提畫前一句?《文公易説》卷二:"伏羲畫卦只就陰陽以下,孔子又就陰陽上發出太極。康節又道'須信畫前元有易',濂溪《太極圖》又有許多詳備。"何况踏倒畫前一句耶?自非舍却名字,大死一回,徹此良難。或問:"徹後如何?"曰:"東南西北。"《古尊宿語録》卷三十八《襄州洞山第二代初禪師語録》:"問:彎彎似月,廓落三星,西土即無,此間事如何?師云:東南西北。"

無咎曰:"世教期成人,仙定欲成神。若悟惟心,豈有神人齟齬之見哉?"笑峰曰:"雪山苦行,豈非精進?釋迦牟尼在過去世修菩薩道時,曾於雪山苦行。《涅槃經·圣行品》云:

“我于爾時住於雪山,其山清净,流泉浴池,樹林藥木,充滿其地……我于爾時獨處其中,唯食諸果。食已,係心思惟坐禪,經無量歲。”若不知非便舍,只成得個妄想執着。可見不肯自欺,尤爲精進正眼也。或展兩手,或垂一足,會麼?二者皆禪師接人之法。莫被風吹別調中。”笑峰大然,覺浪道盛弟子,俗名倪嘉慶,方孔炤同年。曾受師命,住持青原山净居寺。

五種中道,花葉歷然。不偏空有,圓融無礙,是謂中道。據《宗鏡録》卷八,五種中道分别是:有非有無二(俗諦中道)、空非空無二(真諦中道)、非空與有無二(存泯無礙中道)、空與非有無二(存泯無礙中道)、幻有與真空無二(二諦俱融中道)。今既茫茫,反以悟爲了事,將謂安一鼻孔而脱去爲快耶?將謂遮得世眼便爲名家耶?若言五備,癡子癡子!對應于“羅什答遠公”云云。

端叔言坡詞應東而西,因其錯而終之,頗見宗門相似。李之儀,字端叔,北宋詞人。元豐中舉進士,曾入東坡幕府。著作有《姑溪居士前後集》數十卷。其《莊居阻雨鄰人以紙求書因而信筆》一文嘗云:“東坡不善飲奕,一小杯則竟醉。睡或鼾,亦未嘗放筆。既覺,讀其所屬詞,有應東而西者,必曰錯也,但更易數字,因其西而終之,初不辨其當如是也。”荒遣造迷,冷覷笑倒,激難豈有了日耶?荒遣,荒唐遣放,語出《天下》。造迷,語出《關尹子·一宇》:“聖智造迷,鬼神不識。惟不可爲、不可致、不可測、不可分,故曰天、曰命、曰神、曰玄、曰道。”西院召從漪,漪舉首,院曰:“錯。”漪進步,院曰:“錯。”漪近前,院曰:“是上座錯,西院錯。”曰:“從漪錯。”院曰:“錯錯。”西院,汝州西院思明禪師。典出《五燈會元》卷十一。杖曰:“錯,趙州石橋是略彴。略彴,簡陋獨木橋。錯,右軍鵝非支遁鶴。《晉書》卷八十:“羲之性愛鵝。會稽有孤居姥,養一鵝,善鳴,求市未得。遂攜親友,命駕就觀。姥聞羲之將至,烹以待之,羲之嘆惜彌日。又山陰有一道士,養好鵝,羲之往觀焉,意甚悦,固求市之。道士云:‘爲寫《道德經》,當舉群相贈耳。’羲之欣然寫畢,籠鵝而歸,甚以爲樂。”支遁鶴,見前注。若問上座何似西院錯,但道春至花開,秋來葉落。”

李端願問金山觀曰:“死後心歸何所?”觀曰:“未知生,焉知死?”李曰:“生則某已知之。”觀曰:“生從何來?”李罔措。觀揕其胸曰:“更擬思量甚麼?”揕,擊。李曰:“會也。”曰:“如何會?”曰:“只知貪程,不覺蹉過。”笑曰:“既會了,還有世出世否?”李端願,字公謹,北宋皇戚。仁宗時,曾任恩州團練使等職。神宗朝,以太子少保致仕。金山觀,即金山達觀禪師,名曇穎,俗姓丘,錢塘人。《武林梵志》卷八云:“李端願兒時在館舍,常閱禪書。長雖婚宦,然篤志祖道。遂於後圃,築室類蘭若,邀達觀曇穎禪師處之。”

儒禮既嫌偏袒,不許混同攙行。禪用小乘飯盂,正以迴别顯勝。晁文元曰:“説禪之家,名爲起諍。”晁文元,字明遠,北宋太平興國五年進士,曾官翰林學士等,卒謚文元,《宋史》卷三百零五有傳。語出氏著《法藏碎金録》卷七。公武曰:“止有一悟,又復何言?”浮山曰:“不妨五藏相生尅,飲食終須大小溲。”

袁中郎謂蓮池一無所悟。愚曰:“曾知一無所悟之大悟乎?”藏一曰:“蓮池開無上眼,而行聲聞行,却能忍俊及此,是狠人也。”愚曰:“蓮池正是忍俊不禁。”白笴曰:“初憤世法之弊,求道太高。後憤狂禪之弊,而藏道于愚。亦是將錯就錯耳。”曹白笴,方學漸弟子。愚曰:“曾知將錯就錯以救錯之苦心大願乎? 哀哀!”

涔堂曰:“小學大學,安藝樂業。循序强立,乃能行藏息游。行藏,“用之則行,舍之則藏”的省稱。佛令持戒聽教,然後參禪究竟之。無聞無慧,是曰人牛。空腹高心,溈山所悼。《溈山警策》“不修學過”條:“及至年高臘長,空腹高心,不肯親附良朋,惟知倨傲。”但舉本來,直下便了。若言保任,須盡今時。《莊子》曰:‘語道而非其序者,安知道?’又曰:‘極物而止。’物序森森,自然差別,不見道涅槃心易曉,差別智難窮。《宗鏡》曰:‘今人偏愛遮非之詞,全昧差別之智。’觸途成滯,極不自在。硬作主張,早是煩惱。粥飯氣力,何不一消?”

虛舟子曰:“柱、漆無所不包,而意偏重于忘世。曇宗無所不攝,而言偏重于出世。聖道統天御天,百物不廢,而語不離于經世。儒言公受用,多陳體用兼備之日用。二氏言自受用,嘗指無體無用之至體。或以夜通晝夜,或以晝通晝夜,此其概也。言恬淡自然者,不廢因應。因應,因機應化。言清净無爲者,應無所住而生其心。心不執于一處,《金剛經》云:“是故須菩提,諸菩薩摩訶薩應如是生清净心,不應住色生心,不應住聲、香、味、觸、法生心,應無所住而生其心。”歸實于治世資生一乘不悖。通人一心會之,何不可化合時中者乎? 特彼自相推倒,疑憤煉人自得,層層翻剥,而後消其翻剥。東流神道設教,借小乘之飯碗,安得不護?《彖傳》曰:“觀天之神道,而四時不忒,聖人以神道設教,而天下服矣。”世士何能識之? 上根者少,任其分門攻玉可耳。”蘇子由筠州注《老子》,語道全云:"中者佛性之異名,和者六度萬行之總也。致中和,而天地萬物生於其間,非佛法歟?然君臣父子之間,非禮法則亂。知禮法而不知道,則俗儒也。居山木食,而心存至道,雖爲人天師可也,而以之治世則亂。古之聖人中心行道,而不毀法而後可耳。"蘇轍字子由,其《老子解》後跋云:"予年四十有二,謫居筠州。筠雖小州而多古禪,四方游僧聚焉。有道全者,住黄蘗山,南公之孫也,行高而心通,喜從予游。"全作禮曰:"此至論也。"而蘇子由《古史》云:"子夏教人始于洒掃應對進退,而不急于道。《論語·子張》:"子游曰:'子夏之門人小子,當灑掃應對進退,則可矣。抑末也,本之則無如之何。'子夏聞之,曰:'噫,言游過矣!君子之道,孰先傳焉?孰後倦焉?譬諸草木,區以别矣。君子之道,焉可誣也?有始有卒者,其惟聖人乎!'"使其來者自盡于學,日引月長,而道自至。譬農夫之殖草木,别爲之區,溉種而時耨之。風雨既至,小大甘苦,莫不咸得其性,而農無所用巧也。異哉今世之教者,聞道不明,而急于夸世,非性命道德不出于口,雖禮樂政刑有所不屑矣,而況洒掃等事乎?教者未必知,而學者未必信,務爲大言以相欺。天下之僞,自是而起,此子夏之所謂誣也。"東坡云:"問蜜曰甜,問甜曰不知也。無舌人聞之,愈不知也,而聽此以言蜜。後之言者,相承以爲實然,而實皆不知以相欺也。往往匿形以備變,設械以待敵,有急則推墮滉洋不可知之中,如是而已矣。張魯以符水教病人,曰飲此則愈,不得言不愈。若言不愈,則終身病矣。"引文出自蘇軾《跋赤溪山主頌》,有改寫。無舌人,參見《五燈會元》卷六"澧州洛浦山元安禪師":"見夾山不禮拜,乃當面叉手而立。山曰:'雞栖鳳巢,非其同類。出去。'師曰:'自遠趨風,請師一接。'山曰:"目前無闍黎,此間無老僧。"師便喝,山曰:'住!住!且莫草草匆匆。雲月是同,溪山各異。截斷天下人舌頭即不無,者黎争教無舌人解語?'師佇思,山便打,因兹服膺。"其敘《楞伽》曰:"若出新意而棄舊學,以爲無用,非愚無知,則狂而已。近歲學者務從簡便,得一句一偈,自謂了證,至使婦人孺子争談禪悦,高者爲名,卑者爲利,餘波末流,無所不至,而佛法微矣。辟如俚俗醫師,不由經論,直授方藥。以之療病,非不或中,至于遇病輒應,懸斷生死,則與知經學古者不可同日語矣。世見其一日之功,或捷于古人,因謂《難經》不學而可,豈不誤哉!"東坡此文全名爲《書楞伽經後一首》,收于《蘇文忠公全集》卷四十。李端叔曰:"是非邪正,亦可移于好惡。至黑白曲直,不得而移也。乃有以曲爲直,以白爲黑者,蓋不得而詰。非詰之難,知所詰爲難。"語出李之儀《跋元章與術人劉思道帖》。虚舟子歎曰:"不惑者幾人哉?惟以《易》爲鏡,以《莊》接機,則方内方外可通,而亦各安其分矣。"

【眉批】《楞嚴》超越世出世,得二殊勝,何不曰得一殊勝?《楞嚴經》卷六:"十方圓明獲二殊勝:一者上合十方諸佛本妙覺心,與佛如來同一慈力。二者下合十方一切六道衆生,與諸衆生同一悲仰。"殊勝,極言菩薩體證圓通、上下合同也。《大集經》曰:"一切法皆佛法。若言我異佛異,即魔弟子。"《大集經》,全名爲《大方等大集經》。"大方等"乃大乘經之通名。佛在欲色二界廣集十方佛菩薩,説大乘之法,故謂"大集經"。引語見卷十三《不可説菩薩品》。又曰:"須善自宗他宗。"揀邪辨異,不與無别相違耶?知所詰否?何期自性本自清静,雞卵中間懸骨印。宗寶編《壇經》"行由"章云:"祖以袈裟遮圍,不令人見,爲説《金剛經》。至'應無所住而生其心',惠能言下大悟,一切萬法,不離自性。遂啓祖言:‘何期自性本自清净,何期自性本不生滅,何期自性本自具足,何期自性本無動摇,何期自性能生萬法。’”何期自性本自中和,樵夫下嶺風唱歌。别區溉種風雨好,農夫無所用其巧。道全作禮,亦是洒掃。

謝康樂曰:“道與俗反,因權以通。權雖是假,旨在非假。智雖是真,能爲非真。非真不傷真,本在于濟物。非假不遂假,濟物則反本矣。”謝靈運,上虞人,謝玄之孫。少好學,博覽群籍,文章稱江左第一。仕宋爲永嘉太守,襲封康樂公,故世稱謝康樂。語出氏著《辨宗論》,全文載《廣弘明集》卷十八。《日袽》曰:“病目而燥,藥多不效。神醫診之,警曰:‘左足上當生疽,疽發必危。’其人惶懼,醫曰:‘静坐,盂水置左足而視之,如此可救矣。’其人從之而目愈,醫曰:‘足何嘗有疽哉?’嬰兒蹎啼,父責之不止,母捶地曰:‘何以蹎吾兒?’兒泣乃輟。宋文摯怒以登床而齊王痊,告敖敘澤鬼而桓公霸,何謂非權奇耶?《吕氏春秋·至忠》:“齊王疾痏,使人之宋迎文摯。文摯至,視王之疾,謂太子曰:‘王之疾必可已也。雖然,王之疾已,則必殺摯也。’太子曰:‘何故?’文摯對曰:‘非怒王則疾不可治,怒王則摯必死。’太子頓首强請……摯曰:‘諾。請以死爲王。’與太子期,而將往不當者三,齊王固已怒矣。文摯至,不解履登床,履王衣,問王之疾。王怒,而不與言。文摯因出辭以重怒王,王叱而起,疾乃遂已。王大怒不悦,將生烹文摯。太子與王后急争之而不能得,果以鼎生烹文摯。”《達生》:“桓公田於澤,管仲御,見鬼焉。公撫管仲之手曰:‘仲父何見?’對曰:‘臣無所見。’公反,誒詒爲病,數日不出。齊士有皇子告敖者曰:‘公則自傷,鬼惡能傷公!夫忿滀之氣,散而不反,則爲不足;上而不下,則使人善怒;下而不上,則使人善忘;不上不下,中身當心,則爲病。’桓公曰:‘然則有鬼乎?’曰:‘有。沈有履,灶有髻。户内之煩壤,雷霆處之;東北方之下者,倍阿鮭蠪躍之;西北方之下者,則泆陽處之。水有罔象,丘有峷,山有夔,野有彷徨,澤有委蛇。’公曰:‘請問委蛇之狀何如?’皇子曰:‘委蛇,其大如轂,其長如轅,紫衣而朱冠。其爲物也,惡聞雷車之聲,則捧其首而立。見之者殆乎霸。’桓公囅然而笑曰:‘此寡人之所見者也。’於是正衣冠與之坐,不終日而不知病之去也。”然正權、奇權宜别,惟發正願者用之。看破蓖麻舞神像,莫將螳臂殉空輪。”《日袖》,全稱爲《浮山日袖》,方以智著。

《楞嚴》曰:“即俗是真,非即非離。”而又曰:“是即非即。”又曰:“離一切相,即一切法。”曾悟其中道耶?又曰:“以先習迷心而自作息,大妄語成。”《楞嚴經》卷十。則今之未證謂證,作鬬勝會以名家者,何以救之耶?生處熟,熟處生,化習銷心,不妨别路。古德云:“明體則暗用,明用則暗體。雙明則雙暗,互泯而互存。”過此關否?正好煎茶洗碗。對應于“其敘《楞嚴》”云云。

黄元公曰:“有足無眼,有眼無足,皆偏病也。”既曰脱體無依,又曰依法而住;既曰歸無所得,又曰止一事實,曾透此耶?《禮》爲之明,《易》爲之幽,盡大地一切處,皆是三拜依位而立,更復何用安排?依位而立,參見《景德傳燈録》卷三:“最後慧可禮拜後依位而立,師曰:‘汝得吾髓。’”

石塘子曰:“經世詳于事物,即用以爲泯心之薪火。出世巧于消心,故嘗設此繫解之項鈴。聖人何嘗不爲我?但以公受用爲自受用;何嘗不兼愛?但即差等爲平等。”《物理小識·總論》附方中通注云:"石塘子者,萊州司理白安石先生,諱瑜,得阮堅之先生之學,世居石塘,老父少從學者也。"《寧澹語》曰:"大人以天下萬世爲心,故無其身。大人以天下萬世爲身,故無其心。公則無私,私亦是公。'利貞者,性情也。'語出《乾·文言》。節情率性,則絜矩即是平歸。《大學》:"所惡於上,毋以使下。所惡於下,毋以事上。所惡於前,毋以先後。所惡於後,毋以從前。所惡於右,毋以交於左。所惡於左,毋以交於右。此之謂絜矩之道。"適情養性,則好學即是和順。'損益盈虚,與時偕行',神明茂者性其情矣。"《寧澹語》,方大鎮著,收于方昌翰編《桐城方氏七代遺書》。"損益盈虚,與時偕行",《損》卦彖辭。神明茂者指圣人,王弼曰:"圣人茂于人者神明也,同于人者五情也。"紫柏曰"以四大觀身",有身用而無身相,所謂無身有事之雙超也;"以前境觀心",有心用而無我執,所謂因物付物之本空也。法外無心,即是心外無法。而法位之秩序,物則之差别,其可茫然混用乎?心本無體,神自無方,何更空勞穿鑿乎?銷礦成金,必資知識。比量盡時,乃享現量。安得絶蘇發願,與定綱宗?此段文字又見于《青原愚者智禪師語録》卷三《示中千賢監院》:"紫柏曰'以四大觀身',而無身相,所謂無身有事之雙超也;'以前境觀心',有心用而無我執,所謂因物付物之本空也。法外無心,即是心外無法。而法中之秩序,物則之差别,其可茫然混用乎?心本無體,神自無方,何更空勞穿鑿乎?銷礦成金,必資知識。此事盡時,乃享現量。安得絶蘇發願,與定綱宗?"比量乃比度而知,亦即推理之知,如見遠處有煙,就知彼處必有火。現量則不用意識思索,就能直覺其存在,也就是直接之知,如人手碰到火,立刻就知其存在。吴亞侯曰:"仙定,出世之死法也。莊、禪,出世之圓機也。"吴道約,字亞侯,桐城人,著有《大易山房稿》。長沙岑曰:"佛是三聖之體,三聖是佛之用。"長沙岑,名景岑,居無定所,人呼爲長沙和尚。《五燈會元》卷四載其法語:“曰:如何是佛?師曰:衆生色身是。曰:河沙諸佛體皆同,何故有種種名字?師曰:從眼根返源名文殊,耳根返源名觀音,從心返源名普賢。文殊是佛妙觀察智,觀音是佛無緣大慈,普賢是佛無爲妙行。三聖是佛之妙用,佛是三聖之真體。用則有河沙假名,體則總名一薄伽梵。”固已明矣。離一切而見體,即一切而得用也。别傳權立頓宗,奪下情見,究歸圓常,由中道行。止爲捩馬難調,加諸毒苦,方乃降服,故專門設方便耳。《維摩詰所説經》卷三:“以難化之人心如猨猴,故以若干種法制御其心,乃可調伏。譬如象馬,憴悷不調,加諸楚毒,乃至徹骨,然後調伏。如是剛强難化衆生,故以一切苦切之言,乃可入律。”有知莊自破莊、禪自破禪者乎?人知莊爲佛之破執前矛,曾知莊爲雲門棒佛之先幾乎?雲門棒佛,參見《雲門匡真禪師廣録》卷中“室中要語”:舉世尊初生下,一手指天,一手指地,周行七步,目顧四方云“天上天下,唯我獨尊”。師云:“我當時若見,一棒打殺,與狗子吃却,貴圖天下太平。”

【眉批】《莊子》曰:“匿爲物而愚不識,重爲任而罪不敢。民智力竭,以僞繼之。《則陽》原文如下:“匿爲物而愚不識,大爲難而罪不敢,重爲任而罰不勝,遠其塗而誅不至。民知力竭,則以僞繼之。”匿爲物:蔽其物不言,而以不知者爲愚也。重爲任:不量人之力也。罪不敢:以不敢爲者爲罪。兩容頰適,偷拔其所欲。”語出《漁父》,所謂八疵之一:“不擇善否,兩容頰適,偷拔其所欲,謂之險。”意思是説以顔色投人所好,無論善惡,皆欲悦己。不早鑄此秦鏡耶?天如則曰:“具超宗眼,方見釋迦、達磨無地可容。然雖千了百當,怎奈金剛王未歸寶匣在。”《天如惟則禪師語録》卷九:“當知具擇法眼不如具透關眼,具透關眼不如具超宗眼。能具超宗眼目,方見從上來不別而別,別而不別,如許多曲曲直直,總是劍爲不平離寶匣,豈得已哉。諸禪德,從前別與不別、會與不會底,普請拈過一邊。即今有個覿面相呈一著子,要汝諸人直下了取。古者道本無迷悟人,只要今日了不了目前萬般差別。你若目前了得,方信萬般差別即是覿面相呈一著子,覿面相呈一著子即是空劫以前事,空劫以前事即是没量大人,没量大人即是你。你到者個田地,方是千了百當底時節,方自見釋迦與達磨無地可容身,更説甚麼雲門、臨濟,擊拂子云吽吽。直饒你甚麼千了百當,争奈金剛王未歸寶匣在。"

芝穎曰:"亞父疽發,豈爲羽不用其言耶?直爲自己失却一隻眼,不堪再轉從漢耳。何如安期生,不受項羽封耶?"芝穎,法名興化,笑峰大然弟子。《史記·田儋列傳》:"蒯通者,善爲長短説,論戰國之權變,爲八十一首。通善齊人安期生,安期生嘗干項羽,項羽不能用其策。已而項羽欲封此兩人,兩人終不肯受,亡去。"雲門偃曰:"上不見天,下不見地。塞却咽喉,何處出氣?笑我者多,哂我者少。"此偈頌見《雲門匡真禪師廣録》卷上。愚者曰:"破。"

錢緒山曰:"王子龍場悟後,每談二氏津津。蓋將假前日之所入,以爲學者入門路徑。辛巳經變,獨信良知,百家異術,無不具足。辛巳經變,指明武宗正德十六年陽明擒寧王朱宸濠事。師在越時,有用功懇切,泥舊見,鬱不化者,時出一險語以激之,如水投石,于烈焰之中,一擊盡碎,纖滓不留,亦千古一大快也。聽者于此多好傳誦,而不究其發言之端,辟之用藥對症,雖硝黄立效,若不對症,未有不藥殺者。故聖人立教,只指揭學問大端,使人自證自悟,不欲以峻言隱語,立偏勝之劑,以快一時聽聞,防其後之足以殺人也。”錢德洪,字洪甫,號緒山,浙江餘姚人。王陽明弟子,浙中王門的主要代表。《明儒學案》卷十一有傳。引文摘自德洪《答念庵》。

【眉批】祖心曰:“陽明一輩,明呵暗揚,有笑者乎?”∴庵曰:“糖霜入粥,誘人上口,有笑者乎?”適庵曰:“一則喜人擔板,須打瞎爲先着。一則怕擔板漢,故巧留此一機。”擔板漢,固執不靈活之人。躬庵曰:“世間人眼毒,瞞得誰過?”閒翁曰:“各用所長,同在不自知中,又何暇相瞞耶?”笑曰:“藥殺了也。”

沈長卿曰:“聖門有修後之悟,不惑、知天命,從能立而進者也,猶禪以智爲上首也。立,指“三十而立”。知行序進,是下一層,猶教家之漸修也。至于即粗即精,即上即下,合不容分,往往借玄以影響自遁矣。”《沈氏弋説》卷四“了悟”條:“禪家以智爲上首,一悟則能事已畢。故聖門有修後之悟、行後之知,不惑、知天命,從能立而進者是也。宋儒知行序進,是下一層事,猶禪家之有始教、小教也。俗學謂即粗即精,即上即下,妙合而不容分剖,此皆糊塗影響之説。”莊子散人,則語不犯正位。

【眉批】既云修後悟,獨無悟後修耶?曾悟得本無迷悟而悟同未悟爲大悟耶?悟同末悟,禪宗西天五祖提多迦尊者所説偈語,見前注。陳普謂“朱子《櫂歌》第一,言道無大小精粗”,何嘗不即精即粗耶?陳普,字尚德,福建人,南宋朱子學者,入元隱居不仕。其《石堂先生遺集》卷二十一“朱文公”條曰:“《武夷擢歌》,進道階級也。一首言道之体用一源,無上下情粗之間。然不可無人發明。一曲,謂孟子死,傳道喪。二曲,學道由遠色入。三曲,擺脱貧賤富貴、死生壽夭之累,而後可與適道。四曲,仰高鑽堅,瞻之在前,忽然在後。五曲,深遠。六曲,自得。七曲,上達而不离於下學。八曲,去圣人一間,非常人所能知,然力行所至,無不可爲之理也。九曲,學之成功,身在圣域,而其精微之藴初不离於日用之常,無它道也。若它道,則爲異端,違天遠人而不可行矣。"

借玄者諱却中節以疑人耳。時乎正位則申明堂,時乎散位則游櫟社,何嘗不中節耶?然看是何人。

羅念庵謂龍溪曰:"本體工夫,固當合一。源頭與見在,終難盡同。若識得者,愈加着到,愈無執着;愈加照管,愈無掛带。兄今言出,便爲輕重。人品、工力不等,未可盡以解縛語,增它人之縱肆也。但曰知無不良,不可少有加于良之外,説似精義,然幾微倏忽,便落見解,其不良者果孰爲之?動曰破除毀譽,不爲小廉曲謹,絶不聞破除醲釅,而求動心忍性之資。醲釅,喻病根。憫來學之溺,續繼往之業,而又力犯人言,强顔蹈可疑之迹,而望豪傑之不我疑,猶群飲而禁人飲也。陽明子爲聖學,有鍛煉未久而許可太早者。今公等不能究竟,以求先生之所未至,尚何諉哉?"羅洪先,字達夫,號念庵,江右王門的主要代表,《明儒學案》卷十八有傳。王畿,字汝中,號龍溪,浙中王門的主要代表,《明儒學案》卷十二有傳。龍溪矍然起曰:"惠我至矣。其三論,論二氏之異同,大人取其長而遺其短可也。"三論,似指王陽明"三間"之論。《王文成全書》卷三十四:"二氏之用,皆我之用。即吾盡性至命中完養此身,謂之仙。即吾盡性至命中不染世累,謂之佛。但後世儒者不見聖學之全,故與二氏成二見耳。譬之廳堂三間,共爲一廳,儒者不知皆吾所用,見佛氏則割左邊一間與之,見老氏則割右邊一間與之,而己則自處中間,皆舉一而廢百也。聖人與天地民物同體,儒佛老莊皆吾之用,是之謂大道。”另:羅念庵有《異端論》三篇。葉樹聲曰:“陽明直捷,指出本體。而傳其説者,往往詳于講良知,而致處則略,坐入虛談名理界中。如禪家以無言遣言,欲掃窠臼,而後人復向無言中作窠臼。”朱彝尊《經義考》卷二百五十九:“《長興縣志》:葉樹聲,號瞻山,字唱于,崇禎辛未進士。”《雨航雜録》曰:“子静求心,而其徒棄經典;紫陽窮理,而其徒泥章句,學者之失也。子静,陸象山。紫陽,朱熹。令相下,不益哉?四教六藝,學者優游漸漬其中,上者達,次者立,此萬世不易也。《論語·述而》:“子以四教,文、行、忠、信。”王文成之即心即性,即心即經,本爲支離針砭,然末流虛而失實,糟粕其經,脱略于教矣。”《雨航雜録》,馮時可著。時可,字敏卿,號元成,華亭人,隆慶辛未進士,官至湖廣布政司參政。

【眉批】所以午即所以子,則源頭與見在,不得贅疣。正北爲子,正南爲午。夜半爲子,日中爲午。二者相反相依。若論實事之時位不同,則偷靠現量,即成白誤。謝翱曰:“不知甲子之民,顛倒五行,亦爲民害。”李清馥《閩中理學淵源考》卷四十:“謝翱,字皋羽,福寧之長溪人,後徙建之浦城。咸淳初,試進士不第,慨然求諸古,以文章名家,落魄漳、泉二州間。信公文天祥逾海至閩,開府延平,檄州郡大舉勤王之師。翱傾家資,率鄉兵數百人赴難,長揖軍門,遂參軍事。”引文見《晞髮集》卷八《粵某山蜂分日記》。詰得着否?笑翁曰:“現有曆本,何礙分蜂?謝翱《粵某山蜂分日記》:“歐粵之南有某山焉……山之陽,其民至老死不知歲曆,唯以甲子紀日。由穴之陰而南,雖甲子亦不書……户養蜂……每數日,蜂輒有分者,置不問,聽其所止而休焉。率以蜂之多寡爲家之厚薄,四時旦著候于蜂。”斗斛從來欺不得,莊生挑激鼓三通。”《胠篋》:“爲之斗斛以量之,則并與斗斛而竊之。爲之權衡以稱之,則并與權衡而竊之。爲之符璽以信之,則并與符璽而竊之。爲之仁義以矯之,則并與仁義而竊之。”

白笴曰:“反本爲中節之先幾,若倚空劫而抹殺禮義,縱醲釅而曰心不見心也,危哉!”詰得着否?同安曰:“反本還源事亦差,本來無住亦無家。萬年松徑雪深覆,一带峰巒雲更遮。”同安常察禪師,九峰道虔法嗣,住鳳栖同安院。其《十玄談》之《還源》詩曰:“返本還源事已差,本來無住不名家。萬年松徑雪深覆,一带峰巒雲更遮。賓主穆時全是妄,君臣合處正中邪。還鄉曲調如何唱,明月堂前枯樹華。”愚曰:“遮則不無,靠則不許。”

鄒忠介公與吴觀我公曰:“吾輩學惟光天化日,匹夫匹婦可由,不是闢奇逞異。”鄒元標,字爾瞻,號南皋,吉水人。萬曆丁丑進士,官至福建按察使。曾師事歐陽德、羅念庵,爲江右王學傳人。崇禎時賜謚忠介,《明儒學案》卷二十三有傳。引文摘自所著《願學集》卷三《答吴觀我》。其柬方本庵公曰:“惟翁行方學粹,不佞得之耳剽者久。頃荷翰教,儼然濂、洛家法,竊爲浣服。昔先輩執名象而拘器數,有洞徹道源者,一爲點破,蓋閔其勞而罔功。今道體既明,末學未嘗致力,一旦以小聰明攙和冒認,其賊吾道不淺,宜翁之有同心也。”引文見《願學集》卷三《柬方本庵》。何善山曰:“學務無情,斷滅天性。務縱其情,緣情起釁。不識本心,二者皆病。信所謂識本心者,即程伯子之所謂識仁。”何廷仁,字性之,號善山,江西雩縣人,王陽明弟子。舉嘉靖元年鄉試,官至南京工部主事,

《明儒學案》卷十九有傳。本段亦引自《願學集》卷四《何善山先生文録序》:"余向聞先生言曰'學務無情,斷滅天性。學務有情,緣情起釁。不識本心,二者皆病'之語,留滯胸中二十餘年。近益信先生之所謂識本心者,即程伯子之所謂識仁。識仁言有亦可,言無亦可。不識仁,言有滯迹,言無落空,無一可者也。惜生也晚,不得侍先生,以竟緒論。""薛河東以復性爲宗,後儒以見性爲宗。要之惟在復禮,萬物皆己;惟在知仁,萬念皆融。而駕言悟者,卒至籓籬撤、大防潰。"引文出自鄒元標爲明初大儒薛暄《讀書全録》所作之序(《願學集》卷四):"蓋先生學以復性爲宗,謂必閑邪而後可以存誠,謂必去念而後可以入道。後儒以見性爲宗,謂惟在復禮,萬物皆己;惟在知仁,萬念皆融。此其説誠聖學之宗傳,但《語》云:'中人以上,可以語上。'又曰:'深造以道,欲其自得。'夫中人以上,深造以道,不可易得,而遽直達天德,則千里得一士如比肩焉。且世之駕言了悟,卒至藩籬撤、大防潰,不忍見聞者。始知先生誠上溯鄒魯之軌轍,而繼往開來之正鵠也。""但曰不慮而知者良知也,業已蔽矣。慮也者,所以復其不慮之知也。但曰不學而能者良能也,業已失矣。學也者,所以復其不學之能也。"《願學集》卷四《石蓮洞全集序》:"良知全體,不見而章,無爲而成,渾然各足,無欠無缺,先天地而不爲始,後天地而不爲終。時人既未窺其全體,而復以情識當之,曰此現成事物,是認賊作子,以狗尾續貂也。公(羅念庵)惡得無辨?愚嘗爲之説曰:'人之所不慮而知者良知也',業已蔽矣,惡得無慮?故慮也者,所以復其不慮之知也。'人之所不學而能者良能也',業已失矣,惡得無學?故學也者,所以復其不學之能也。庶幾世之莽蕩者,既不敢認情識爲現成,必求之寂然不動之真。世之止修者,亦將由學慮大路,以全本然良知之體。或亦文恭公之意乎!"《荷薪義》曰:"'慮而後能得',所以享其不慮之知也。'學而不厭',所以享其不學之能也。"《荷薪義》,方大鎮著。慮而後能得,出自《大學》。學而不厭,孔子語。

【眉批】劉侗記《首善書院》:“鄒先生元標曰:‘如何是撼不搖、吹不折、古今不動的?若言闢異,但自勘所謂無君無父之實。’劉侗,字同人,麻城人,崇禎甲戌進士,與于奕正合著《帝京景物略》八卷。其卷四“首善書院”條曰:“次日,舉歲寒松柏句,人各解説。先生(鄒元標)曰:‘爲人要辦一副松柏底骨。若骨是桃李,饒會熬耐,終然凋謝。諸友各各諦審,人身中如何是撼不搖、吹不折、火不焚、水不溺、古今不動的?’……一友問:‘和尚是異端無父無君否?’先生曰:‘且置一邊勿論,世間不孝不弟、欺君誤國,往往是有髮人,但自點勘所謂異端之情,無父無君之實者。’”方先生大鎮曰:‘洛、蜀相争,我見爲祟耳。周謂無欲、程謂大公者,無我也。’周敦頤《太極圖説》:“聖人定之以中正仁義而主静,立人極焉。”自注云:“無欲故静。”程顥《定性書》云:“夫天地之常,以其心普萬物而無心;聖人之常,以其情順萬事而無情。故君子之學,莫若廓然而大公,物來而順應。”楊先生東明曰:‘有教無類,則門户不立。’”楊東明,號晉庵,河南虞城人。萬曆庚辰進士,歷官中書舍人、刑部侍郎等職。常與鄒元標、馮從吾、耿定向等人問辨,得陽明之傳,入《明儒學案·北方相傳學案》。鋭曰:“問同異者,請急着眼。”鋭,左鋭。

吴公聞鄒公與無念禪師盤桓,故挑之耳。黄檗無念,湖北芝佛院住持,師事李贄。不知其連架打,本庵公以真實叩,故甘露遍于北方。連架即連枷,方言謂打谷也。此處意爲虚打,與下句實叩相應。《古尊宿語録》卷四:“普化常於街市摇鈴云:明頭來,明頭打。暗頭來,暗頭打。四方八面來,旋風打。虚空來,連架打。”適在合明墓廬同覽,不覺通身汗下。方以智結廬合明山，爲父守制。左鋭記。

鹿湖潜夫子曰：賢智求于無過之外，而奇病生矣。方孔炤晚隱鹿湖，自稱潜老夫。然奇在天地，豈能禁奇才之與庸俗伍乎？聖人收以礪俗，又因而化之，故曰藏悟于學，藏奇于庸。天無先後，即邊即中。只爲世好畫龍兼畫鬼，電光石火鈍追風。

陳錫玄《經言枝指》曰："纂以循本，菀以集流，釋以合軌，概以知人，考以博物。總之不薄宋人而荒穢其大經，不隘宋人而閼四通九達之逵，用以推明孔子之道。"陳禹謨，字錫玄，常熟人。萬曆中，由舉人官至四川按察司僉事。所著《經言枝指》，乃于《四書集注》之外，旁搜諸説，故取枝指爲名。引文出自黄汝亨《經言枝指》序，非陳錫玄語。趙孟静復王敬所曰："欲别爲書表白諸子，以繼鄒魯縉紳之論。此因《莊子·天下》篇，見古人大體而廣之也。"趙貞吉，字孟静，内江人。以博洽聞，最善王守仁學。舉嘉靖十四年進士，選庶吉士，授編修。《明史》卷一百九十三有傳。王宗沐，字新甫，號敬所，臨海人。嘉靖甲辰進士，師事歐陽德。歷官右副都御史、工部侍郎等職。《明儒學案》卷十五有傳。引文見《明文海》卷一百六十四所收趙貞吉《復廣西督學王敬所書》(四)："夫僕往之讀《朱子大全》之日，其論如此。又欲以暇日披覽抉摘，取其合者爲一編，别爲一書，以表白諸子。凡經朱氏掊擊者，明其學之各有宗也。附於莊氏道術篇之後，以繼鄒魯縉紳之論。"莊弘甫云："朱子所著，正欲破先儒專門之弊。其徒不知此意，但欲推尊，不復更加研究，黨同伐異，不免矣。"許自昌《樗齋漫録》卷八載有此段，稱莊弘甫爲"閩士"。陳公甫曰："宋儒太嚴，適成其陋。"公甫，陳獻章。此句亦見《明文海》卷一百六十四所收趙貞吉

《復廣西督學王敬所書》(四)。且陳兩造,中道自顯。陶歇庵取理出新,不爲前人所掩,學陽明而不辨説,得禪深而一秉鐸于孔氏,莊子所謂"精而相天"者乎!陶望齡,字周望,號石簣,會稽人,萬曆己丑進士。爲學多得之周海門,而泛濫于方外。有室曰歇庵,著有《歇庵集》等。《明儒學案》卷三十六有傳。精而相天,反輔自然之義。語出《達生》:"夫形全精復,與天爲一。天地者,萬物之父母也。合則成體,散則成始。形精不虧,是謂能移。精而又精,反以相天。"休翁曰:讀六經後,徹《莊》透宗。再讀六經,即非向之六經矣。妙在怒笑之餘,別路旁通,乃享中和之味。

【眉批】范景文《西湖詩》曰:"湖邊多少游觀者,半在斷橋煙雨間。盡逐春風看歌舞,幾人着眼到青山。"范晞文,字景文,號葯莊,南宋錢塘人。因上書劾賈似道,流放瓊州。入元,流寓無錫而終。黄林曰:"立脚未定,隨境波靡。深造不欺,何妨游戲。"趙州曰:"正人説邪法,則邪法亦正。"《五燈會元》卷四"趙州觀音院從諗禪師":"上堂:正人説邪法,邪法悉皆正。邪人説正法,正法悉皆邪。諸方難見易識,我這裏易見難識。"杖人曰:"將三世諸佛來供養六道衆生,式歌且舞,誰人着眼?"

鄧止仲曰:"層巒急湍之言,但寫孤往,不與世相抹殺。"《南城縣志》(同治)卷八:"鄧廷彬,字止仲,號容城,允淳仲子……入閩,授職方主事。甫浹旬,事變,遁迹深山,惟論經史,以尚友古人……生平最見重於蔡忠烈、馬文忠,又與徐拙庵友善,所著有《閲畊堂集》。"《炮莊·徐無鬼》引此句略有不同:"鄧止仲曰:澹定之極,彌見深至。間溢爲崇巒激湍之言,亦第以寫其孤往,而不與物相抹殺。"愚曰:"尚不達此,何知代錯?動成鬭諍,止讓一個閒人。"

管東溟閲《華嚴世主妙嚴品》,頓悟《周易》"乾元統天、用九無首"之旨:"大概理則互融,教必不濫。《易·乾》:"彖曰:大哉乾元,萬物資始,乃統天。雲行雨施,品物流形。大明終始,六位時成。時乘六龍以御天。乾道變化,各正性命。保合大和,乃利貞。首出庶物,萬國咸寧。"《易·乾》:"用九,見群龍無首,吉。"或庸德庸言,隨順衆生以示同。庸,常也。語出《中庸》:"庸德之行,庸言之謹,有所不足,不敢不勉,有餘不敢盡。言顧行,行顧言,君子胡不慥慥爾!"或特智特勇,首出庶物以示異。時而潛則韜光,以磨性種,舉朝野而莫識其威音。時而亢則違衆,以冒譏嫌,通古今而難白其心事。位在,則閉實而彰權,又或不純任夫權,而以實終之。道在,則廢權以明實,又或不純顯其實,而以權參之。應濁世之機緣,則大聖或修偏行,而迷心者反裁以胡廣之中庸。胡廣,字光大,吉水人。建文二年廷試時,方討燕,廣對策有"親藩陸梁,人心摇動"語,帝親擢爲第一,賜名靖,授翰林修撰。成祖即位,廣偕解縉迎附,擢侍講,復名廣。永樂五年,進翰林學士,兼左春坊大學士。傳見《明史》卷一百四十七。當逆行之變局,則至仁徑發殺機,而執見者將責以宋襄之仁義。孔子無可無不可,師老聃而友原壤,何損于聖?《禮記·檀弓》:"孔子之故人曰原壤,其母死,夫子助之。"《論語·憲問》:"原壤夷俟,子曰:幼而不孫弟,長而無述焉,老而不死,是爲賊。以杖叩其脛。"而其志在《春秋》,行在《孝經》,教在素位而行,粹然不可雜也,此祖述之所在也。素位而行,盡當下之責、不慕其外也。我聖祖攬二氏以通儒,而各理其條貫,以儒治儒,以釋治釋,以老治老,與其相參而不相濫,此憲章之所在也。教理不得不圓,教體不得不方。

見欲圓,即以仲尼之圓,圓宋儒之方,而使儒不礙釋,釋不礙儒,極而至于事事無礙,以通并育并行之轍。意爲教理之圓,可免宋儒之排佛。矩欲方,亦以仲尼之方,方近儒之圓,而使儒不濫釋,釋不濫儒,推而及于法法不濫,以持不害不悖之衡。意爲教體之方,可免近儒之混釋。知至至之,知大始也。知終終之,見天則也。《易·乾》:"文言曰:君子進德修業。忠信,所以進德也。修辭立其誠,所以居業也。知至至之,可與幾也。知終終之,可與存義也。"聖學不達於知命從心,則至之之果未結。知命從心,即孔子所謂"五十而知天命""從心所欲不逾矩"也。不達於大明終始,則終之之果未結。即《乾·彖》所謂"大明終始,六位時成"也。唐宋以來,入主出奴,皆於乾元性瀣中自起藩籬,故以乾元統天,一案兩破之。晦翁晚悟因地,豈後於五宗?因地,與果地相對,指發心學佛,到圓滿成佛之間的這一過程。程朱殆修道位中人,末乃歸根耳。道位,修道之位次。以孔眼合佛眼而參照之,則一切訶佛罵祖,稱單傳之龍象者,未必非行未起、解未絶、新發意之衆生。而純臣碩士,具大人相,迥出凡流者,即不參禪、不講學,安知非行起解絶之大士也?行起解絶,斷絶知解,努力修行。單論大事因緣,則綱常且緩。佛家常説釋伽爲一大事因緣出世。而當下所植忠孝因緣,纔起一毫躲閃,則人生之功行虧,而多生之業債重矣。其在今日,必不以大慧、中峰之見地,易程子之修持。大慧,宗杲。中峰,元朝天目山之普應國師,名明本,號中峰。蓋宗風易入,孔矩難遵也。所痛疾力挽者,則在狂、僞二端。今日當拒者不在楊墨,而在僞儒之亂真儒。當闢者不在佛老,而在狂儒之濫狂禪。孔子圓千聖以立極,其後爲曾爲思。周子圓三教以標儒,其後爲程爲朱,皆以圓宗倡,以方矩承。姚江拈出無善無惡之本體,重新周子之太極,而承學者以圓應之,三傳而刑僇之民出矣。”此指何心隱爲張江陵殺,李卓吾下獄、以剃刀自殺。管志道,字登之,號東溟,江蘇太倉人。耿定向弟子。隆慶辛未進士,曾任南京兵部主事等職。本節乃摘録錢謙益所撰管志道《行狀》(收于《初學集》卷四十九,全稱《湖廣提刑按察司僉事晉階朝列大夫管公行狀》)而成。

【眉批】登之曰:“操三重之聖王,出三界之法王,同入乾元,其現相有勝劣,現教有權實,固一生之時位,亦多生之願力。有善世之中庸,有遁世之中庸。孔子任文統不任道統,居臣道不居君道。而後儒有據統之雄心,立幟之霸心,故毁書院亦他山也。”《寧澹》曰:中土主儒客釋,正以即器是道。尼山得究竟之一實,更直捷也。禮樂宫牆,安得不尊?而乃以霸氣抑孟子以下耶?李見羅尊孟,正爲東溟抑孟耳。李材,字孟誠,號見羅,豐城人。《明儒學案·止修學案》云:“見羅從學于鄒東廓,固亦王門以下一人也。而别立宗旨,不得不别爲一案。今講止修之學者,興起未艾,其以救良知之弊,則亦王門之孝子也。”高、顧往復,誰歎睽孤?南皋一語,暗藏包決。”高,高攀龍。顧,顧憲成。睽孤,睽違孤獨。語出《易·睽》:“上九:睽孤,見豕負涂,載鬼一車,先張之弧,後説之弧,匪寇,婚媾。往遇雨則吉。”南皋,鄒元標。包決,決斷。

石公與東溟曰:“見若定圓,見必不深。教若定方,教必不神矣。夫見即教,教即見,非二物也。”曾知所詰否?

廷俊曰:“朱子深明别傳,曰顧盼指心性,名言超有無。達磨盡翻窠臼,比義學爲高妙。”元釋廷俊《重刊五燈會元序》:

"紫陽朱文公曰:'達磨盡翻窠臼,倡爲禪宗,視義學尤爲高妙矣。'又曰:'顧盼指心性,名言超有無。'用是知文公深明别傳之旨,要非言教所及。世之人徒見公衛道植教之語,而於吾氏未能窺斑嘗臠,輒肆詆訾,是不知公也。""顧盼指心性,名言超有無",見朱子《齋居感興詩》。今學佛不做他工夫,説道不做此工夫,只虚飄飄地沙麼過世眼。麼,當作"魔"。沙魔,渾渾噩噩。《朱子語類》卷一百三十:"或言東坡雖説佛家語,亦説得好。先生曰:他甚次第見識?甚次第才智?它見得那一道明,早亦曾下工夫,是以説得那一邊透。今世説佛,也不曾做得他工夫,説道,也不曾做得此邊工夫,只是虚飄飄地沙魔過世。"陸光祖曰:"六朝談名理而不達心體,故達磨直指,而周程亦闡心宗。"陸光祖,字與繩,浙江平湖人,嘉靖丁未進士,官至吏部尚書,有清聲,卒謚莊簡。四明曰:"宋末禪喜繁興,而日用無節,故朱子扶教勸學,蓋通宗通塗、行起解絶者也。"施邦耀,號四明,餘姚人,官至左都副御史,明亡殉國。浮山遠曰:"聖人成佛後必爲菩薩,利導衆生。"《指月録》卷二十四"舒州浮山法遠圓鑒禪師":"聖人成佛後,却爲菩薩,導利衆生。是名不住無爲,不盡有爲矣。"或以爲回互彌縫,或以爲和蜜引飯。不知裁成政府,宰民并以宰君。政府因君民對待而立,既立則可宰制君民。坎離主乎乾坤,早已返擲太極矣。汾陽以拄杖送龍潭出三門,這回全體分付。汾陽,善昭禪師。龍潭,智圓禪師。《五燈會元》卷十二:智圓禪師"辭汾陽,陽曰:'别無送路,與子一枝拄杖,一條手巾。'師曰:'手巾和尚受用,拄杖即不消得。'陽曰:'汝但將去,有用處在。'師便收。陽曰:'又道不用。'師便喝。陽曰:'已後不讓臨濟。'師曰:'正令已行。'陽來日送出三門,乃問:'汝介山逢尉遲時如何?'師曰:'一刀兩段。'陽曰:'彼現那吒,又作麼生?'師便拽拄杖,陽喝曰:'這回全體分付。'"愚者曰:"不如拗折。"

善學柳下者魯男子,而趙括以父書取敗。《孔子集語》卷下:"魯人有男子獨處室,鄰之嫠婦獨處於室,夜暴風雨至而室壞,婦人趨而就之,男子閉户而不納。婦人自牖與之言曰:'子何爲不納我乎?'男子曰:'吾聞之也,男女不六十不同居。吾子幼,吾亦幼,不可以納子。'婦人曰:'子何不若柳下惠?嫗不逮門之女,國人不稱其亂。'男子曰:'柳下惠固可,吾固不可。吾将以吾不可,學柳下惠之可。'孔子曰:'欲學柳下惠者,未有似於是者也。'"病在抵圓角方,與毁方爲圓,而不悟大圓藏方、即方是圓之中道也。靠聖凡平等,則詆好學爲癡狂。靠現成躲跟,則呵勉强爲假僞。買古鏡者,盡爲賣主所愚,誰能打破?直饒打破,照物無光。悲夫!

《寓林》曰:"卓吾以怪破天下之常而自殺,來瞿唐以常滅天下之怪而執常。黄汝亨,字貞父,仁和人,萬曆進士。引文出自其《寓林集》卷三《徐文長集序》。来知德,字矣鮮,號瞿唐,嘉靖三十一年舉人,明代易學家。彌近理而大亂真,羅文莊獄究繩批矣。"羅欽順,謚文莊。《寓林集》卷三《重刻羅文莊存稿序》:"羅文莊公《困知記》八卷,明道閑邪,壹禀於程朱之訓。其嚴闢佛氏,比於昌黎不在孟氏闢楊墨之下。然昌黎闢佛,特破世俗禍福之惑,與滅絶倫法之概,而於心性之微,所謂彌近理而大亂真者,未之及。公乃按三乘五燈之微,與吾儒之辨,若獄究繩批,不遺餘力。"《莊子》曰:"名相反,實相順。"語出《庚桑楚》。并行不悖,化歸中和。

袁石公答石簣曰[1]:"妙喜云:'士夫悟得容易,便不修行,久之爲魔所攝。'妙喜,宋大慧宗杲禪師。龍樹《智度論》、馬鳴《起信論》、永明《萬善同歸》六卷,此救宗門極弊之書也。永明,即北宋永明寺智覺禪師,法眼宗三祖。著作有《宗鏡録》百卷、《萬善同歸集》六卷等。兄試看與近時毛道所談之禪同否?毛道,又名毛頭,凡夫之異名。意思是説凡夫行心不定,如輕毛之隨風而變化。近代陽明以儒而濫禪,既則豁渠諸人以禪而濫儒。鄧豁渠,初名鶴,號太湖,四川内江人,泰州學者趙大洲弟子,後落髮爲僧,《明儒學案》卷三十二有傳。禪者見諸儒汩没世情之中,以爲不礙,而禪遂爲撥因果之禪。儒者借禪家一切圓融之見,以爲發前賢所未發,而儒遂爲無忌憚之儒。周海門于此事有入處,弟許之者,非謂其止此而已。周汝登,字繼元,號海門,萬曆丁丑進士,官至南尚寶司卿,泰州學派羅汝芳弟子。若自以爲足,則尚是觀場之人。觀場,看熱鬧。王陽明《象山文集序》云:"一倡群和,剿説雷同,如矮人之觀場,莫知悲笑之所自。"先儒一二相似語,今時作舉業者往往有之,此何足貴?且與生死何干?"引文見《袁中郎全集》卷二十四《答陶石簣》。又曰:"兄做大官討便宜,又斷緣寡欲,而兄猶以爲不了耶?世自有平易質實與道近者,自視道高而不敢學。清士名流矯厲太甚,終成自欺,與道背馳。羅近溪曰:'聖人者,常人而肯安心者也。常人者,聖人而不肯安心者也。'羅汝芳,字惟德,號近溪,江西南城人。嘉靖三十二年進士,歷官太湖縣、刑部主事等。泰州學派的重要代表,師承顔山農,著作收在《近溪子全集》中。《明儒學案》卷三十四有

---

① 自"袁石公答石簣"至"吴觀我宫諭曰"之前,此藏軒刻本中縫有"甲申年崇安補"六字。

傳。近溪少亦撇清務外,已登進士,爲僧肩行李。已行取,猶匿山中。行取,調任京官。後經鍛煉,乃返故吾,而真聖賢、真佛子出矣。此别傳正脈也。弟徇外之根盤據,故再變而爲苦寂。非若歸山六年,反復研究,追尋真賊所在,亦將爲無忌憚之小人矣。徇外豈欺世哉? 源頭不清,致知未到,不自覺其心本爲性命,而的然日亡也。”引文見《袁中郎全集》卷二十五《答陶周望》。的然日亡,出自《中庸》:“君子之道,闇然而日章。小人之道,的然而日亡。”

袁小修曰:“往年悟佛法離言説相,離心緣相,不消動轉絲毫,亦無一毛頭道理可得,止是一切放下,當放下時亦不作放下之解,以爲極則矣。《大乘起信論》:“是故一切法,從本已來,離言説相,離名字相,離心緣相,畢竟平等,無有變異,不可破壞。”心緣,意爲起心而攀緣外境。然八風五欲,正爾熾然,與世上俗情更無有異。八風,又名八法。《大智度論》:“衰、利、毁、譽、稱、譏、苦、樂,四順四違,能動物情,名爲八風。”五欲,色、聲、香、味、觸之五境,起人之欲心,故名欲。逢色則愛,見利則取,六根門頭,鬧如市朝,繁華之想,日以益甚。静而馳求,動而取捨,胡猻攀緣,更無斷時。圓悟語大慧曰:‘妨自已三業忽起。’佛果克勤,大慧宗杲之師。俗姓駱,字無著,彭州人,得法于五祖山法演,宋高宗贈號圓悟,著作有《碧巖録》等。三業,身業、口業、意業。張無盡云:‘十二時中,不曾照管,生大我慢,業鬼借宅者也。’張無盡,張商英。業鬼,業識之鬼。達磨專提悟門,破執著戒定之見,良以顯此故遮彼,而非以戒定爲駢贅,遂一切置之也。圓融行布,本不相離。菩薩之階位,初後相即,謂之圓融;初後次第,謂之行布。十信滿心,即與佛同一知見。十信,菩薩五十二位修行中的最初十位,包括信心、念心、精進心、慧心、定心、不退心、護法心、回向心、戒心、願心。而位登等覺,猶不知如來舉足下足之處。横謂一超直入,即同極果,偏執圓融,盡廢行布,癡矣。未悟當參究,既悟當保任。一入之後,即思歇手,未得放下,先成放逸矣。大儒啓人以良知,後傳偏重了悟,將爲善去惡之旨撥斥太過,曾不知不爲善去惡,將爲惡去善乎? 樂者心之體,惕者樂之衛。常惕則常樂,生死不在它日。今聲色順逆轉不去、打不徹,生平知見毫無得力處,又安能去來自由,生死如門開相似耶? 世有不信悟門現成本體者,固小根器。然誤認宗門一切皆遮之説,而作越分過頭之見,其害亦非小也。"引文摘自袁中道《心律》(《珂雪齋前集》卷二十一)。

【眉批】世有以假道而傳其真才者,必無有假才而轉其真道者。莊子于惠施,曰"反人爲實,勝人爲名",于墨子,曰"才士也夫"。今皆傍三聖人,擇便自糊耳。久無奇才,安能撥亂天下,自立一宗乎? 勿憂,勿憂。

才人中毒,還須才人之藥解之。世酣花譜久矣,試取其晚悔一自問乎? 段和尚一曲自製涼州,且得康昆侖十年不近樂器。楊慎《丹鉛總録》卷十六"段善本琵琶"條云:"唐貞元中,長安大旱,詔移兩地祈雨。街東有康昆侖,琵琶號爲第一,謂街西必無己敵也,遂登樓彈一曲新翻調録腰。街西亦建一樓,東市大誚之。及昆侖度曲,西樓出一女郎抱樂器,亦彈此曲,移在楓香調中,妙絶入神。昆侖驚駭,請以爲師。女郎遂更衣出,乃壯嚴寺段師善本也。翌日,德宗召之,加奬異常,乃令昆侖彈一曲,段師曰:'本領何雜,兼帶邪聲。'昆侖驚曰:'段師神人也。'德宗令授昆侖,段師奏曰:'且待昆侖不近樂器十數年,忘其本領,然後可教。'詔許之,後果窮段師之藝矣。"

笑曰:"業緣回避不及,實無一衆生滅度者,將以此安心耶？寒徹骨則梅香，應濁世修偏行，謂非所以安心耶？田必耕耘，莫呵努力爲僞。官肢盡職，管带即是天然。肢，即“肢忠其首”之肢。管带，管束。將謂明宗護教兼带耶？空機實事兩橛耶？猗違不决，是何故耶？何不疑此？

不分雷同面目，頓求别出一頭。及乎賊入空房，依舊各還業債。中間一條大路，當初不肯循巡。後來滿面慚惶，索性遮掩慢罵。中郎、小修，所歷蹉路，説示後人，一片婆心，猶且知恩者少。適庵曰：“盲修狂悟，誤盡今時。生理各安，原無離即。”枹公曰：“大海不宿死尸，虎口能活雀子。非到水窮山盡，那能行興都消？”《炮莊發凡》署曰“枹山行者别記”，枹公或指大别。笑翁曰：“飛猿嶺上人煙絶，過者踢出玄沙血。懡㦬三句箭鋒别，射中人間好時節。”《瑞州洞山良价禪師語録》云：“雪峰辭師，師云：‘子甚處去？’雪峰云：‘歸嶺中去。’師云：‘當時從甚麽路出？’雪峰云：‘從飛猿嶺出。’師云：‘今回向甚麽路去？’雪峰云：‘從飛猿嶺去。’師云：‘有一人不從飛猿嶺去，子還識麽？’雪峰云：‘不識。’師云：‘爲甚麽不識？’雪峰云：‘他無面目。’師云：‘子既不識，争知無面目？’雪峰無對。”懡㦬，慚愧、恥辱之意。《五燈會元》卷十三“隨州護國院守澄净果禪師”：“問：鶴立枯松時如何？師曰：地下底一場懡㦬。問：會昌沙汰時，護法善神向甚麽處去？師曰：三門前兩個一場懡㦬。問：滴水滴凍時如何？師曰：日出後一場懡㦬。”

愚曰：“且問云居所云尊貴一路自别，亦是懡㦬耶？”道膺禪師，幽州玉田人，俗姓王，洞山法嗣。曾云：“向上一路，須知尊貴自别。”

中郎云：“日間捱得饑，夜間打得坐。”《袁中郎全集》卷二十五《答陶周望》:"近有小根魔子,日間挨得兩餐饑,夜間打得一回坐,便自高心肆臆,不惟白、蘇以下諸人遭其擯斥,乃至大慧、中峰亦被疑謗。此等比之默照邪禪尚隔天淵,若遇杲公,豈獨唾罵呵叱而已。"誑人供養,反呵古今。若知懡㦬,猶可救得一半。或曰:"人太多生,不妨誤殺,又讓伶俐者臨深爲高。"愚曰:"亦是誤殺。"

吴觀我宫諭曰:"有其善,喪厥善,况迷惡爲善乎?况假善濟惡乎?况倚無善無惡而無忌憚乎?故性不可不親見也。言'有'爲瞪目見花之病,言'無'爲失志健忘之病,言'亦有亦無'爲寒熱交攻之病,言'非有非無'爲陰陽俱脱之病。執善惡俱息,是告子也。執善惡不分,則無忌憚矣。吾謂生而善者性,彼亦謂生而惡者性,惟原其初之無我,然後知善之爲順性、惡之爲拂性也,而性善之説伸矣。吾謂習于惡非性,彼亦謂習于善者非性,惟要其歸于無我,然後知至善之爲盡性、窮惡之爲賊性也,而爲善之説伸矣。深幾極之:無我者,無始之性,至善之體相也,赤子之心不與也。體相,實質爲體,依于實質而外現差别者爲相。體爲一,相乃多。體無限而相有限。赤子之心,見《孟子·離婁下》:"孟子曰:"大人者,不失其赤子之心者也。"有我者,無始之習,不善之依止也,物交之引不與也。依止,依賴止住而不離。物交之引,見《孟子·告子上》:"耳目之官不思,而蔽於物。物交物,則引之而已矣。"觀其無我,以去其有我者,復性之習,一善之拳拳也,步趨之學不與也。忘其有我,并忘其無我者,合性之習,止善之安安也,忠恕之道不與也。《禮記·曲禮上》:"安安而能遷。"孫希旦《集解》曰:"安安,謂心安於所安,凡身之所習,事之所便者,皆是也。"通而决之，莫非父之子也，而繼父者必孝子。新建四句，三根飲食也。王陽明四句教："無善無惡心之體，有善有惡意之動，知善知惡是良知，爲善去惡是格物。"三根，上根、中根和下根。汝中標四無，倒持太阿以授人酖毒，將無爲新建之戎首哉？王畿變陽明四句教之"四有"爲"四無"："無善無惡心之體，無善無惡意之動，無善無惡是致知，無善無惡是格物。"大人不失其赤子之心，非韞火于不鑽之木，而藏金于不銷之礦也。赤子之長而七尺也，天也，然而乳之穀之，襁之衣之，提攜之，作息之，雖聖人養子不能廢也。以學爲人益而訶之，何異于惡乳襁之爲人益而却之，以聽赤子之自壯乎？赤子不自知其私，而未嘗不私，可以公，而不自知其公者也。及長而聞道，以己之私，絜人之私，而後公性昭焉。以性之公，節情之私，而後同德普焉。私者病也，公者藥也。德普而化，則病去而藥除矣。且夫損之極而無所損者，恒性之大人也，雖盜賊亦有之，而况于赤子？益之極而無所益者，盡性之大人也，雖豪傑猶難之，而况于赤子？室中之空，俄而鮑肆，俄而香臺，而空之性無損益也。《大戴禮記·曾子疾病》："與君子游，苾乎如入蘭芷之室，久而不聞，則與之化矣；與小人游，貸乎如入鮑魚之次，久而不聞，則與之化矣。"以空之無損益，而安鮑肆以爲香臺，則人皆掩鼻而過之矣。深山野人，不知學，不知慮，耕鑿含哺，如赤子之無機械者有之。皋比之師，言不學，言不慮，拂人從己，廢理任情，如赤子之無覆藏者有之。古人坐虎皮講學，故稱皋比之師。宋儒張載坐皋比講《易》，已見前注。不學，即不學而知之良知。不慮，即不慮而能之良能。覆藏，遮蔽。大人者屬此二種耶？倡是説者，始激于妄學妄慮之因藥增病，而過直之矯，爲廢食之懲，不自知其神，爲博者所假，欲驅盜而反借之以刃也。致良知，醍醐也。醍醐，美酒。

恃良知而廢學,即酖毒矣。性者君也,心者六官也,氣者土地、人民、政事也。將使六官者,棄其土地,舍其人民,廢其政事,坐嘯畫諾,而曰吾以事其君乎?是以莊子之蘧廬爲告子之桎梏也。《天運》:"仁義,先王之蘧廬也,止可以一宿,而不可久處。"郭注云:"蘧廬,猶傳舍。"引文摘自吴應賓《宗一圣論》。

【眉批】吴宫諭受戒蓮池,祈教憨山,於博山處脱桶底。蓮池,雲栖袾宏。憨山,德清。博山,無異元來。脱桶底,豁然開悟。博山示曰:"一口氣不來,畢竟甚處去?血肉身心非常住,勘破緣生緣不生,根塵即是大寶聚。根,六根;塵,六塵。六根爲眼、耳、鼻、舌、身、意,六塵爲色、聲、香、味、觸、法。百草頭邊親祖意,毋拘路滑恣游戲。漫將佛法當真參,沾着些兒成垢膩。本來無古亦無今,肉髻明珠豈外尋?黄鶴樓前伸轉語,方知居士問頭深。"《無異元來禪師廣録》卷十六《示吴觀我宫諭》。愚曰:"且看此一篇問頭。"

清凉言儒止見及六識,老、莊見及七識,佛始破八識也。清凉,澄觀。將以虚空破八識乎?以空爲宗,佛云外道,有疑者否?此論銷礦成金,繼父必孝,可信政府宰君民,財成收化育。破識用識,君臣道合。所貴家督,全在兒孫。止有一實,何更嘵嘵生死有無支蔓哉?須信腐麪,可成美醬。莫將燒酒,强灌醉人。

理家嚴核無已,苛法拘膠繩縛,一乘溪刻死浸,知非便叫奇哉。一乘,令人成佛的教法,又叫一佛乘。溪刻,苛刻、刻薄之義。《世説新語·豪爽》:"桓公讀《高士傳》,至於陵仲子,便擲去,曰:誰能作此溪刻自處!"爲淵驅魚,毋乃都歸莊子也乎?

爲淵驅魚，譬喻失掉人心，把民衆驅趕給對方。不踐迹，亦不入于室。《論語·先進》："子張問善人之道。子曰：不踐迹，亦不入于室。"狂簡思裁，文以禮樂。《論語·公冶長》："子在陳，曰：歸與！歸與！吾党之小子狂簡，斐然成章，不知所以裁之。"《憲問》："子路問成人。子曰：若臧武仲之知，公綽之不欲，卞莊子之勇，冉求之藝，文之以禮樂，亦可以爲成人矣。"聖人砍額，未免挂懷。近日倚現成良知以呵學，與狂禪畫少，不肯遍參，相和教猱，識法者懼。現成良知，王門後學中龍溪倡之最力。畫少，以少自畫也。《論語·雍也》："冉求曰：'非不説子之道，力不足也。'子曰：'力不足者，中道而廢，今女畫。'"相和教猱，意指現成良知説和狂禪之易于相和，正如教猱爬樹一樣。《詩·小雅》："毋教猱升木，如塗塗附。"毛傳曰："猱之性善登木，若教使其爲之，必也。"得此一篇，炮製之功大矣哉！五更摸摸胸堂，口强早已心折。

應病予藥，不執古方，原用古方。病去藥止，不得執藥，原自畜藥。今不知病症藥性，而以掃去古方爲奇；諱疾忌醫，而以廢藥殺醫爲能，乃曰甕裏何曾走鱉，冤哉！看破由别路行，須是其人始得。

《寓林》曰："落衣冠，識皮骨。剥皮骨，識性靈。斯已神矣，孰知衣冠皮骨皆性靈也。"黄汝亨《寓林集》卷二《易意古象通序》："余嘗言相人者脱落衣冠而識皮骨，銷剥皮骨而識性靈，斯已神矣，而孰知衣冠皮骨之即爲性靈也？嗚呼微矣。"杖曰："本末盡歸宗，可惜不悟。你道分皮肉、分骨髓，成得個人麼？"《天界覺浪盛禪師全録》卷五《安職事上堂》："若謂世尊獨以衣法傳付迦葉一人，亦視世尊爲小家子，無大人相矣，又安知世尊以迦葉上行頭陀之法，令人天大衆各各承當也耶？即後來達磨分皮、分肉、分骨、分髓,吁,世間豈有得骨髓而不得皮肉,得皮肉而不得骨髓,可能成得人乎?就中正欲其本末盡歸宗耳。不見此宗之立君臣、父子、主賓、人境乎?立君便有臣,立父便有子,立主便有賓,立人便有境也,豈天下有境而無人,有賓而無主,有子而無父,有臣而無君者哉?"

《確辨》曰:"言豈一端而已,亦各有所爲也,況微言乎?人情畏難樂縱,而妒能護短;苟偷求捷,而厭常喜新。聞一秘指,不以深造,而曼口雄詘。于是微言流爲巧言,善巧流爲惡巧矣。不辨似是之莠,安能護中正之苗?朱子曰:'晉尚清談,實慕官爵。'《朱子語類》卷三十四:"晉宋間人物雖曰尚清高,然個個要官職。這邊一面清談,那邊一面招權納貨。淵明却真個是能不要,此其所以高於晉宋人也。"假無心以蓋行之不掩,倡糟粕之贅以掩其學之不精,此崔後渠、羅整庵所歎也。崔銑,字子鍾,號後渠。羅欽順,字允升,號整庵。二人皆信守朱子學,對陽明良知之説頗多非議。詳參《明儒學案》卷四十七、四十八之《諸儒學案》。念庵曰:'但即百姓赤子,以證聖人之同然。不知反小人之中庸,以嚴君子之戒懼。'"《中庸》有云:"君子中庸,小人反中庸。君子之中庸也,君子而時中。小人之中庸也,小人而無忌憚也。"諸家或以本文釋之,或以此章有奪文。羅洪先顯屬前者。補字者則盡改"小人之中庸也"爲"小人之反中庸也"。請爲暢之:反身爲己,即以爲人。《孟子·盡心上》:"萬物皆備於我矣,反身而誠,樂莫大焉。"今之言爲己者,利在晝少自便,以剽剥之酷禁,芟理賤學,托天絶事,以楊朱獨尊而快欲耳!楊朱有拔一毛利天下不爲之説,故常被視爲自私自利之典型。善世爲人,即以爲己。今之言爲人者,假出入生死之説,綱望蒙面,以籠世資,其誰識之？綱望，綱羅聲望。剛以礪志，非凌人也。柔以化燥，非偷懈也。獨立以拔俗，非忍于棄親也。忍辱以卑牧，非縱其苟猥也。卑牧，低賤。苟猥，苟且猥瑣。不立文字，讀真書也，將以掃除廢經典而鄙倍傲人乎？黑路綱民，受其愚弄，又儼然拔本之論也。黑路綱民，無知百姓。拔本，根本。呵博學爲遂過飾非之具，知獨尊之神于遂過飾非乎？譎智設機，謂煉心如煉將也。今借煉心以逞譎智，亡俚市偷霸門庭矣。言天地未分前者，將以窮混闢而知其貫也，非以匿礦而廢事也。混闢，混沌開闢。言生後即生前者，所以消贅疣而泯于當務也，非以荒忽而自便也。舉平等而人我無争，非以長其越分躐等之傲怠也。委化之説，謂其俟命，非恣其藐法滅禮之荒狂也。委化，順任自然之變化，死之别稱。《知北游》："舜問乎丞曰：'汝身非汝有也，汝何得有夫道？'舜曰：'吾身非吾有也，孰有之哉？'曰：'是天地之委形也。生非汝有，是天地之委和也；性命非汝有，是天地之委順也；孫子非汝有，是天地之委蜕也。"俟命，聽命于天也。《中庸》："在上位不陵下，在下位不援上，正己而不求於人，則無怨。上不怨天，下不尤人。故君子居易以俟命，小人行險以徼幸。"重内者，對治騖外之藥語也，非撥倫物爲有象也。倫物，人倫物理。兩忘者，謂入道之自受用，不爲掃外迫内之藥語所苦也，非爲守昏默而昧品節也。《大宗師》："與其譽堯而非桀也，不如兩忘而化其道。"疑者欲其憤悱也，今則騎屋棟，便脂轂，利在使人煩�不决而委之，則彼已公然賈肆矣。憤悱，苦思力索。語出《論語·述而》："子曰：不憤不啓，不悱不發，舉一隅不以三隅反，則不復也。"朱子釋曰："憤者，心求通而未得之意。悱者，口欲言而未能之貌。"騎屋棟，語出《宋書》卷七十八："（蕭）思話年十許歲，未知書，以博誕游遨爲事。好騎屋棟，打細腰鼓。"㥾，塞。曰無所得，消滿假矣，乃倚無所得以滿假乎？滿，自滿。假，自大。《尚書·大禹謨》："克勤於邦，克儉於家，不自滿假。"孔穎達疏曰："言己無所不知，是爲自滿。言己無所不能，是爲自大。"曰不蓋覆，消飾詐矣，乃倚不蓋覆以飾詐乎？蓋亦覆義。蓋覆，遮蔽。人必有事，事必有當否。德行才學，出于誠然。享其實長，真僞自見。托寓藏身，不離表影，非可以心之爲物全真全妄而混掩也。酷言死心，心果死乎？如灰覆火，一緣即炎。反以官不容針之苛條，爲私通車馬之捷徑矣，安得不榜中節而提適當乎？"官不容針，私通車馬"，唐代諺語。"官不容針"意爲在公而言，雖細如針，亦不得寬宥。"私通車馬"意爲于私而言，雖大如車馬，亦可通融。後宗門常以此語形容隨機方便。君子圓而不同，方而不礙，直而不抵，曲而不侮，濁而不穢，清而不皎，動容中禮而不拘急，胸懷瀟洒而不誕肆。過涉之不可咎，廢之中權，則時位然也。過涉，過多接觸危難之事。《易·大過》："上六，過涉滅頂，凶。無咎。"《象》曰："過涉之凶，不可咎也。"廢之中權，廢而不用，合乎權變之謂也。《論語·微子》："虞仲、夷逸，隱居放言，身中清，廢中權。"古人豁然生死，而或抱關，或偶耕，或寓一藝，和光同塵，其中自別，莊子所謂'游于世而不僻、順人而不失己'者也。達人、才人玩世時有之，然有善藏者，亦有取禍者，固何如言忠信、行篤敬之行于州里蠻貊哉？"《確辨》，方大鎮著。"言忠信，行篤敬"，見《論語·衛靈公》："子張問行。子曰：言忠信，行篤敬，雖蠻貊之邦，行矣。言不忠信，行不篤敬，雖州里，行乎哉？"

【眉批】當汗下，當扶陽，則麻黄、大黄、硫黄任之。而世執甘草、陳皮爲平穩，則因循病死而已。一種以輕粉收惡瘡，可以立愈，而輕粉毒發，遂不可救。嗟乎！世不肯明運氣、經脈、病症、藥性之常變，而但執海外單方，自夸應病予藥，可乎哉？《確辨》一篇，是今日真對症也。往年黄檗痛駡諸方，中郎亦切責黄檗。参見《總論上》袁石公《廣莊》條。他山不資攻玉，反互借以顢頇，竊冒總而荒狂，不安當人法位，比比然矣。止爲專科繆刺，未免啞子苦瓜。繆刺，所刺之穴，應用如紕繆綱紀。《内經・繆刺》："夫邪客大絡者，左注右，右注左，上下左右與經相干，而布於四末，其氣無常處，不入於經俞，命曰繆刺。"而蘭臺掌印者，却自昏眵不辨。蘭臺，漢代宫中收藏圖書處。據《漢書・百官公卿表》云，御史大夫"有兩丞，秩千石。一曰中丞，在殿中蘭臺，掌圖籍祕書"。眵，眼昏。其有循牆干掫，挈瓶義襲，又豈能服畸人、達士之心乎？循牆，無主見。干掫，夜間打更，捍衛之義。挈瓶，汲水小瓶。《左傳・昭公七年》："晉人來治杞田，季孫將以成與之。謝息爲孟孫守，不可。曰：'人有言曰：雖有挈瓶之知，守不假器，禮也。夫子從君，而守臣喪邑，雖吾子亦有猜焉。'"挈瓶之知，小謀也。義襲，偶然合乎道義也。倘有人焉，看破世間，又看破出世間，翛翛獨行，則合取兩片皮已矣。翛翛，冷清。其或寓藝以游，隨場賣藥，何嘗不時發悲憫，旁觀指點也耶？非希知己之恩，一付不欺之力。《莊子》曰："不忘待盡，緣不得已。"飛花不記前生雨，古木惟知此日聲。

一曰此心休之則深，心不知心，便謂無思，若能隨緣平懷，即是入寂樂定。一曰此心置之則淺，實無無思時，惟有讀書窮理，當作無厭足王。合此二者，可謂因物用物，而不徇物者矣。黄林曰："流水不腐，用器不蠹。曾知山水枕籍，即是寂定隨緣；時習朋來，所以不知不愠。猶計較兩橛耶？有無詰難，譬水麵離合耳。今惟饅餡香餿椒鹽之中節，何爲影子所謾？”

層層剥之，又剥其剥，乃適當其固然，猶是以一重破一重也。大人統天從類，任物物之相待而又何破哉？僧問睦州：“不以一重破一重時如何？”曰：“昨種茄子，今種冬瓜。”睦州，黄檗希運法嗣。俗姓陳，居睦州龍興寺，有陳尊宿之稱。《五燈會元》卷四“睦州陳尊宿”：“問：以一重去一重即不問，不以一重去一重時如何？師曰：昨朝栽茄子，今日種冬瓜。”

藏一曰：“世道交喪矣。世衰而道喪。拘方約結，終縛生死。拘方，拘泥刻板。約結，鬱結不通。意爲拘泥于一家之言者，刻板不通，終爲生死所縛。荒冒廢學，差别茫茫。不學之徒侈言會通，不明諸家之别。“冒”之覆蓋義，可參《易·繫辭上》：“夫《易》，開物成務，冒天下之道，如斯而已矣。”英傑不甘心于猥腐，爲淵驅魚，颺去鷹擊，而畫鬼掠虚者飛箝詭隨矣。猥，鄙陋。腐，陳腐。爲淵驅魚，本義譬喻失掉人心，把民衆驅趕給對方。《孟子·離婁上》：“民之歸仁也，猶水之就下、獸之走壙也。故爲淵驅魚者，獺也。爲叢驅爵者，鸇也。爲湯武驅民者，桀與紂也。”颺去鷹擊，譬喻深懷野心，得意即去。《後漢書·吕布傳》：“（陳）登見曹公言：‘養將軍譬如養虎，當飽其肉，不飽則噬人。’公曰：‘不如卿言。譬如養鷹，饑即爲用，飽則颺去。’”畫鬼，憑空虚構。掠虚，竊取虚名。飛箝，亦作飛鉗。《文心雕龍·論説》：“轉丸騁其巧辭，飛鉗伏其精術。”賈公彦曰：“飛鉗者，言察是非語，飛而鉗持之。”蓋指巧辯之辭。詭隨，詭托而來。夫才辨勇力，無以統御，子瞻所謂縱虎狼饑渴之也。東坡《論養士》：“夫智勇辨力，此四者皆天民之秀傑也。類不能惡衣食以養於人，皆役人以自養者也……縱百萬虎狼於山林而饑渴之，不知其將噬人，世以始皇爲智，吾不信也。”隨物見身，因法救法,任此者誰? 獨往寄傲,决絶流遁,强作主耳,詎云徹上徹下自在者乎? 獨往寄傲,獨行己志、不隨流俗。决絶,棄絶塵世。流遁,流蕩逃遁。語出《外物》:"夫流遁之志,决絶之行,噫 ,其非至知厚德之任與!"吾人生得秩序變化之《易》,足以深幾神明,而情欲意見蔽之,不肯虚心,何能立大本,知化育,成位乎中,而時出經綸,以化異同歸中和哉?《中庸》:"唯天下至誠,爲能經綸天下之大經,立天下之大本,知天地之化育。""喜怒哀樂之未發,謂之中。發而皆中節,謂之和。中也者,天下之大本也。和也者,天下之達道也。致中和,天地位焉,萬物育也。"吾桐方廷尉野同先生(大鎮),與吴宫諭觀我先生(應賓),激揚二十年,而王虚舟先生(宣)合之。廷尉本諸本庵先生(學漸),傳之中丞潛夫先生(孔炤),三世研極,遍徵百家,而愚者大師承之。觀廷尉公命名曰"蓍圓而神,卦方以智。藏密同患,變易不易",畢矣。以蓍草占問,神妙莫測,故圓通而神變。卦辭其因内容確定,所以方正而智慧。藏密,即"退藏於密",隱忍不宣也。同患,即"吉凶與民同患",與民同憂也。變易不易,變易中有不易者在也。語出《易·繫辭上》:"是故蓍之德圓而神,卦之德方以智,六爻之義易以貢。聖人以此洗心,退藏於密,吉凶與民同患。神以知來,智以藏往,其孰能與此哉?"庚辰通籍,即遭中丞公獄,及父冤白而天崩矣。方以智於崇禎十三年舉進士,其時方孔炤任湖廣巡撫,因失律而下獄。北爲甄濟,南爲韓渥,數歷封刀,轉側苗獞。甄濟,見《閱炮莊與滕公剡語》注。韓渥,又作韓偓。據《唐才子傳》卷七,韓偓在昭宗時曾任兵部侍郎、翰林承旨,深得昭宗器重。昭宗欲相者數次,皆以不敢當辭。後因開罪朱温,貶爲濮州司馬,昭宗流涕曰:"我左右無人矣。"方以智曾十辭南明永曆帝内閣大學士之請,故有此譬。封刀,黄綾封裹之刀,喻授權誅殺。獞,蠻荒之地。以祇支歸,印心杖門。祇支,僧祇支的簡稱,又名覆腋衣,僧服也。印心杖門,指順治十年方以智奔南京,依道盛,圓具足戒。窮變通久,時乘自盡,豈非天以奇緣資此大集哉?《易·繫辭下》:"窮則變,變而通,通則久。"大師廬墓合明,幸得朝夕,剥爛復反。順治十二年,方孔炤辭世。方以智破關奔喪,遵父遺命,葬合明山,并結廬墓側,守制三載。乃歎曰:大道易簡,私黠亂其神明。備物無我,善刀無敵。備物,備具衆物。《易·繫辭上》:"備物致用,立成器以爲天下利,莫大乎聖人。"善刀,拭刀。語出《養生主》。學問飲食,享其性天。消息時行,何用躍冶乎?消息時行,與時消息。躍冶,出自《大宗師》:"今之大冶鑄金,金踴躍曰:'我必且爲鏌鋣。'大冶必以爲不祥之金。"因合録之,時自省覽云爾。自有仁智夙願者,總持幸甚。圉噩歲涂黄林學者左銳識。太歲在丁曰强圉,太歲在酉曰作噩。丁酉年即順治十四年,公元1657年。涂,涂月,農曆十二月。左銳,字藏一,别號宋山子,桐城人,方以智好友。"黄林"二字,似取自黄霸、杜林。黄霸爲西漢大臣,宣帝時曾入獄隨夏侯勝習《尚書》。杜林,東漢學者,嘗得漆書《古文尚書》一卷,雖遭艱困,仍握持不離身。黄道周《方仁植先生每覓易象,詩以謝之》云:"黄霸杜林亦人耳,豈有朝聞遂夕死?"

總論下

浮山愚者之子中德、通、履謹編

向子期與郭子玄書

世皆以君竊僕書,補《秋水》《至樂》,易《馬蹄》,行世。《晉書·郭象傳》:"先是,注《莊子》者數十家,莫能究其旨統。向秀於舊注外而爲解義,妙演奇致,大暢玄風。惟《秋水》《至樂》二篇未竟而秀卒。秀子幼,其義零落,然頗有别本遷流。象爲人行薄,以秀義不傳於世,遂竊以爲己注,乃自注《秋水》《至樂》二篇,又易《馬蹄》一篇,其餘衆篇,或點定文句而已。其後秀義别本出,故今有向、郭二《莊》,其義一也。"或譽君,或詬君。詬者如上引《晉書》本傳,譽者如《世説新語·賞譽》:"郭子玄有俊才,能言老莊。""王太尉曰:郭子玄語議如懸河瀉水,注而不竭。"君將謂有功于莊子乎哉?爲此言者,將謂有功于僕乎哉?請爲君釋冤,以釋吾之冤。

【平叟雜拈[1]】《莊子》注郭象,然哉!《五燈會元》卷二十"平江府資壽尼無著妙總禪師":"師曰:曾見郭象注《莊子》,識者曰,却

① 本篇眉批題曰"平叟雜拈",故下文皆以此四字標示。

是《莊子》注郭象。”莊子使才放憨，郭則正語，此真向秀筆也。劉孝標云：“秀與嵇康、吕安爲友，康傲世，安邁俗，而秀雅好讀書。”劉峻，字孝標，南朝梁學者。引文出自其《世説新語·文學》注。李秃翁言向秀七賢中最可鄙。李贄《焚書》卷五“《思舊賦》”條：“向秀《思舊賦》，只説康高才妙技而已。夫康之才之技，亦今古所有，但其人品氣骨，則古今所希也。豈秀方圖自全，不敢盡耶？則此《賦》可無作也，舊亦可無爾思矣。秀後康死，不知復活幾年，今日俱安在也？康猶爲千古人豪所歎，而秀則已矣，誰復更思秀者，而乃爲此無盡算計也邪？且李斯歎東門，比擬亦大不倫。竹林七賢，此爲最無骨頭者。莫曰先輩初無臧貶七賢者也。”沈幼宰曰：“秀佐康鍛柳下，注意依附。叔夜許之，正如幼安不絶子魚耳。”沈長卿《沈氏弋説》卷五“竹林七賢”條：“世有根器凡庸而知所嚮往者，不屑與光塵爲伍，每每依附名流，如蔓草之倚喬松，窺人意旨所屬而摩其似，時而飾爲節俠，時而托諸坦夷，概以微巧動人，而寡識者偏喜其與己合，雅量者亦混而收之，以爲同臭味而不核其真，向秀之于七賢是也。晉史稱嵇康與向秀共鍛于大樹之下，相對欣然，傍若無人，想當時秀所最注意者康耳。康才品丰神，爲竹林領袖，秀不得不倚以爲重。嗟乎，管幼安、華子魚胥壞矣，而管不絶華，豈竹林之杰而不能容一向秀哉？”管華胥壞，參見《世説新語·德行》：“管寧、華歆共園中鋤菜，見地有片金，管揮鋤與瓦石不異，華捉而擲去之。又嘗同席讀書，有乘軒冕過門者，寧讀如故，歆廢書出看。寧割席分坐，曰：子非吾友也！”管不絶華，參見《三國志·魏書·管寧傳》：“黄初四年，詔公卿舉獨行君子，司徒華歆薦寧。文帝即位，徵寧，遂將家屬浮海還郡。”愚則正喜子期平心，不作放曠詭態也。其容迹也，張衡之對、謝灊之飲也。容迹，藏身。《後漢書·張衡傳》：“（衡）遷侍中，帝引在帷幄,諷議左右。嘗問衡天下所疾惡者,宦官懼其毀己,皆共目之,衡乃詭對而出。閹豎恐終爲其患,遂共讒之。"《南齊書·謝瀹傳》:"初,兄朏爲吴興,瀹於征虜渚送别,朏指瀹口曰:'此中唯宜飲酒。'瀹建武之初,專以長酣爲事,與劉瑱、沈昭略以觴酌交飲,各至數斗。"此處不識,何用看《莊》?

郭之竊向,亦是山谷换骨法耳。慧洪《冷齋夜話》卷一"换骨奪胎法"條:"山谷云:詩意無窮,而人之才有限。以有限之才,追無窮之意,雖淵明、少陵不得工也。然不易其意而造其語,謂之换骨法。窺入其意而形容之,謂之奪胎法。"换骨法與奪胎法皆不變其意,所不同者,换骨法在原作基礎上調整詞句而已,奪胎法則自己另起爐灶。慧洪《石門文字禪》卷十六有换骨法之例:"古詩云:'蘆花白間蓼花紅,一日秋江慘澹中。兩個鷺鷥相對立,幾人唤作水屏風。'然其理可取,而其詞鄙野。余爲改之,曰换骨法:'蘆花蓼花能白紅,數曲秋江慘澹中。好是飛來雙白鷺,爲誰妝點水屏風。'"《冷齋夜活》卷一有奪胎法之例:"樂天詩曰:'臨風杪秋樹,對酒長年身。醉貌如霜葉,雖紅不是春。'東坡南中作詩云:'兒童誤喜朱顔在,一笑那知是醉紅。'凡此之類,皆奪胎法也。"老子不竊管子之《内業》篇耶?詹東圖稱管子《内業》所言皆老子道德之旨,詳見《總論上》。黄帝、周公集天下之智者,上也。《吕覽》《淮南》亦巧矣。奈何以法盛、齊丘爲例耶?方以智《文章薪火》:"《吕覽》《淮南》,則養客撮衆人之英者也。不韋預知焚書,而寓之一柬,始發此智,更巧于招隱矣。嗟乎,周公不驕吝而收天下之材藝,此無繼矣。吕、劉之智,亦無繼之者耶?將以虞預、何法盛、宋齊邱爲智耶?不堪噴飯。"《通雅》卷三:"葛洪之托劉歆,衛元嵩之托蘇源明,趙蕤之托關朗,慶虬之托相如,又奚似何法盛之于郗紹,宋齊邱之于譚峭邪?"何法盛竊郗紹《晉中興書》事,參見

《南史》卷三十三《荀伯子傳》:"時有高平郗紹,亦作《晉中興書》,數以示何法盛。法盛有意圖之,謂紹曰:'卿名位貴達,不復俟此延譽。我寒士,無聞於時,如袁宏、干寶之徒,賴有著述,流聲於後,宜以爲惠。'紹不與。至書成,在齋内厨中,法盛詣紹,紹不在,直入竊書。紹還失之,無復兼本,於是遂行何書。"宋齊邱竊譚峭《化書》事,參見元趙道一《歷世真仙體道通鑒》卷三十九《譚峭傳》:"峭嘗作《化書》,南唐宋齊丘竊其名爲己作,見行世。"正言若反,莊是賊魁。既非其才,套更可厭。向、郭皆以正語三昧出之,更覺中和相忘不争,亦以此故。

虚舟曰:"古人各有獨至,不必雷同耳食。"邵子最賞呂梁、四顧爲至言。楊中立賞《逍遥游》爲無入不自得。以上二句,參見《總論上》注。王元澤曰:"道問無應,然不言無以明。迫而後起,駕其所説,冀得象而忘言也。"王雱《南華真經拾遺·雜説》:"莊周之書,究性命之幽,合道德之散,將以去其昏昏,而易之以昭昭,此歸根復命之説、剖斗折衡之言所以由是起矣。雖然,道於心而會於意,則道問而無應,又奚俟於言者歟?蓋無言者雖足以盡道之妙,而不言者無以明。故不得已而後起,感而後動,迫而後應,則駕其所説而載之於後,而使夫學者得意則忘象,得象則忘言,此亦莊子之意有異於世也。"李性學曰:"《莊子》,《易》之變。"李淦,字耆卿,建昌南城人。朱熹再傳弟子,學者尊爲性學先生。著有《文章精義》一卷。辰翁以爲曼衍窮年,其情真也。劉辰翁《莊子南華真經點校·寓言》:"'因以曼衍,所以窮年',兩語最悲。豈不知吾言之汗漫支離哉?顧所以窮年,不能不藉是爾。其言寓也,其情真也。欲以言齊之,則已不窮矣。"蔡毅中曰:"九經若江海,《莊子》澼洸洪濤,蜃市宵燈,然誰能出江海外乎?”蔡毅中,字宏甫,光山人,萬曆二十九年進士,官至禮部右侍郎,曾抗疏批評魏忠賢,事詳《明史》卷二百一十六。引文出自毅中所作歸有光《南華真經評注》序。文湛持曰:“知命而不甘爲命所限,樂天而不肯爲天所囿,遁世無奈何而托之洸洋恢憰、疑神疑帝,《莊》非爲清談而清談可,《莊》非爲文章而文章可。”文震孟,字文起,别號湛持,長洲人。文徵明曾孫。天啓壬戌進士第一,官至東閣大學士。《明史》卷二百五十一有傳。張二無曰:“有莊子之操履,與莊子之手筆,乃明得莊子之眼孔。”張瑋,字席之,又字二無,武進人。講學東林書院,師事孫慎行,其學以慎獨研幾爲宗,《明史》卷二百五十四有傳。知人須論世,讀書須忘我,方能善取之。李北海曰:“似吾者死。”李邕,字泰和,江都人,唐代書法家。曾任北海太守,故人稱李北海。北海此句,有數種傳本:一曰“學我者拙,似我者死”,一曰“似我者俗,學我者死”,一曰“学我者穷,似我者死”。莊子亦不願人似之。農父曰:“《荀》言立禮,《莊》言成樂。讀《春秋》如讀律,讀《莊》如歌詩。”周岐,字農父,見前注。請合觀之,然後許讀此書。

《莊子》者,可參而不可詁者也。参,参悟。詁,训释。以詁行,則漆園之天蔽矣。莊子歎世之溺于功利而疚心其始,又不可與莊語,爲此無端崖之詞,巵之寓之,大小重之,無謂有謂,有謂無謂,使見之者疑憤,疑憤不已,乃有旦暮遇之者。“無謂有謂、有謂無謂”八字,出自《齊物論》。意思是,雖無所説,亦未嘗無説;雖有所説,而實無所説。鵬之與鷽也,椿之與瓠也,豕零也,骷髏也,蟲臂鼠肝也,會則直會,不煩更僕,豈特《天道》《天運》爲正論,末後敘六經而悲一曲爲本懷乎？豕零，即猪零，草藥。《徐無鬼》："藥也，其實堇也，桔梗也，雞壅也，豕零也，是時爲帝者也，何可勝言？"蟲臂鼠肝，出自《大宗師》："俄而子來有病，喘喘然將死，其妻子環而泣之。子犁往問之，曰：'叱！避！無怛化！'倚其户與之語曰：'偉哉造化！又將奚以汝爲？將奚以汝適？以汝爲鼠肝乎？以汝爲蟲臂乎？"敘六經而悲一曲，參見王安石《莊周論》上："昔先王之澤至莊子之時竭矣，天下之俗譎詐大作，質朴并散，雖世之學士大夫，未有知貴己賤物之道者也。於是棄絶乎禮義之緒，奪攘乎利害之際，趣利而不以爲辱，殞身而不以爲怨，漸漬陷溺，以至乎不可救已。莊子病之，思其说以矯天下之弊而歸之於正也。其心過慮，以爲仁義禮樂皆不足以正之，故同是非，齊彼我，一利害，則以足乎心爲得，此其所以矯天下之弊者也。既以其说矯弊矣，又懼來世之遂實吾说而不見天地之純、古人之大體也，於是又傷其心於卒篇以自解。故其篇曰：'《詩》以道志，《書》以道事，《禮》以道行，《樂》以道和，《易》以道陰陽，《春秋》以道名分。'由此而觀之，莊子豈不知聖人者哉？又曰：'譬如耳目鼻口，皆有所明，不能相通，猶百家衆技，皆有所長，時有所用。'用是以明聖人之道，其全在彼而不在此，而亦自列其書於宋鈃、慎到、墨翟、老聃之徒，俱爲不該不遍、一曲之士，蓋欲明吾之言有爲而作，非大道之全云耳。"不見天地之純，古人之大體，雖曲爲之解，亦終身駢拇而不反者也。《天下》："後世之學者，不幸不見天地之純，古人之大體，道術將爲天下裂。"况以注名，膠膠然曰我莊子知己也。冤哉！冤哉！當莊子之瓌瑋連抃其書，非以爲名也。瓌瑋，奇特。連抃，宛轉。《天下》："其書雖瓌瑋而連犿無傷也，其辭雖參差而諔詭可觀。彼其充實不可以已，上與造物者游，而下與外死生、無終始者爲友。"即欲傳其書，欲傳其純者大者耳，非欲傳莊子也。即傳莊子，傳其所以爲莊子，非必蒙城之叟也。鴻蒙拊髀雀躍，河伯望洋而歎，北游服隱弅之默，童子指七聖之迷，老龍死矣，嚗然放杖，支離無脈，攘臂全人，何處非華封？何處非新沐？拊髀，拍打髀部。語出《在宥》："雲將東游，過扶搖之枝而適遭鴻蒙。鴻蒙方將拊脾雀躍而游。"河伯見海若而自慚，見《秋水》。北游服隱弅之默，出自《知北游》："知北游於玄水之上，登隱弅之丘，而適遭無爲謂焉。知謂無爲謂曰：'予欲有問乎若：何思何慮則知道？何處何服則安道？何從何道則得道？'三問而無爲謂不答也。非不答，不知答也。"童子指七聖之迷，出自《徐無鬼》："黄帝將見大隗乎具茨之山，方明爲御，昌寓驂乘，張若、謵朋前馬，昆閽、滑稽後車。至於襄城之野，七聖皆迷，無所問途。適遇牧馬童子，問途焉，曰：'若知具茨之山乎？'曰：'然。''若知大隗之所存乎？'曰：'然。'黄帝曰：'異哉小童！非徒知具茨之山，又知大隗之所存。請問爲天下。'……小童曰：'夫爲天下者，亦奚以異乎牧馬者哉？亦去其害馬者而已矣。'"神農放杖，出自《知北游》："妸荷甘與神農同學於老龍吉。神農隱几闔户晝瞑，妸荷甘日中奓户而入曰：'老龍死矣！'神農擁杖而起，嚗然放杖而笑，曰：'天知予僻陋慢訑(同"誕"，放縱)，故棄予而死。已矣！夫子無所發予之狂言而死矣夫！'"支離無脈，見《德充符》："闉跂支離無脈説衛靈公，靈公説之，而視全人，其脰肩肩。"華封，出自《天地》。堯觀乎華，華封人請祝壽、富、多男子。堯以"多男子則多懼，富則多事，壽則多辱"而辭。封人云："始也我以女爲聖人邪，今然君子也。天生萬民，必授之職，多男子而授之職，則何懼之有？富而使人分之，則何事之有？夫聖人，鶉居而鷇食，鳥行而無彰；天下有道，則與物皆昌；天下無道，則修德就閒；千歲厭世，去而上仙；乘彼白雲，至於帝鄉；三患莫至，身常無殃；則何辱之有？"新沐，出自《田子方》："孔子見老聃，老聃新沐，方將被髮而乾，慹然似非人。"以爲堯，則皆堯也；以爲孔，則皆孔也。天皆天也，人皆人也。莊子猶向子，向子猶郭子。不知千載上，果有莊子否？果有蒙城否？而且辯詰莊之爲向耶？郭耶？僕固不受矣，君胡爲乎受之？

世之以莊子解莊子者,非知莊子者也。不知者以爲逃此自樹畸辯耳,知之者以爲欲人之渾沌也。果如此乎,是徒以上古之塵垢塗晚近之耳目,莊子之冤愈不可解矣。人生天地間,當立天地之前,回天地之後。以其前後,擿之俄頃,反而自問,何以謂之我?何以問我而我遂我其我?何以爲官天地、騎日月之我?官天地,出自《德充符》:"將求名而能自要者,而猶若是,而況官天地,府萬物,直寓六骸,象耳目,一知之所知,而心未嘗死者乎!彼且擇日而登假,人則從是也。彼且何肯以物爲事乎?"成玄英釋曰:"綱維二儀曰官天地。"騎日月,見《齊物論》:"齧缺曰:'子不知利害,則至人固不知利害乎?'王倪曰:'至人神矣!大澤焚而不能熱,河漢冱而不能寒,疾雷破山,飄風振海,而不能驚。若然者,乘雲氣,騎日月,而游乎四海之外,死生無變於己,而況利害之端乎?'"天地何以有我?我何以即天地?何謂無我之真我?久而一瞥,我還我,我不自知其我,又何容所謂無我、真我者哉?號爲混沌,我不應也。無物,而物物者誰與游乎?《知北游》:"有先天地生者物邪?物物者非物,物出不得先物也,猶其有物也。猶其有物也,無已。"物物無物,乃與物冥。循乎大變,故無待而常通。又順有待者,使不失其所待。郭注:"夫唯與物冥而循大變者,爲能無待而常通。豈自通而已哉?又順有待者,使不失其所待。所待不失,則同於大通矣。故有待無待,吾所不能齊也。至於各安其性,天機自張,受而不知,則吾所不能殊也。"指正屈時,屈無待也。指正伸時,伸豈有待哉?齊生死者,無死無生者也。齊小大者,無小無大者也。以齊爲冥者,非冥之至者也。冥之至者,又冥其冥。無所謂無生死也,無所謂無大小也。不聞其言乎,師天而無地,其不可行明矣;語出《秋水》。果蓏有理,人倫相齒;《知北游》:"果蓏有理,人倫雖難,所以相齒。聖人遭之而不違,過之而不守。"天地之行,聖人取象焉;《天道》:"夫尊卑先後,天地之行也,故聖人取象焉。"非曰静也,善故静也;《天道》:"聖人之静也,非曰静也,善故静也;萬物無足以鐃心者,故静也。"方以智的斷句與通常的斷法不同,參見《養生主總炮》注。不生不死之攖寧;由擾亂歸于平静謂之攖寧,語出《大宗師》:"殺生者不死,生生者不生。其爲物,無不將也,無不迎也,無不毀也,無不成也,其名爲攖寧。攖寧也者,攖而後成者也。"疑始無始;《大宗師》:"南伯子葵曰:'子獨惡乎聞之?'曰:'聞諸副墨之子,副墨之子聞諸洛誦之孫,洛誦之孫聞之瞻明,瞻明聞之聶許,聶許聞之需役,需役聞之於謳,於謳聞之玄冥,玄冥聞之參寥,參寥聞之疑始。'"用心若鏡;《應帝王》:"至人之用心若鏡,不將不迎,應而不藏,故能勝物而不傷。"重閬天游;《外物》:"胞有重閬,心有天游。室無空虚,則婦姑勃谿。心無天游,則六鑿相攘。大林丘山之善於人也,亦神者不勝。"乘物以游心,托不得已以養中,得主矣。《人間世》:"且夫乘物以游心,托不得已以養中,至矣,何作可報也?莫若爲致命,此其難者。"恢詭憰怪,道通爲一;爲是不用而寓諸庸;適得而幾矣;因是已;是之謂以明;照之以天;參萬歲而一成純。以上數語皆出自《齊物論》。未始有,即庸有者也。以明者,即止其不知者也。吾故曰:《莊子》者,殆《易》之風而《中庸》之魂乎!

【平叟雜拈】天刖曰:"我還我,乃能物物。我不知我,乃能物物無物。究竟即物即我、無物無我可也,我則放在一邊。大碗濁醪,聊且塞口。"

蟬窠曰:"漆園滴髓,不覺狼籍矣。手筆揮洒到此,方是廢心踐形。"蟬窠,黄虞稷别號。虞稷字俞邰,號楮園,清代著名藏書家,曾師事方以智。《此藏軒别集》卷二"題畫寄俞邰"有云:

"俞郃竹關相見,忽忽二十年。頃郵書云:'蟬窠壁上,正望青原老人半幅不得。'一日臨窗無事,天氣乾蒼,敗筆又渴,遂成此種雲樹,不知摩詰、巨然當時曾夢到否?"

《易》之風,《中庸》之魂,誰開此眼?然我更要問他,轉風招魂,四維上下都遍矣,畢竟在甚麼處?

方圓同時,於穆不已。《中庸》:"《詩》曰:'惟天之命,於穆不已。'蓋曰天之所以爲天也。"森羅布護,即無待之環中也。森羅布護,意指宇宙間存在之各種現象,森然羅列于前。雖不可詁,何礙乎詁?不見天地之詁混沌乎?卦策之詁太極乎?《易·繫辭下》:"古者包犧氏之王天下也,仰則觀象於天,俯則觀法於地,觀鳥獸之文與地之宜,近取諸身,遠取諸物,於是始作八卦,以通神明之德,以類萬物之情。"文王翻轉伏羲之環而錯之,孔子顛决文王之環而雜之,老子塞無首之環而黑之,莊子恣六氣之環而芒之,此與子思以代錯妙反對之環、孟子以浩然充時乘之環,有以異乎?《史記·周本紀》:"西伯蓋即位五十年。其囚羑里,蓋益《易》之八卦爲六十四卦。"《史記·孔子世家》:"孔子晚而喜《易》,序《彖》《繫》《象》《説卦》《文言》。"無首,代指《周易》。《乾》卦之用九曰:"見群龍無首,吉。"老子知白守黑,見《道德經》第二十八章:"知其雄,守其雌,爲天下溪。爲天下溪,常德不離,復歸於嬰兒。知其白,守其黑,爲天下式。"六氣,見《逍遥游》:"若夫乘天地之正,而御六氣之辯,以游無窮者,彼且惡乎待哉?"芒之,化自《天下》:"芴漠無形,變化無常,死與生與,天地并與,神明往與!芒乎何之,忽乎何適,萬物畢羅,莫足以歸。古之道術有在於是者,莊周聞其風而悦之。"代錯,代明錯行。出自《中庸》:"仲尼祖述堯舜,憲章文武,上律天時,下襲水土。辟如天地之無不持載,無不覆幬,辟如四時之錯行,如日月之代明。萬物并育而不相害,道并行而不相悖,小德川流,大德敦化,此天地之所以爲大也。”浩然,浩然之氣。時乘,以時乘之。約自《乾·彖》:“大哉乾元,萬物資始,乃統天。雲行雨施,品物流形。大明終始,六位時成。時乘六龍以御天。乾道變化,各正性命。保合大和,乃利貞。首出庶物,萬國咸寧。”庖丁《桑林》,真中節者也。庖丁解牛有如《桑林》之舞。蝴蝶栩栩,真踐形者也。問禮柱下,服其猶龍,何乃退草《春秋》,遵譏議近死之訓?柱下指老子。孔子問禮於老聃,歎曰:“吾今日見老子,其猶龍邪!”參見《史記·老子韓非列傳》。另據《史記·孔子世家》載,孔子適周,問禮於老子,老子送之以言曰:“聰明深察而近於死者,好議人者也。博辯廣大危其身者,發人之惡者也。”此非尼山善學青牛者乎?尼山指孔子,青牛指老聃。據皇甫謐《高士傳》“老子李耳”條,仲尼至周,“見老子,知其聖人,乃師之。後周德衰,乃乘青牛車去,入大秦”。可以知櫟社曳尾,非怖死苟且之謀矣。“櫟社”出自《人間世》,指不材之木。“曳尾”出自《秋水》,莊子却楚使曰:“往矣!吾將曳尾於塗中。”以刑爲體,誰解此刀?以刑爲體,以刑法作爲治國之本。語出《大宗師》:“以刑爲體,以禮爲翼,以知爲時,以德爲循。以刑爲體者,綽乎其殺也;以禮爲翼者,所以行於世也;以知爲時者,不得已於事也;以德爲循者,言其與有足者至於丘也,而人真以爲勤行者也。”以禮爲翼,誰怒而飛?以禮爲翼,以禮作爲治國之輔助。寓宅而致心齋,無所逃于大戒,此莊子新發《繫辭》齋戒之硎,以利用《春秋》之獄也。寓宅、心齋、大戒,皆出自《人間世》:“若能入游其樊而無感其名,入則鳴,不入則止。無門無毒,一宅而寓於不得已,則幾矣。”“回曰:‘敢問心齋。’仲尼曰:‘若一志,無聽之以耳而聽之以心。無聽之以心而聽之以氣。聽止於耳,心止於符。氣也者,虛而待物者也。唯道集虛,虛者心齋也。’”“天下有大戒二:其一命也,其一義也。子之愛親,命也,不可解於心。臣之事君,義也,無適而非君也,無所逃於天地之間。是之謂大戒。”齋戒,見《繫辭上》:“蓍之德圓而神,卦之德方以知,六爻之義易以貢。聖人以此洗心,退藏於密,吉凶與民同患。神以知來,知以藏往,其孰能與於此哉? ……聖人以此齋戒,以神明其德夫。"利用獄,出自《易·噬嗑》卦辭:"噬嗑,亨。利用獄。"王弼注:"噬,齧也。嗑,合也。凡物之不親,由有閒也。物之不齊,由有過也。有閒與過,齧而合之,所以通也。刑克以通獄之利也。"其抑墨胎、申屠也,特欲安庸人之地步,誘人勿貪名利,乃可曲全耳,豈謂白刃不可蹈乎? 墨胎指伯夷、叔齊。《炮莊》卷八《讓王》注曰:"孤竹國在遼西令支縣,今永平有肥如塚。《論語疏》:姓墨胎,名智允。"申屠,指申徒狄。《大宗師》云:"若狐不偕、務光、伯夷、叔齊、箕子、胥餘、紀他、申徒狄,是役人之役,適人之適,而不自適其適者也。"《盜跖》:"世之所謂賢士伯夷、叔齊,辭孤竹之君,而餓死於首陽之山,骨肉不葬。鮑焦飾行非世,抱木而死。申徒狄諫而不聽,負石自投於河,爲魚鼈所食。"入水之丈人何稱焉? 典出《達生》。孔子觀水於吕梁,問一丈夫蹈水之道,丈夫曰:"吾無道。吾始乎故,長乎性,成乎命。與齊俱入,與汩偕出,從水之道而不爲私焉。此吾所以蹈之也。"孔子曰:"何謂始乎故,長乎性,成乎命?"曰:"吾生於陵而安於陵,故也;長於水而安於水,性也;不知吾所以然而然,命也。"

【平叟雜拈】則曰:"今古只此一環,如何容得許多翻弄耶? 茫茫宇宙,俱在白刃中矣。可爲浩歎! 可爲恭喜!"

嗟乎,伐木殺鷲,材不材之間,久歎之矣,將安免乎? 典出《山木》,大木因不材得終天年,雁因不材而被殺,莊周曰:"周將處夫材與不材之間。材與不材之間,似之而非也,故未免乎累。"將求免爲人乎? 天地不能免爲天地,聖人不能免爲聖人,人奈之何求免人乎? 謂路免行,迂矣,謂路免塵也乎哉? 謂海免波,迂矣,謂海免水也乎哉？知必不免，不得不言求免。不許苟免，免何非苟？委蛇者，直塞之夫襓劍也。委蛇，隨順之義。語出《應帝王》："壺子曰：鄉吾示之以未始出吾宗。吾與之虛而委蛇，不知其誰何，因以爲弟靡，因以爲波流，故逃也。"直塞，代指浩然之氣。《孟子·公孫丑上》："敢問何謂浩然之氣？曰：難言也。其爲氣也，至大至剛，以直養而無害，則塞於天地之間。"夫襓劍，带衣之劍。《禮記·少儀》："器則執蓋，弓則以左手屈韣執拊，劍則啓櫝，蓋襲之，加夫襓與劍焉。"注云："夫襓，劍衣也，加劍於衣上。"以徘徊爲委蛇，是亦魯遽鼎冰瑟弦也，蹢閽夜半舟鬬也，有不必免而免免者存，曾知之耶？《盜跖》："無爲小人，反殉而天。無爲君子，從天之理。若枉若直，相而天極。面觀四方，與時消息。若是若非，執而圓機。獨成而意，與道徘徊。"《徐無鬼》："其弟子曰：'我得夫子之道矣，吾能冬爨鼎而夏造冰矣。'魯遽曰：'是直以陽召陽，以陰召陰，非吾所謂道也。吾示子乎吾道。'於是乎爲之調瑟，廢一於堂，廢一於室，鼓宫宫動，鼓角角動，音律同矣。夫或改調一弦，於五音無當也，鼓之，二十五弦皆動，未始異於聲，而音之君已。""夫楚人寄而蹢閽者，夜半於無人之時而與舟人鬬，未始離於岑而足以造於怨也。"俞樾釋"蹢"爲"謫"之誤，責備之義。閽，守門人。道盛解曰："夜半無人時謂與舟人鬬，既與舟人鬬又不離乎岑，此豈真有哉？諸子以是爲非，以非爲是，以有爲無，以無爲有，但逞口給而全無實據，西天六十二見外道耳。"自掃其材不材之間者，適得之寓庸中節也。備物以將形，藏不虞以生心，敬中以達彼，不厭其天，不忽于人，欲當則緣于不得已。備物以將形，備物以養身。藏不虞以生心，不藏思慮以養心。敬中以達彼，中心誠敬，通達外物。以上數句皆出自《庚桑楚》："備物以將形，藏不虞以生心，敬中以達彼，若是而萬惡至者，皆天也，而非人也，不足以滑成，不可内於靈臺。"不厭其天、不忽于人，出自《達生》："不開人之天，而開天之天。開天者德生，開人者賊生。不厭其天，不忽於人，民幾乎以其真!”方孔炤曰:“不厭其天,豈有奇刻造怪之弊?不忽于人,豈有悖倫蕿蕩之弊?”欲當則緣于不得已,出自《庚桑楚》:“故敬之而不喜,侮之而不怒者,唯同乎天和者爲然。出怒不怒,則怒出於不怒矣。出爲無爲,則爲出於無爲矣。欲静則平氣,欲神則順心,有爲也。欲當則緣於不得已,不得已之類,聖人之道。”春之有秋也,不得已也。無累更生,是秉神武。日新變化謂更生,語出《達生》:“夫欲免爲形者,莫如棄世。棄世則無累,無累則正平,正平則與彼更生,更生則幾矣。”神武,出自《易·繫辭上》:“古之聰明睿知,神武而不殺者夫。是以明於天之道,而察於民之故,是興神物,以前民用。”意爲用吉凶禍福服衆,而不用刑殺。無郤可塗,是爲至常。《天運》:“吾又奏之以陰陽之和,燭之以日月之明。其聲能短能長,能柔能剛;變化齊一,不主故常;在谷滿谷,在阬滿阬;塗郤守神,以物爲量。”塗郤守神,郭象注曰:“塞其兑也。”如此自洗,如此自慎,庶幾倘佯乎無所可用之鄉。隱不自隱,藏天下于天下。無所可用,則無所不可用者也。由此論之,莊子其洗心慎獨之真傳捷徑乎!《繫辭上》:“聖人以此洗心,退藏於密,吉凶與民同患。”

【平叟雜拈】有不必免而免免者存,解此刀否?自掃其材不材之間者,解此刀否?曰“備物”,曰“藏不虞”,曰“敬中”,始是不厭天、不忽人。當緣于不得已,始是寓庸中節。解此刀否?

末學紛拏,難以悉數。紛拏,混亂。故先曠之以天,蕩之以海,怒之以風,深之以息,示之以機,適之以蟲,燼之以火,養之以刀,剞之鍛之,反之滑之,符其主而物于世,而宗應逍遥極矣。符、主、物、世、宗、應、逍遥,分别對應《莊子》内七篇。龍雷倨堂,不張皆備。“龍雷”爲“尸居而龍見,淵默而雷聲”的省稱。倨堂,蹲踞堂上之意。數語皆形容老子。南榮遂忘其問,温雪不可容聲。《庚桑楚》:南榮趎贏糧見老子,老子曰:“子自楚之所來乎?”南榮趎曰:“唯。”老子曰:“子何與人偕來之衆也?”南榮趎懼然顧其後。老子曰:“子不知吾所謂乎?”南榮趎俯而慚,仰而歎曰:“今者吾忘吾答,因失吾問。”《田子方》:孔子見温伯雪子,出而無言。子路曰:“吾子欲見温伯雪子久矣,見之而不言,何邪?”仲尼曰:“若夫人者,目擊而道存矣,亦不可以容聲矣。”參逍遥之先者誰乎?吾友阮嗣宗,合處分致意之真,率之于巢、由、喬、松之醉草,識者稱爲至慎。阮籍《達莊論》云:“彼六經之言,處分之教也。莊周之云,致意之辭也。”巢,巢父。由,許由。二人皆堯時隱士。喬,王子喬。松,赤松子。二人爲傳説中的仙人。阮籍嗜酒,《世説新語·任誕》云:“王孝伯問王大:‘阮籍何如司馬相如?’王大曰:‘阮籍胸中壘塊,故須酒澆之。’”《世説新語·德行》:“晉文王稱阮嗣宗至慎,每與之言,言皆玄遠,未嘗臧否人物。”叔夜讀《莊子》而增放,卒以不免。嵇康《與山巨源絶交書》云:“又讀《莊》《老》,重增其放。故使榮進之心日頹,任實之情轉篤。”嵇康後爲司馬氏所殺。然則世之不善讀《莊子》者,皆詁《莊子》者之過也。僕固不受矣,君胡爲乎受之?冤哉子玄!

【平叟雜拈】合山欒廬與戴無忝大笑曰:“孟子特地驅使虞舜,抛一隻敝屣,奇怪極矣。合山欒廬,指順治十二年方以智廬墓合明山,爲父守制之事。戴移孝,字無忝,方以智弟子,見《總論上》注。敝屣,典出《孟子·盡心上》:“桃應問曰:‘舜爲天子,皋陶爲士,瞽瞍殺人,則如之何?’孟子曰:‘執之而已矣。’‘然則舜不禁與?’曰:‘夫舜惡得而禁之?夫有所受之也。’‘然則舜如之何?’曰:‘舜視棄天下猶棄敝屣也,竊負而逃,遵海濱而處,終身訢然,樂而忘天下。'"畫一幅直塞天地之間,郎當極矣。《孟子·公孫丑上》稱浩然之氣"至大至剛,以直養而無害,則塞于天地之間"。莊子費力鑿空,正是孟子注脚。只爲厭常喜新,時行别路,故須側調三弦子,唱山坡羊。"山坡羊,曲牌名。

抬阮搦嵇,不可作是非會,各予三十棒可也。搦,壓。

閒窗土苴曰:"蝶夢兩翅蓋天,而告我曰:諸公寐語,我本意不及此。《漁父》《天問》,是何節拍? 此處《漁父》,乃指《楚辭·漁父》。此老直是怒不可忍,而造適不及笑耳。"《大宗師》:"造適不及笑,獻笑不及排,安排而去化,乃入於寥天一。"羅勉道注曰:"適,適意也。喜者必笑,忽詣適意之境者,中有真樂,不及待笑而後適。"

惠子與莊子書

施頓首子休足下:自僕著書五車時,足下從不以所著見示也。《天下》:"惠施多方,其書五車,其道舛駁,其言也不中。"待僕死而乃布之,快口辯耳。據《徐無鬼》"過惠子之墓"條,惠施當早卒於莊子。以其友爲鞶帨,又使後世影響之流,揣子休汲汲傳其死友如此,又不苟誇其死友如此。鞶帨,腰帶與佩巾。《文心雕龍·序志》:"飾羽尚畫,文繡鞶帨,離本彌甚,將遂訛濫。"嗟乎! 古今渺渺,若是沉誣,豈可量哉? 鼻上有堊,吾拭之耳,不勞君之運斤也。《徐無鬼》:"莊子送葬,過惠子之墓,顧謂從者曰:郢人堊慢其鼻端若蠅翼,使匠石斫之。匠石運斤成風,聽而斫之,盡堊而鼻不傷,郢人立不失容。宋元君聞之,召匠石曰:'嘗試爲寡人爲之。'匠石曰:'臣嘗能斫之。雖然,臣之質死久矣。自夫子之死也,吾無以爲質矣,吾無與言之矣。'"

謂僕相梁，恐君代其位而三日搜，聞鴟得腐鼠之嚇，而後以魚解之。《秋水》："惠子相梁，莊子往見之。或謂惠子曰：'莊子來，欲代子相。'於是惠子恐，搜於國中三日三夜。莊子往見之，曰：'南方有鳥，其名曰鵷雛，子知之乎？夫鵷雛，發於南海而飛於北海，非梧桐不止，非練實不食，非醴泉不飲。於是鴟得腐鼠，鵷雛過之，仰而視之曰：嚇！今子欲以子之梁國而嚇我邪？'""莊子與惠子游於濠梁之上。莊子曰：'儵魚出游從容，是魚之樂也。'惠子曰：'子非魚，安知魚之樂？'莊子曰：'子非我，安知我不知魚之樂？'惠子曰：'我非子，固不知子矣；子固非魚也，子之不知魚之樂，全矣。'莊子曰：'請循其本。子曰汝安知魚樂云者，既已知吾知之而問我，我知之濠上也。'"《秋水》這段"魚樂"之辯，緊接在"惠子相梁"之後，故方以智戲稱爲"而後以魚解之"。僕不白冤，此乃足下自遺醜耳。曾有畏好友奪位之人，而能爲君質，又來唁君妻喪者乎？質，對手也。成玄英疏曰："質，對也。匠石雖巧，必須不動之質。"《至樂》："莊子妻死，惠子吊之，莊子則方箕踞鼓盆而歌。"揮斥天地之士，一當富貴而色室怒市，尚曰達士之友，鄉人齒冷矣。《田子方》："夫至人者，上窺青天，下潛黄泉，揮斥八極，神氣不變。"郭注："揮斥，猶放縱也。"色室怒市，遷怒於人也。《左傳》昭公十九年："諺所謂'室於怒，市於色'者，楚之謂矣。"

【平叟雜拈】招隱曰："以殺青竹簡言之，莊子亦五車矣。天生戰國，以煉正人，以縱奇才，以放達眼，何不可者？惠、莊豈有軒輊耶？小同異，大同異，實是快論。"惠施歷物之意曰："大同而與小同異，此之謂小同異；萬物畢同畢異，此之謂大同異。"

或曰："請荀子與莊子辨，必有可觀。"或曰："韓非宗老子，請與莊子辨，必定更可觀。"笑翁曰："惠施與莊最善，不如請來激揚。”姚康伯曰:“罵曹操,贊曹操,皆嚼蠟矣。”姚康,原名士晉,字休那,又字康伯。桐城諸生,吴應賓弟子,曾任史可法記室,著有《白白齋貨殖傳評》等,馬其昶《桐城耆舊傳》卷六有傳。石勒曰:“大丈夫當磊磊落落,終不效曹孟德、司馬仲達,欺人孤兒寡婦,狐媚以取天下。”痛哉!見罵于其黨,此真謂齊物論也。莊不幸爲世所罵,又爲世所贊,故不妨不幸而有此比。

此辨甚琦,請社樹再診其夢。《人間世》:“匠石覺而診其夢。弟子曰:‘趣取無用,則爲社何邪?’曰:‘密!若無言!彼亦直寄焉,以爲不知己者詬厲也。不爲社者,且幾有剪乎!’”

以君所敘僕語,大一小一,方生方死,皆非妄也。據《天下》,惠施歷物之意曰:“至大無外,謂之大一;至小無内,謂之小一。”又曰:“日方中方睨,物方生方死。”正反相伏,對而舉之,適得其常,人自不悟耳。伏,潜藏之義。即僕之舌漉漉此者,又何獨以擁腫據梧,堅白無用,偏送足下臨深以爲高乎?《齊物論》:“昭文之鼓琴也,師曠之枝策也,惠子之據梧也,三子之知幾乎,皆其盛者也,故載之末年。唯其好之也,以異於彼,其好之也,欲以明之。彼非所明而明之,故以堅白之昧終。”不得已而生,生不得已而用,喘耎肖翹,莫不用其所用,無用則不必生矣。喘耎,無足蟲。肖翹,能飛小蟲。《胠篋》:“故天下每每大亂,罪在於好知。故天下皆知求其所不知,而莫知求其所已知者,皆知非其所不善,而莫知非其所已善者,是以大亂。故上悖日月之明,下爍山川之精,中墮四時之施;惴耎之蟲,肖翹之物,莫不失其性。甚矣夫好知之亂天下也!”無用固有無用之用,而有用者詎可廢乎?擁腫者欲以不材終其天年,忽遇野燒,忽有伐山通道者,忽龍取大木巢海以御蟲,不知能終天年否?且君既齊壽夭矣,安所見夷、比之非大全其天者乎？夷比，伯夷、比干。貪生畏死者，天地之情也。君實畏之，猶夫人耳。乃爲此藐生死之説，突梯自解，因以排刀鋸如飴者，貶之爲名。突梯，圓滑。君獨不好名而著書，何爲？著書而刻意爲奇陗淵藻之文，何爲？《大宗師》終倚户之哀歌，何爲？《大宗師》："子輿與子桑友，而霖雨十日。子輿曰：'子桑殆病矣！'裹飯而往食之。至子桑之門，則若歌若哭，鼓琴曰：'父邪！母邪！天乎！人乎！'有不任其聲而趨舉其詩焉。"望知其解者，萬世猶旦暮也，何爲？《齊物論》："萬世之後而一遇大聖，知其解者，是旦暮遇之也。"

【平叟雜拈】李夏曰："真能好莊子，乃能恨莊子。能罵莊子，乃能用莊子。有知雷公炮製之苦心者乎？"

迂話，説得如此稀奇。

本不知聖人喜用生機之故，名空不避名之故，未嘗不欲功名事業也。名空不避名，參見《天界覺浪盛禪師全録》卷三十三所載道盛語："杖人曰：聲聞爲我，便欲斷滅。且問此欲成聲聞乘之我，非名根乎？福果則利根也。立教必正名，故曰'名不可得而好，不可得而避'。此中道而立之教綱也。入道真實，須全放下。纔著名想，便爲名鬼所啾矣。果熟香飄，隨緣行化，故曰名空不避名。"惟恐功名事業之爲世所忌而豫避之，以保其電光石火之革囊，乃竊最高之門，顛倒日月江河之規矩而逃之諱之。混則易掩，鬼則易畫耳。有物有則之倫倫理理也，猶日月江河也，即未有天地前所畢具者也。聖人因時衍之，以濟民行。後此千百世有聖人起，必有以補救鼓舞之。時也，適也。君罪聖人耶，何不罪天地？不得已而有天地，乃混沌之所爲也，何不罪混沌？君之言曰："竊鈎者誅，竊國者侯。侯之門,仁義存。"語出《胠篋》。吾亦曰:竊仁義者,道德之賊。竊天地者,混沌之賊。竊混沌者,非古今之大賊乎?竊仁義與竊混沌,其竊一也。詬盡世之名,以自爲高不可及之名,誰容君詬?君何不混沌而姓莊?何不混沌而名周?何不混沌而字之子休?誰將稱之?

【平叟雜拈】《法言》曰:"吾見諸子之小禮樂也,不見聖人之小禮樂也。"語出《揚子法言·問道》。蘇門曰:"灼然舍多無一,自當即薪泯火。"蘇門,疑指邵雍。雍曾隱居于蘇門山百丈源之上。觀會通以行典禮,制數度以議德行,此所以享何思何慮之神化也。會通,會合變通。典禮,制度禮義。《易·繫辭上》云:"聖人有以見天下之賾,而擬諸其形容,象其物宜,是故謂之象。聖人有以見天下之動,而觀其會通,以行其典禮,繫辭焉以斷其吉凶,是故謂之爻。"《易·節》:"象曰:澤上有水,節。君子以制數度,議德行。"《易·繫辭下》:"子曰:天下何思何慮?天下同歸而殊途,一致而百慮。天下何思何慮?日往則月來,月往則日來,日月相推而明生焉。寒往則暑來,暑往則寒來,寒暑相推而歲成焉。往者屈也,來者信也,屈信相感而利生焉。尺蠖之屈,以求信也。龍蛇之蟄,以存身也。精義入神,以致用也。利用安身,以崇德也。過此以往,未之或知也。窮神知化,德之盛也。"只爲畏難樂便,故放言逃之。藏一曰:"温公袒揚斥莊,猶是入主出奴之循牆見也。不達錯行,何能招苙耶?"司馬光《傳家集》卷十八《乞印行荀子揚子法言狀》:"戰國以降,百家蜂起,先王之道荒塞不通。獨荀卿、揚雄排讓衆流,張大正術,使後世學者坦知去從。"卷四十五《論風俗劄子》:"彼老莊棄仁義而絶禮學,非堯舜而薄周孔,死生不以爲憂,存亡不以爲患,乃匹夫獨行之私言,非國家教人之正術也。”錯行，語出《中庸》：“仲尼祖述堯舜，憲章文武：上律天時，下襲水土。辟如天地之無不持載，無不覆幬。辟如四時之錯行，如日月之代明。”苙，猪圈。《孟子·盡心下》：“孟子曰：‘逃墨必歸於楊，逃楊必歸於儒。歸，斯受之而已矣。今之與楊、墨辯者，如追放豚，既入其苙，又從而招之。’”程子曰：“盜賊亦有禮樂。”《二程遺書》卷十八：“問：窮神知化，由通於禮樂，何也？曰：此句須自家體認，人往往見禮壞樂崩，便謂禮樂亡，然不知禮樂未嘗亡也。如國家一日存時，尚有一日之禮樂，蓋由有上下尊卑之别也。除是禮樂亡盡，然後國家始亡。雖盜賊至所爲不道者，然亦有禮樂。蓋必有總屬，必相聽順，乃能爲盜，不然則叛亂無統，不能一日相聚而爲盜也。”將何解耶？夫禮樂者，中和也，此話且置。讀書已難，考究又難。跛挈一生，無出頭處，不如逃之虚空，信口顛倒，立刻便踞堯舜周孔之上，何况濂洛關閩、班馬韓蘇？跛，奔波。挈，憂苦。又得拔本塞源之要旨，又得峻峭奇特之大名。王陽明著有《拔本塞源論》。司馬談曰：“博而寡要，勞而無功。”司馬談《論六家要旨》：“儒者博而寡要，勞而少功，是以其事難盡從。然其序君臣父子之禮，列夫婦長幼之别，不可易也。”豈偏詞耶？禮樂數度，廣大精微，若非神人，即是癡人耳。三宜老人講經畢，自發笑曰：“喝兩喝，打兩棒，急忙摸索不着，豈不便宜？何故要如此條分縷析，空費嘴唇？絲毫不到，又被簡點，癡人癡人！”明盂，晚明曹洞禪僧，俗姓丁，字愚庵，號三宜，浙江錢塘人，湛然圓澄弟子。

定二竊之爰書，天地亦畫招矣。二竊，即前所謂“竊仁義”與“竊混沌”。爰書，判决書。只是中間分數，不可冤枉。

夏曰：“若要福報，必須修行。若要通方，必須學問。

悟個甚麼，慚惶殺人。硬作主張，枉費氣力。將以無一長而潑騙躲跟，亦曰赤子，亦曰毋自欺，不并赤子、毋自欺而竊之耶？"《孟子·離婁下》："孟子曰：大人者，不失其赤子之心者也。"《大學》："所謂誠其意者，毋自欺也。如惡惡臭，如好好色，此之謂自謙。故君子必慎其獨也。"

天削曰："誰能以混沌心，鑿混沌夢，方説得混沌透闢若此。自便自放，從何著脚？"

世之凡士千而才士一，才士百而精禮樂者一。凡士安于不知，而才士求知。才士之巧，剽剽劫劫，而禮樂之家，原原本本，此所以愈少也。中和中節者，則又千不得一矣。惡拘而樂放，惡難而樂便。君之言，高矣，而放者遁之；簡矣，而便者遁之。不煩終年考究，不煩終日操持。向也力不能遍，心若恧之，行不能合，夢若遂之。恧，慚愧。今有此掃鄙一切之詞，而乃傲然惟所欲爲，而莫敢難。世更有最便最放，最不可窮詰之術，如足下之門者哉？足下得計矣。以爲後世之情，必樂我而奉我，我足以駭古今，而得不朽之名。即有正色隄防，起而責我，終不勝才士之内憐而外護之。足下得計矣。雖然，足下苦矣，足下冤矣。世之愛足下者，皆不能學問，不能事業，不能人倫，而詭托者耳。足下有至性存，托乎托乎，豈復有至性乎？幸有惠施爲告世曰：義精仁熟，而後可讀《莊子》。蒸湆六經，而後可讀《莊子》。則《莊子》庶幾乎飽食後之茗荈耳。不然，君既冤聖人以冤天地，而終以自冤，遂爲混沌天地之大賊矣。誣一死友，何足雪哉？所太息者，以可以救世者而竟誤世也。

【平叟雜拈】須看莊子是何操履,是何天才,誰人敢學?

僕之歷物,物本自歷。舍心無物,舍物無心。後世必有希高眇,厭當務,專言汪洋之心,而與物二者矣。道何道?謂其由焉耳。由之謂用,通乎晝夜。四分用三,其不用也,所以善其用也。邵雍《觀物外篇上》:"天以一而變四(日月星辰),地以一而變四(水火土石)。四者有體也,而其一者無體也,是謂有無之極也。天之體數四而用之者三,不用者一也。是故無體之一,以況自然也。不用之一,以況道也。用之者三,以況天地人也。"衆人苟用,君子正用,聖人皆用皆不用。畸人惟鑿無用之用,而不顧天下有用之用。别墨有專守不用者,死人也。别墨乃墨家後學相互攻擊之語,謂其異于墨也。語出《天下》:"相里勤之弟子,五侯之徒,南方之墨者苦獲、已齒、鄧陵子之屬,俱誦《墨經》,而倍譎不同,相謂别墨。以堅白同異之辯相訾,以觭偶不仵之辭相應,以巨子爲聖人,皆願爲之尸,冀得爲其後世,至今不決。"方以智似把慎到等人也歸于别墨之列。《通雅》卷首三有"别墨之謑髁縱脱"之説,此處亦稱别墨爲"死人",二者在《天下》篇皆屬批評慎到之語。無始予天而天不能用,則不肖天也。天予我而我不能用,則不肖子也。苦縣大耳兒,守財虜耳,君反執之以訾治家好施、與人同用者乎?《史記》稱老子爲"楚苦縣厲鄉曲仁里人也"。

【平叟雜拈】惠子當時只是玩弄當世,未必徹見至此。

前人説不出者,忽然一句説出,真正快活。即此遣放,是才人達士欲忘其情之至情也。不見道"石壓筍斜出,懸崖花倒生"。《五燈會元》卷二十"平江府覺報清禪師"條:"僧問雲門:'如何是諸佛出身處?'門曰:'東山水上行。'師曰:諸佛出身處,東山水上行。石壓筍斜出,岸懸花倒生。"

卵有毛,雞三足,郢有天下,犬可以爲羊,馬有卵,丁子有尾,火不熱,山出口,輪不蹍地,目不見,指不至,至不絕,龜長于蛇,矩不方,規不可以爲圓,鑿不圍枘,飛鳥之影未嘗動也,鏃矢之疾而有不行不止之時,狗非犬,黄馬驪牛三,白狗黑,孤駒未始有母,一尺之棰日取其半萬世不竭,此吾激天下之辯,而辯吾之所不辯耳。以上辯者二十餘事,皆見《天下》。日新之天地,必且以此等爲迷世奪人之奇方,而自吾開之,吾不以爲功,吾又何罪耶?

【平叟雜拈】大其小,小其大,長其短,短其長,虚其實,實其虚,此掩二見一之巧也,惠施非始創耶?然此處倚不得。正公曰:"凡人指東爲東,指西爲西。智者知東不必爲東,西不必爲西。惟聖人明于定分,以東爲東,以西爲西。"程頤,字正叔,故世稱程正公。語出《二程遺書》卷七。毋乃三番山水,方許受用也耶?《五燈會元》卷十七"吉州青原惟信禪師"條:"老僧三十年前未參禪時,見山是山,見水是水。及至後來親見知識,有個入處,見山不是山,見水不是水。而今得個休歇處,依前見山只是山,見水只是水。大衆,這三般見解,是同是别?有人緇素得出,許汝親見老僧。"

物既隨天,天亦隨物。天且不能自主,吾又何得不隨?吾自信吾者,有口斯食,有口斯辯。食還其食,不以累腹。辯還其辯,不以累心。偶爾著書,不必傳不傳也。人生此世,貴不虚生。士不讀書,而免虚生乎?寓而不居,即有而無。用光得薪,莫若書。用光得薪,參《晋書·隱逸傳》載孫登與嵇康語:"子識火乎?火生而有光,而不用其光,果在於用光。人生而有才,而不用其才,而果在於用才。故用光在乎得薪,所以保其耀。用才在乎識真,所以全其年。”伐毛洗髓,莫若書。士一日不讀書,猶一日不食也。書獨簡册也乎哉?上古以來,乃讀混沌天地之書者也。仰觀俯察,且坐混沌之西席,授天地以章句,而謂其不肯讀書乎?西席,師位。句謂伏羲作《易》,揭天地之理。世鈍且怠,或匿不言,以爲沉静,實未能通,故囁嚅不敢言,言復爲人所難,不如以不言難人。自吾五車者論之,均不與道相涉。而公道有大分數,不可讓衆盲盲萬世也。《青原志略》卷三載方以智語曰:“虚理尚可冒曼籠統言之,象數則一毫不精,立見舛謬。蓋出天然秩序,而有損益乘除之妙,非人力可以强飾也。”辯不可匿,絲毫對簿。默容巨僞,非草木蟲蠕,則奸屍耳。

【平叟雜拈】大慧云:“識得知解起處,即與知解爲儔侶。”《大慧普覺禪師語録》卷二十六“答富樞密(季申)”條:“直須一念不生,顛倒心絶,方知無迷可破,無悟可待,無知解可障。如人飲水,冷暖自知,久久自然不作這般見解也。但就能知知解底心上看,還障得也無?能知知解底心上,還有如許多般也無?從上大智慧之士,莫不皆以知解爲儔侶,以知解爲方便,於知解上行平等慈,於知解上作諸佛事,如龍得水,似虎靠山,終不以此爲惱,只爲他識得知解起處。既識得起處,即此知解,便是解脱之場,便是出生死處。”“兒孫得力,室内不知”,曾一伐毛洗髓否?《指月録》卷十五:“僧問九峰:如何是頭?峰曰:開眼不覺曉。曰:如何是尾?峰曰:不坐萬年床。曰:有頭無尾時如何?峰曰:終是不貴。曰:有尾無頭時如何?峰曰:雖飽無力。曰:直得頭尾相稱時如何?峰曰:兒孫得力,室内不知。”元僧行秀《從容録》注“頭尾相稱”曰:“君臣道合,上下合同。”注“兒孫得力,室内不知”曰:“各安其分。”

一向被石壁踏翻盤子,今日方才出氣。石壁,代指達磨面壁。方才出氣,是説此文痛批不言之默。

至人無情,無不近情。既以蜕俗蜕空,而不娱《詩》《書》,土塊也。乘物以游心,不游何寓?《人間世》:“且夫乘物以游心,托不得已以養中,至矣。”且何塵垢非神明乎?不者壽其肉,不者煉其靈,明者笑曰:聚終歸散,存終歸亡,適得怪焉。壽其肉,求長生也。煉其靈,求覺悟也。適得怪焉,見《天下》:“豪傑相與笑之曰:慎到之道,非生人之行,而至死人之理,適得怪焉。”以數千年爲數日,狼籍人間之歲月,蜉游之暮,即稱彭祖,何苦五十步笑百步耶?

【平叟雜拈】蜕形見氣,蜕氣知神,蜕神歸空,蜕空信理,蜕理還物,果可離乎?更蜕其蜕。

無病是神仙。不爲談生死者所惑,開眼讀書,更是神仙。劉輿父曰:“追送達磨重上學,不妨石壁作行窩。”劉廷鑾,字輿父,安徽貴池人,吴應箕弟子,著有《梅根集》《五石瓠》等,與密之多有往還。北宋邵雍稱所居爲安樂窩,洛陽十餘家起屋以待之,是謂行窩。

道本無得無不得。生斯世也,不知亦然,知之亦然。知之乃受用其不知,而不爲談生死者所惑耳。生如是生,死如是死。生即不生,死即不死。人寓于世,世寓于人。吾隨吾之所寓以自適焉,適然語,適然默,才與不才,能暢皆暢。其不可易者,草孝其根,肢忠其首,知命俟之,素其時位,與世痌瘝,以濟民行耳。《中庸》:“君子素其位而行,不願乎其外。素富貴,行乎富貴;素貧賤,行乎貧賤;素夷狄,行乎夷狄;素患難,行乎患難,君子無入而不自得焉。在上位不陵下，在下位不援上，正己而不求於人，則無怨。上不怨天，下不尤人。故君子居易以俟命，小人行險以徼幸。”人或不能如聖人之所爲，又不知聖人之所爲爲即無爲，遂專廢其當爲，爲其不當爲，而苟曰無爲。然皆聖人之所養，而食聖人之天者也，乃敢輕唾聖人，遂使小人藉口縱恣，爲天下害，則見破者未破此矣。急于自受用者，倚混沌而掃天地耳。倚一氣乎？一氣中有理焉，如主統僕。倚一身之外無餘乎？官骸經絡，秩敘歷然不紊也，天下猶一身也。

【平叟雜拈】説到此處，毫毛乍起。且問此乍起者，是誰作主耶？

統類豁然，始能不廢其所當爲，足以生其歲月在千古中，不成虛度。如或瞎撞，被人惑亂，一條性命，噬臍無及，反作倀鬼，豈不哀哀？噬臍，後悔不及。倀鬼，幫凶。

子休自云：以有形者象無形者而定矣。有形者爲物，無形者爲道，以有形之物取法無形之道，即可得安定。語出《庚桑楚》。皆本然，即皆當然。止有當然，是爲本然。無當然之本然，本然又安寄乎？天地間之芸芸也，凡有一物，必有其故。人不知故，而罪其生後之治生、安生者，何不罪其無故而生乎？宮室之有窗櫺，窗櫺之有交疏，以取明而釿木者也。交疏，窗格。釿，砍。人知其由，則信而忘之，鸜鵒疑而詰之矣。山氓見錦繡，告爲蟲吐，又針黹而縷綵之，宜其驚矣。綵，音菜，絲也。賢知之不知聖人，猶山氓之不知錦繡、鸜鵒之不知窗櫺也。好以生死有無曼衍乎？生以死爲歸，死以生爲歸，生死以無生死爲歸，無生死以生生死死爲歸。未始有始,今日是也,善吾生也决矣。君惡天地,則何不聽人之費聰明,以速死其天地而成混沌哉?然且不能,則何如各樂其天地四時之本業而聽之?必欲以鴻荒之本然,罪中古之當然,以冬春之當然,罪夏秋之本然,豈不悖哉!

【平叟雜拈】人只知子得其母,不知父在母子之上。且問上孝父母,何以不及順愛兒孫耶?一身中之主僕,尚且不明,何能信得秩序之一切現成乎哉?只得倚靠斷見,自解荒田已耳。堅持死後身心斷滅之偏見,謂之斷見。噫!

四番消歸,不如直言一理。然理語陳陳,世人厭聽。若不離奇,誰肯側耳?

道問無應,即器是道。道問無應,參見《知北游》:"知北游於玄水之上,登隱弅之丘,而適遭無爲謂焉。知謂無爲謂曰:'予欲有問乎若:何思何慮則知道?何處何服則安道?何從何道則得道?'三問而無爲謂不答也,非不答,不知答也。"即器是道,道器不二。象數徵理,數以度用。象數乃理之表徵。夫度其數而中節者,即不墮諸數者也。權衡者,貫混沌天地之髓也。仁義者,貫混沌天地之神也。政府立,而宰民并宰君矣。政府因君民對待而立,既立則可宰制君民。學問傳,而辯之即養之矣。使其獷獷不知古今,以受足下之黥劓,而獨容足下之單詞,是禁草木不花、江湖不波之條約也。獷獷,音礦,粗魯貌。單詞,片面之詞。謂吾五車窮天地者累,則以窶室窮混沌者,其累無以異。謂吾治耳目以適心者累,則屠耳目以剜心者,其累無以異。曾知不累之累也耶?曾知累亦不累也耶?卉必不能不花,花必不能不芳,而人免生死乎?自謂生死自生死,足以免生死,則五車寠室,免同一免,不免同不免。聖人之空空,聖人之富有日新也,五車何累焉?

【平叟雜拈】天刖曰:“五車窮天地,治耳目以適心,不特炮《莊》,直可炮性理矣。”

吴舫曰:“《中庸》大孝、無憂諸章,皆不爲舜、文作解。吴雲,字天門,號舫翁,方以智弟子。大孝、無憂二章,即朱熹所分之第十七、十八章。十七章曰:“子曰:舜其大孝也與!德爲圣人,尊爲天子,富有四海之内,宗廟饗之,子孫保之,故大德必得其禄,必得其名,必得其壽。”十八章曰:“無憂者其惟文王乎!以王季爲父,以武王爲子,父作之,子述之。”然則此處贊罵,與莊子何干乎?讀書必與古人作仇敵,然後精義入神。即此變化火候,知不自知,但曰‘一喝不作一喝用’,哄豆腐吃,冤誣多少?”《鎮州臨濟慧照禪師語録》卷一:“師問僧:‘有時一喝如金剛王寶劍,有時一喝如踞地金毛獅子,有時一喝如探竿影草,有時一喝不作一喝用,汝作麼生會?’僧擬議,師便喝。”

都亭有造冕者,詑于織履者曰:“我尊汝卑,何不拜我?”我方恥以道貸監河之粟,以一藝自食其力,何必金顔此市肆,以與足下争姓名哉?《外物》:“莊周家貧,故往貸粟於監河侯。”金顔市肆,以善顔而現於市肆之中。吾愛子休者真才也,子休所以爲子休,惠施不與之争耳。萬世誠可愚而不可直告,吾故容子休以絶世聰明愚萬世,而萬世亦竟不知其愚之。才真才矣,真道不以没真才,而假道敢傲之乎?吾傲之而容之者,學適其學,才適其才,道適其道,不必世之知,不必世之不知。吾聽吾,世聽世,然不忍使世之終愚,爲黠者所魚肉至此,又冤我子休教之也,故以辯聽後人之辯。

此愚者大師五老峰頭筆也。佛以一語窮諸外道,曾知佛現外道身,以激揚而曉後世乎?苟不達此,不須讀《莊》,又何能讀《炮莊》?大醫王詳症用藥,横身劍刃,申此兩嘘,苦心矣,豈問人知?嘘嘘,禪門公案常用之語。《景德傳燈録》卷六:"有一講僧來問云:'未審禪宗傳持何法?'師(馬祖道一)却問云:'坐主傳持何法?'彼云:'忝講得經論二十餘本。'師云:'莫是師子兒否?'云:'不敢。'師作嘘嘘聲。"壬辰孟秋玉川學人傳笑識。

【平叟雜拈】與晊堂往復曰:"古人針砭古人,原爲後人下藥。偏詞冷語,都是中和。後人偷去,冤賢躲跟,勿謂五衢之人,不能判斷。"周懋極,號晊堂,安福人,《青原志略》卷十收有其《呈青原藥尊者》詩。五衢,通五方的大路。《管子·臣乘馬》:"今君立扶臺,五衢之衆皆作。"

《逍遥游》總炮

藥地愚者曰:天下爲公,其幾在獨。《禮運》:"大道之行也,天下爲公,選賢與能,講信修睦。"獨,指道。據《大宗師》,女偊經過外天下、外物、外生,"而後能朝徹。朝徹,而後能見獨。見獨,而後能無古今。無古今,而後能入於不死不生"。見獨,即見道也。整句意謂天下爲公,其端幾在於道。獨也者,貫先後天而冒乎宙合者也。《易·繫辭上》:"夫《易》,開物成務,冒天下之道,如斯而已者也。"王注:"冒,覆也。言《易》通萬物之志,成天下之務,其道可以覆冒天下也。"《管子·宙合》,房注云:"古往今來曰宙也,所陳之道既通往古,又合來今,無不包羅也。"整句大意是説,道先於天地萬物而有,又存在於天地萬物之中,遍在於往古來今的一切時間。彌下綸上,旁費中隱。彌綸,普遍包絡。費隱,參《總論上》注。《圖》《書》秘本,龍見雷聲。《圖》《書》,《河圖》《洛書》。《在宥》:"故君子苟能無解其五藏,無擢其聰明,尸居而龍見,淵默而雷聲,神動而天隨,從容無爲而萬物炊累焉,吾又何暇治天下哉?"誰能磨天地爲毫末,而屋漏見之,顯此發即未發之仁,而致此中和藏用哉?室之陰暗處曰屋漏。《詩·蕩之什》:"相在爾室,尚不愧於屋漏。"《爾雅》:"西北隅謂之屋漏。"未發,語出《中庸》。發即未發,意指未發之體即藏于已發之用中。顯仁藏用,出自《易·繫辭上》。古今蔚氣,膠擾久矣。《淮南子·俶真訓》:"養生以經世,抱德以終年,可謂能體道矣。若然者,血脈無鬱滯,五藏無蔚氣。"高誘注云:"蔚,病也。"教養立法,法弊而救。法爲救弊而設,然法久亦成一弊,亦須救法。名實淆亂,藥病轉變。藥本救病,然不善服之,藥足致病。曾疑其所自來,而思所以息之耶?人情畏難而護短,好奇而昵庸。昵,親昵。庸,平庸。各矜所知,呲所不知。呲,詆毀。《列御寇》:"凶德有五,中德爲首。何謂中德?中德也者,有以自好也而呲其所不爲者也。"乘人而搆其捷,造駭以行其教。乘人搆捷,乘其勢位、鬬其捷辯之省稱。語出《人間世》:"且苟爲悦賢而惡不肖,惡用而求有以異?若唯無詔,王公必將乘人而鬬其捷。"造駭,夸張。閉距危熏,防川大决。閉距,自閉。危熏,危亡之憂,熏灼其心。語出《易·艮》:"九三,艮其限,列其夤,厲,熏心。"《象》曰:"艮其限,危熏心也。"因以捭闔飛箝,鬬諍堅固。捭闔,猶開合,用手段進行分化拉攏之意。飛箝,辨察是非之語,飛而箝制之。捭闔、飛箝皆出自《鬼谷子》,乃縱横之術。鬬諍堅固,参见《佛説護國尊者所問大乘經》卷一:"末法之時人散亂,鬬諍相殺心嫉妒,沙門隱滅如來法,諸善苾芻皆遠離,菩提妙道永不逢,五趣輪迴無有窮。”不辨則正法不明,生心害政。生心害政,生于其心,害于其政。辨之則直告不信,苦强不返。不如且與之游,曠以天海,引之於無何有之鄉,榮辱不及,名實皆忘,同人于野,暫息塵埃,不覺羲皇之風,從耳後生,灑灑淅淅,泠然平善哉。同人于野,出自《易·同人》,同于衆人、和諧相處之意。《淮南子·繆稱訓》:“故至德者,言同略,事同指,上下一心,無岐道旁見者,遏障之于邪,開道之于善,而民鄉方矣。故《易》曰:同人于野,利涉大川。”與此處意近。斯時也,藐姑艮許由之背,而行唐帝之庭,不避塵埃,莫之能滓,而腹果然者知之耶?《易·艮》:“艮其背,不獲其身,行其庭,不見其人,無咎。”《彖》曰:“艮,止也。時止則止,時行則行,動静不失其時,其道光明。”藐姑,指藐姑射之神人。唐帝,即唐堯。滓,玷污。腹果然者,喻短識之徒。《逍遥游》:“適莽蒼者,三餐而反,腹猶果然。適百里者,宿舂糧。適千里者,三月聚糧。”交南北而冥之,轉消息而旋之,乘正御六,而無待藏待,誰信之耶?《逍遥游》之鯤鵬展翅,始于北冥,而終于南冥,故曰“交南北而冥之”。《逍遥游》稱鵬之圖南,“摶扶摇而上者九萬里,去以六月息者也”。“摶扶摇”即轉旋,“六月息”即消息。方以智《逍遥游》注云:“看兩息字,自心消息、休息之幾也,後以息踵發之。”乘正御六,“乘天地之正,御六氣之辯”之省稱。無待藏待,意思是無待就藏于有待之中。鯤鵬蜩鳩,犛牛偃鼠,鷦鷯蟪蛄,大椿瓠樗,冰雪河漢,晦朔春秋,皆在蒼蒼中,動者動,植者植,忽而怒,忽而笑,代錯無窮。《逍遥游》:“天之蒼蒼,其正色耶?其遠而無所至極耶?其視下也,亦若是而已矣。”忽而怒,鵬之“怒而飛”也。忽而笑,蜩與鷽鳩“笑之曰”也。代錯無窮,“代明錯行”之省稱,指天地萬物變化無窮。培風乘雲,從天視下,豈不怪哉?因而告之曰:此獨也。此無己而無所不己者也。此先天地而生,後天地而不死,嘗在乾坤之外,而游水火之中者也。此無所可用,而用用者也。此無功無名,而萬古功名皆定於此者也。此不可以有知知,不可以無知知者也。《人間世》:"聞以有知知者矣,未聞以無知知者也。"聞之者怪,求之者喪,依然還其寢卧之所,曰曲肱如故,一瓢如故。《逍遥游》:"今子有大樹,患其無用,何不樹之於無何有之鄉,廣莫之野,彷徨乎無爲其側,逍遥乎寢卧其下。不夭斤斧,物無害者,無所可用,安所困苦哉?"曲肱,見《論語·述而》:"子曰:飯疏食,飲水,曲肱而枕之,樂亦在其中矣。不義而富且貴,於我如浮雲。"一瓢,見《論語·雍也》:"子曰:賢哉回也!一簞食,一瓢飲,在陋巷,人不堪其憂,回也不改其樂。賢哉回也!"誠自反乎,樂莫大焉。然而不免乎怪且喪者何也?昵庸者,失其鼓篋之常語,則從而怪之。擊鼓警衆,發篋出經,謂之鼓篋。句謂平庸者失去其經生之常業。好奇者,艷昆吾之迹,而一旦歸實,則又廢然喪矣。昆吾,多義詞,或指山名,或指古王者之號。然據《通雅》卷四"昆于猶昆吾也"條,"昆吾、昆侖者,古皆以爲圓渾之通稱。故山象之而名崑崙,言其狀混侖,猶言混沌也",方以智此處似以昆吾爲渾沌。所謂"艷昆吾之迹",大概是説好奇者艷羡渾倫籠統之説,經不起實證的考求。藥地愚者唾此糠粃,一怒一笑,且三十年。《逍遥游》:"是其塵垢粃糠,將猶陶鑄堯舜者也,孰肯以物爲事。"句謂自己讀《莊》三十年也。《炮莊小引》有云:"子嵩開卷一尺便放,何乃喑醷三十年而復沾沾此耶?"五十衍《易》而占之曰:"用九,見群龍無首。"《論語·述而》:"子曰:加我數年,五十以學《易》,可以無大過矣。"此處指方以智年過五十。其伏卦曰:"用六,利永貞。"宋丁易東《易象義·易統論中》云:"何謂伏卦?如'天地定位,山澤通氣,雷風相薄,水火不相射',此伏卦例也,謂乾伏坤,坤伏乾,艮伏兑,兑伏艮,震伏巽,巽伏震,坎伏離,離伏坎是也。”方圓寂歷,是謂冒潛。《炮莊》卷一內篇小引:“寓數約幾,惟在奇偶方圓,即冒費隱。對待者二也,絶待者一也。可見不可見,待與無待,皆反對也,皆貫通也。一不可言,言則是二。一在二中,用二即一。南北也,鯤鵬也,有無也,猶之坎離也,體用也,生死也。善用貫有無,貫即冥矣。不墮不離,寓象寓數,絶非人力思慮之所及也,是誰信得及耶?”肩問齧問,乃炮四子於汾陽曰:一不可用,而寓諸庸。肩,肩吾;齧,齧缺。二人所問,皆關乎神人至人。《逍遥游》:“肩吾問於連叔曰:‘吾聞言於接輿,大而無當,往而不反。吾驚怖其言,猶河漢而無極也;大有逕庭,不近人情焉。’連叔曰:‘其言謂何哉?’曰:‘藐姑射之山,有神人居焉,肌膚若冰雪,淖約若處子。不食五穀,吸風飲露,乘雲氣,御飛龍,而游乎四海之外。其神凝,使物不疵癘而年穀熟。吾以是狂而不信也。’”《齊物論》:“齧缺曰:‘子不知利害,則至人固不知利害乎?’王倪曰:‘至人神矣!大澤焚而不能熱,河漢沍而不能寒,疾雷破山、飄風振海而不能驚。若然者,乘雲氣,騎日月,而游乎四海之外。死生無變於己,而況利害之端乎!’”汾陽,堯都。《逍遥游》:“堯治天下之民,平海内之政,往見四子藐姑射之山,汾水之陽,窅然喪其天下焉。”一不同而寓諸庸,見《齊物論》:“物固有所然,物固有所可。無物不然,無物不可。故爲是舉莛與楹,厲與西施,恢恑憰怪,道通爲一。其分也,成也;其成也,毁也。凡物無成與毁,復通爲一。唯達者知通爲一,爲是不用而寓諸庸。”故參兩之以君臣佐使之方,制法神秘,其解在後。孫思邈《千金要方》卷一:“凡藥有君臣佐使,以相宣攝合和者。宜用一君二臣三佐五使,又可一君三臣九佐使也。”

或問:“本體至樂乎?”藥地曰:“《内經》心主喜,肺主憂,肝主怒,脾主悲,腎主恐。五志約兩端,則憂、怒、悲、恐一類,而喜一類也。猶之精水神火,一氣而交濟也。句謂精屬水,神屬火,二者同屬一氣,却可交濟互用。不昧同體之仁,善用差别之智,一理而互化也。《〈齊物論〉總炮》眉批曰:“即差别是大本,始享仁智之一。”本體爲哀樂所不及,而端幾則喜懼也。致中和,而享其哀樂所不及之性,非至樂乎!至樂超哀樂,正如至善超善惡。凡言敬慎戒懼、屈蟄精入者,北冬表之。《中庸》:“是故君子戒慎乎其所不睹,恐懼乎其所不聞。莫見乎隱,莫顯乎微,故君子慎其獨也。”《易·繫辭下》:“往者屈也,來者信也,屈信相感而利生焉。尺蠖之屈,以求信也。龍蛇之蟄,以存身也。精義入神,以致用也。利用安身,以崇德也。過此以往,未之或知也。窮神知化,德之盛也。”就五行方位而言,北方、冬天代表陰之極,故以斂藏爲主,對應于《逍遥游》開篇之“北冥有魚”。凡言好學悦樂、飛躍鼓舞者,南夏表之。《論語·學而》:“子曰:君子食無求飽,居無求安,敏於事而慎於言,就有道而正焉,可謂好學也已。”悦樂,《論語》首章“學而時習之,不亦説乎?有朋自遠方來,不亦樂乎”的節略。《中庸》:“《詩》云:‘鳶飛戾天,魚躍於淵。’言其上下察也。”《易·繫辭上》:“子曰:聖人立象以盡意,設卦以盡情僞,繫辭焉以盡其言。變而通之以盡利,鼓之舞之以盡神。”夏爲陽之極,故以發舒爲主,對應于《逍遥游》“海運則將徙於南冥”。漆園以怒笑而游焉。”“逍遥者何物耶?”炮曰:“悟同未悟,正有事在。”“悟同未悟”,禪門用語,本義指迷悟同源。《五燈會元》卷一載西天五祖提多迦尊者偈語曰:“通達本法心,無法無非法。悟了同未悟,無心亦無法。”同書卷九載百丈語:“《經》云:‘欲識佛性義,當觀時節因緣。’時節既至,如迷忽悟,如忘忽憶,方省己物不從他得。故祖師云:‘悟了同未悟,無心亦無法。’祇是無虚妄凡聖等心,本來心法元自備足。”方以智《徐巨源榆墩集序》亦提及“悟同未悟”:“掠虚易,核實難。才子易,學者難。才學之循襲者易,才學得妙悟者難。今日之悟易,悟同未悟難。”“正有事在”,参見覺浪道盛《答陳百史太宰書》:“然當斯末法凋尅,正有事在,非徒説而已也。”另:本篇末尾有“小子中德録”五字。中德,方以智長子。

【平叟雜拈】夢筆不芸其田,却向漆園提正。指道盛作《莊子提正》事。浮廬既安易寓,藥地又來炮《莊》。指方以智于合山欒廬編《周易時論合編》事。易寓,密之廬墓之所。何乃攙行奪市耶?姚康伯曰:“巧于度生,莫佛若也。天龍人鬼間皆有佛焉,然不佛名也。昔少伯以蠡霸越,而以朱公居陶,毋亦不以隨珠彈雀也乎?”少伯,范蠡之號。據《史記·越王句踐世家》,范蠡助句踐滅吴後,曾變姓居陶,自稱陶朱公。隨珠彈雀,典出《讓王》:“今且有人於此,以隨侯之珠,彈千仞之雀,世必笑之。是何也?則其所用者重,而所要者輕也。”

不爲物惑,即爲我惑。不爲人惑,即爲天惑。安能真不動心而逍遥游乎?雖曰超越世出世間,栖心無寄,猶暗癡也。杖人曰:“世法如竹絲籠,猶易跳出。而出世法如金絲籠,誰跳得出耶?即使跳出,坐在無事甲裏,正好吃棒。”徐師川曰:“不學混絶學,無記好躲跟。”徐俯,字師川,洪州分寧人,黄庭堅之甥。《宋史》卷三百七十二有傳。無記,佛教所説三性之一。一切法之性,可分爲善、惡、無記三種。所謂無記,乃指不能記爲善,亦不能記爲惡。未致中和而倚豁達空,豈真逍遥耶?佛教稱一切皆空爲豁達空,以其撥因果也。怎怪莊子托夢叫冤。

世人怠學而流便,厭正理如餿餲矣。怠學,學業荒疏。

流便，流于便捷。餿餲，變質食物。一見《逍遥游》，猶可以養喜神。莊子其煮此爲薑棗乎？可憐抄者、念者，依前業識茫茫。然其功德亦自無量，何以故？辟如念佛者，雖不能即事念佛，實相念佛，而一持名時，人我煩惱，早忘却矣。《莊子》者，漱口者也。蓮池專幢念佛，而亦刻香山、西涯之詩，殆將《逍遥》漱口耶？香山，白居易。西涯，李東陽。若有一個聞之怪、求之喪者，我便請坐大樹下，呼出藐姑射來，點體供養。僧人常有燃指佛前，以示供養之舉。

大慧成《大衍曆》而歎曰："乾隱于龍戰中，不見其首。"一行，唐代天文學家、僧人，俗名張遂，開元年間撰《大衍曆》九卷。圓寂後，玄宗賜謚大慧禪師。宋人張行成《易通變》卷三十一："《大衍曆》以九百四十爲通數，比四十九用之數盈九，比五十之數虚十。唐一行曰：乾盈九，隱于龍戰之中，故不見其首。坤虚十，以導潛龍之氣，故不見其成。"神哉游乎！今日登黄龍背，飲南谷茶，誦《逍遥》一過。據乾隆朝《建昌府志》，康熙元年(1662年)，方以智曾主南谷寺法席。四圍蒼翠欲滴，白雲西來，平浮竹檻，萬峰在下，出没有無。平浮，平遠空濛狀。忽憶張濁民拈鄭億翁句曰："天下皆秋雨，山中自夕陽。"張鹿徵，字瑶星，江寧人。崇禎朝以世勛，官錦衣衛儀正千户。煤山之變，帝殯于西華門，百官無至者，鹿徵獨縗服哭臨，守梓宫不去。後入栖霞白云觀爲道士，更名怡，自號白云道者，别號濁民。終身素衣冠，自言先帝仇未報，服不可除。順治年間，方以智閉關高座寺，曾與鹿徵比鄰而居。鄭所南，字億翁，福州連江人，宋末詩人、畫家。宋亡後，改名思肖，隱居長洲之承天寺，終身不娶，時時向南慟哭，著有《心史》一書。"天下皆秋雨，山中自夕陽"，出自所南《獨釣》詩。

《齊物論》總炮

藥地愚者曰：常無常有，不觀妙、徼于籥，則直塞兩間，亦坳堂之膠杯也。常無、常有、妙、徼，皆出自《道德經》首章："道可道，非常道。名可名，非常名。無名，天地之始。有名，萬物之母。故常無，欲以觀其妙。常有，欲以觀其徼。此兩者同出而異名，同謂之玄，玄之又玄，衆妙之門。"常無、常有，馬王堆帛書本分别作"恒無欲也""恒有欲也"。籥即槖籥，《道德經》第五章："天地之間，其猶槖籥乎。虛而不屈，動而愈出。"直塞兩間，充塞于天地之間。坳堂膠杯，出自《逍遥游》："且夫水之積也不厚，則其負大舟也無力。覆杯水於坳堂之上，則芥爲之舟；置杯焉則膠，水淺而舟大也。"整句話大概是説，若不對萬物的終始變化之秩序進行觀察，那麽即使大道（常無常有）充塞天地之間，對人而言，也最多只能像小水坑中膠著的杯子一樣，大而無用。物論紛然，言出如風，怒者誰邪，不能轉風力，是折翼而摶羊角也。物論，各種言論。王應麟《困學紀聞》云："齊物論，非欲齊物也，蓋謂物論之難齊也。是非毁譽，一付於物，而我無與焉，則物論齊矣。"怒者誰邪，見《齊物論》："夫吹萬不同，而使其自已也，咸其自取，怒者其誰邪？"羊角，風旋轉而上，有如羊角。《逍遥游》："有鳥焉，其名爲鵬，背若太山，翼若垂天之雲，摶扶摇羊角而上者九萬里。"整句大意是説，物論紛紛，有如風吹，若不能反過來，主動地轉風力，那就像大鵬折斷翅膀後再去乘風上行一樣不可能。窮兩末之是非相刃而厭之，不明公因而定公是，此洴澼不知勝越，而尸祝驕蹇庖人也。兩末，兩端。公因，對立兩端之統一性。《易餘·充類》："極則必反，始知反因。反而相因，始知公因。公不獨公，始知公因之在反因中。"《仁樹樓别録》："夫爲物不二、至誠無息者，公因也。宇宙、上下、動静、内外、晝夜、生死、頓漸、有無，凡兩端無不代明錯行,相反而相因者也。公因在反因中。"《逍遥游》:"庖人雖不治庖,尸祝不越樽俎而代之矣。"句謂不明公因而想定是非,那就如宋人只知不龜手之藥可用於洗衣,不知其亦可用於水戰一樣,知小而不知大;又如尸祝瞧不起庖人一樣,自以爲是。《聞語》曰:大人因,君子復,衆人循。《浮山聞語》,方以智作品,已佚。因,因順天道之意。《易·文言》:"夫大人者,與天地合其德,與日月合其明,與四時合其序。"復,反本之謂。《象傳》:"中行獨復,以從道也。"循,仿效。《論語·顔淵》:"君子之德風,小人之德草,草上之風必偃。"大人、君子和衆人的區别在于,大人與天道合一,君子努力以從道,小人則只知仿效而已。視聽自民,揚遏順天。視聽自民,語出《尚書·泰誓中》:"天視自我民視,天聽自我民聽。"揚遏順天,"揚善遏惡、順天休命"之省稱。語出《易·大有》:"象曰:火在天上,大有。君子以遏惡揚善,順天休命。"烏孝蟻忠,鬼神奉命。李時珍《本草綱目》卷四九"慈烏"條云:"此鳥初生,母哺六十日,長則反哺六十日,可謂慈孝矣。"《化書》卷四:"螻蟻之有君也,一拳之宫,與衆處之;一塊之台,與衆臨之;一粒之食,與衆蓄之。"弊垢之驕妒,毒藥之争奇,彼亦自相制服,豈患賢者守死之不自適乎?弊垢,亦名糞掃衣,僧人所着,此處指代出家之人。毒藥,諸家所開救世之方。守死,"守死善道"之省稱。不自適之例,見《大宗師》:"若狐不偕、務光、伯夷、叔齊、箕子、胥餘、紀他、申徒狄,是役人之役,適人之適,而不自適其適者也。"臬表權衡,康衢本具。臬表,測日影之標杆。康衢,四通八達的大路。孺子入井,路人齊之。《孟子·公孫丑上》:"所以謂人皆有不忍人之心者,今人乍見孺子將入於井,皆有怵惕惻隱之心,非所以内交於孺子之父母也,非所以要譽於鄉党朋友也,非惡其聲而然也。"嘑蹴不受,乞人齊之。《孟子·告子上》:"一簞食,一豆羹,得之則生,弗得則死。嘑爾而與之,行道之人弗受。蹴爾而與之,乞人不屑也。"公因公用,直道自不爲習氣所昧明矣。句謂人人皆有之“不忍之心”“羞惡之心”,就是“公因”的體現。公因得到公用,正直之道就不會爲不良之習所遮蔽。聖人作而萬物睹,燥濕風雲,統類自齊。《易·文言》:“九五曰‘飛龍在天,利見大人’,何謂也?子曰:‘同聲相應,同氣相求。水流濕,火就燥,雲從龍,風從虎,聖人作而萬物睹。本乎天者親上,本乎地者親下,則各從其類也。’”謂以無我齊物乎?無物齊我乎?格物轉物乎?格物轉物,通過格物來轉變外物。另:佛教常以“轉物”代指覺悟狀態。《楞嚴經》卷二:“一切衆生,從無始來,迷己爲物,失於本心,爲物所轉,故於是中,觀大觀小。若能轉物,則同如來。身心圓明,不動道場,於一毛端,遍能含受十方國土。”皆物論也。因物知則,論倫歷然。《詩·烝民》:“天生烝民,有物有則。民之秉彝,好是懿德。”論,説也。倫,序也。歷然,清晰可辨也。《齊物論》:“夫道未始有封,言未始有常,爲是而有畛也。請言其畛:有左,有右,有倫,有義,有分,有辯,有競,有争,此之謂八德。六合之外,聖人存而不論;六合之内,聖人論而不議。”兩行一參,無所逃于代明錯行。《齊物論》:“是以聖人和之以是非而休乎天鈞,是之謂兩行。”一參,亦出自《齊物論》:“衆人役役,聖人愚芚,參萬歲而一成純。萬物盡然,而以是相蘊。”謂以不齊齊之可乎?褚伯秀《南華真經義海纂微》卷四:“天地一指,萬物一馬,則以不齊齊之。恢恑憰怪,道通爲一,有不待齊而自齊矣。”齊與不齊且置。何謂公因?獨問天根,五官俱竭。句謂公因即在對待變化之中。天根指《復》卦。邵雍詩云:“耳目聰明男子身,洪鈞賦予不爲貧。須探月窟方知物,未躡天根豈識人?乾遇巽時觀月窟,地逢雷處見天根。天根月窟閒來往,三十六宫都是春。”朱子曰:“先天圖自《復》至《乾》,陽也。自《姤》至《坤》,陰也。陽主人,陰主物。天根月窟,指《復》《姤》二卦,乃是説他圖之所從起處。”喪貝躋陵,一日敦復。喪貝,喪其財物。躋,登也。語出《易·震》:"六二:震來厲,億喪貝,躋於九陵,勿逐,七日得。"敦,敦促。復,返回。語出《易·復》:"六五:敦復,無悔。"不關冬至,安有三時?《復》卦:"象曰:雷在地中,復。先王以至日閉關。"方以智《易餘小引》:"三時以冬爲餘,冬即以三時爲餘矣。"道一物也,物一道也。《東西均開章》:"道亦物也,物亦道也。物物而不物于物,莫變易、不易于均也。"以物觀物,安有我于其間哉?聖人輪天地之成壞而彌之,縷天地之經絡而綸之,萬古如斯而不能言也,治教其桴鼓耳。輪,輪回、循環。《東西均開章》:"萬古所師之師惟有輪尊,輪尊無對而輪於對中。"《易·繫辭上》:"《易》與天地准,故能彌綸天地之道。"桴,鼓槌。句謂聖人之治教與不能言之天道之間,如桴鼓相應一般。不死而蘇,能嗒然耶?不死而蘇,即絶後復蘇。嗒然,覺悟、解體貌。《齊物論》:"南郭子綦隱幾而坐,仰天而噓,嗒焉似喪其耦。"通一不用而寓諸庸,環中四破,無不應矣。"環中"出自《齊物論》:"彼是莫得其偶,謂之道樞。樞始得其環中,以應無窮。"方以智常用其指不落四邊之"中五"或太極。《東西均開章》:"東起而西收,東生而西殺。東西之分,相合而交至。東西一氣,尾銜而無首。以東西之輪,直南北之交,中五四破,觀象會心,則顯仁藏密而知大始矣。"把東西橫輪與南北直輪相交,天球剖判爲四區,是爲四破。析《中庸》爲兩層而暗提之,舉《春秋》之雙名而顯懷之,一二畢矣。析《中庸》爲兩層而暗提之,似指《齊物論》之"得其環中""寓諸庸"二語。顯懷,當指《齊物論》下面這段話:"《春秋》經世,先王之志,聖人議而不辯。故分也者,有不分也;辯也者,有不辯也。曰:何也?聖人懷之,衆人辯之以相示也。"一二,一指體,二指用。必幡幡乎掃事掩法,離緣出世,爲是層累而聳之天外乎?幡幡,反復之意。喑夫終身由之而不知其故者,負《中庸》之天載矣!喑,感嘆聲。《中庸》:"上天之載,無聲無臭,至矣。"汗下調補,不識變症,恣人犯忌,火馳焚和,更連累《中庸》之天載矣!故不妨別路飛躍,傳周鼎銜指之巧也。《淮南子·本經訓》:"昔者蒼頡作書,而天雨粟,鬼夜哭;伯益作井,而龍登玄雲,神栖昆侖;能愈多而德愈薄矣。故周鼎著倕,使銜其指,以明大巧之不可爲也。"大意是説,周人鑄鼎畫象,鏤倕身于鼎,使自銜其指,以戒後世,不可爲大巧。成連之於伯牙,琴已授矣,未也,與訪子春而棄之重溟孤島,歍欽澒洞,乃移其情而操《水仙》,傳不傳之神,然後成連剌船而迎還之,恩大難酬矣。曾慥《類説》卷五十一:"伯牙學琴于成連,成連先生云:'吾師方子春在東海中,能移人情。'乃與伯牙俱往,至蓬萊山,留伯牙曰:'吾將迎師。'剌船而去,旬日不返。伯牙但聞水聲澒洞,山林杳冥,群鳥悲號,歎曰:'先生將移我情。'援琴而歌,頓悟妙旨。成連剌船迎之,伯牙遂妙天下。"重溟,深海。歍欽,悲聲。澒洞,洶涌之聲。《水仙》,琴曲名,傳説伯牙作。以喜懼不及者爲歍欽,亦一大懼大喜之險關也。《〈逍遥游〉總炮》:"本體爲哀樂所不及,而端幾則喜懼也。致中和,而享其哀樂不及之性,非至樂乎?"今者藥地其剌船者耶?將更覆其船耶?天無寒暑而定四時,此天之中庸也。經世之書不名《冬夏》而名《春秋》,豈非南北冥于東西之風轉乎?豈非酷寒酷暑之日少,用和平之日多乎?是春秋之環中也。大而元會,近而旦暮,親言生死,切言夢覺,皆春秋也。據邵雍《皇極經世》,三十年爲一世,十二世爲一運,三十運爲一會,十二會爲一元。一元十二萬九千六百年,一會一萬零八百年。知春秋之二爲無春無秋之一乎?覺矣。春秋之二,反因也。無春無秋之一,公因也。公因即在反因中,故春秋之二與無春無秋之一,原本就是一體。子休卷卷欲蒸世以中和,而先反之,乃費汝焚澤沍河、疾雷破山之力,而爲此風吹蝶語,以覺鯤鵬之夢,亦良苦哉。沍,凍結。《齊物論》:"至人神矣!大澤焚而不能熱,河漢沍而不能寒,疾雷破山、飄風振海而不能驚。若然者,乘雲氣,騎日月,而游乎四海之外。死生無變於己,而況利害之端乎!”猶故分罔兩之行止,疑未始之三竿乎?《齊物論》:“罔兩問景曰:‘曩子行,今子止;曩子坐,今子起;何其無特操與?’景曰:‘吾有待而然者邪?吾所待又有待而然者邪?吾待蛇蚹蜩翼邪?惡識所以然!惡識所以不然!’”未始之三竿,指“未始有物”“未始有封”和“未始有是非”。《齊物論》:“古之人,其知有所至矣。惡乎至?有以爲未始有物者,至矣,盡矣,不可以加矣。其次以爲有物矣,而未始有封也。其次以爲有封焉,而未始有是非也。”是殆寢卧大樹之下,祈夢而覺,覺而尋夢者耶?華胥游還,酒未清,肴未胇也。《列子·黄帝》:“晝寢而夢,游于華胥氏之國。其國無師長,自然而已。其民無嗜欲,自然而已。不知樂生,不知惡死,故無夭殤。不知親己,不知疏物,故無愛憎。不知背逆,不知向順,故無利害。都無所愛惜,都無所畏忌。入水不溺,入火不熱。”胇,幹。藥地歇欽,正望據梧者來,取芥杯而酌之。《齊物論》:“昭文之鼓琴也,師曠之枝策也,惠子之據梧也,三子之知幾乎,皆其盛者也,故載之末年。”若問生死旦暮之解,則吾不知。旦暮之解,指《齊物論》“萬世之後一遇大聖知其解者,是旦暮之遇也”。本篇末尾有“次男中通校”。中通,方以智第二子。

【平叟雜拈】儒、墨、楊、秉,周末殽然。秉,公孫龍。《徐無鬼》:“然則儒墨楊秉四,與夫子爲五,果孰是邪?”《史記》六家,誰分主僕?即司馬談《論六家要旨》所分之儒、墨、名、法、陰陽、道德六家。程子忽然悟得反對,一夜舞蹈不已。《二程遺書》卷十一:“天地萬物之理,無獨必有對,皆自然而然,非有安排也。每中夜以思,不知手之舞之、足之蹈之也。”只是中旁統類宜明,不能學隨立隨掃之滑疑耳。滑疑,滑亂而可疑,不分曉狀。欲齊物論,易準現在。易準,"易與天地準"之省稱。方以智《周易時論合編後跋》:"差别難窮,賴此易準。待好學者深幾而神明之,存乎其人,同時哭笑。"當下歷然,當下寂然,即差别是大本,始享仁智之一。句謂唯明白寂歷同時、本體即差别者,始能作到仁智合一。儒書中多有仁智并提之處。如《易·繫辭上》:"一陰一陽之謂道,繼之者善也,成之者性也。仁者見之謂之仁,知者見之謂之知。"《中庸》:"成己,仁也;成物,知也。性之德也,合外内之道也,故時措之宜也。"不則樂山樂水,難免蜀洛相争,夷惠門人,亦如朱陸齟齬,又况世法出世法之舛馳哉?樂山樂水,見《論語·雍也》:"子曰:知者樂水,仁者樂山。知者動,仁者静。知者樂,仁者壽。"蜀,蘇(軾)黨。洛,程(頤)門。小程與東坡同朝爲官,程謹禮,蘇嘲之,二家從此結怨。夷,伯夷。惠,柳下惠。《孟子·萬章下》:"伯夷,聖之清者也。伊尹,聖之任者也。柳下惠,聖之和者也。孔子,聖之時者也。"齟齬,抵觸。朱熹與陸九淵學不同,曾往復辯難,終傷和氣。陸死,朱子歎曰:"可惜死了告子。"遮易表難,愛逃雲霧。遮,遣其所非。表,顯其所是。遮詮和表詮乃佛教論説的兩種方法。不會固好,終爲所謾。中郎晚悟曰:"小即是圓,何必揀小?圓亦是權,何必取圓?"中郎,袁宏道。小、圓,皆佛家對教相之判釋。華嚴五教依淺深而分爲小乘教、大乘始教、大乘終教、大乘頓教、一乘圓教。"揀",《袁中郎全集》作"捨"。蓮池曰:"舍行布而夸圓,早不圓矣。"菩薩之階位,初後相即,謂之圓融;初後次第,謂之行布。《華嚴探玄記》曰:"顯位故者,爲顯菩薩修行佛因一道,至果具五位故。此亦二種:一次第行布門,謂十信、十解、十行、十回向、十地滿後方至佛地,從微至著,階位漸次。二圓融相攝門,謂一位中即攝一切前後諸位,是故一一位滿,皆至佛地。此二無礙。"不見既、未濟之終于慎辨乎？既濟、未濟，《易》之末兩卦。既濟之《象》曰："水在火上，既濟。君子以思患而豫防之。"未濟之《象》曰："火在水上，未濟。君子以慎辨物居方。"皆有慎辨之義。唐豹巖以高念東之言，千里見訪，偶因舉子思之代明錯行，忽然大叫："誰想陳糟爛醬中，有此靈丹？可惜人人蹉過。"唐夢賚，字濟武，别號豹巖，淄川人。順治己丑進士，官至翰林院檢討。著有《志壑堂詩集》行世。高珩，字蔥佩，號念東，淄川人。晚號紫霞道人。崇禎癸未進士。入清，官至刑部侍郎。著有《栖雲閣詩》等書。據《青原志略》卷三載，施閏章重興青原會講，唐豹巖與焉，并有書寄方以智。所謂"千里見訪"，當指豹巖與會前後入青原山訪密之事。

李元仲曰："洋坑養鱗，殊非九萬。然得息老游談其間，尺水便是天池。息老，"息我以死、佚我以老"之省稱，語出《大宗師》。每笑伯牙從海水澒洞間，乃知悲嘯，是不善移情者也。且道藥地刺船覆船，是悲嘯耶？"《閩中理學淵源考》卷八十八："李世熊，字元仲，寧化諸生。受業于漳浦黄道周。性穎悟，博極群書，論著褎然成一家。凡墳典經史以及釋典道書、醫卜星緯之學，靡不淹貫。著有《寒支集》《寒支二集》行世。"請問子春。

《春秋繁露》曰："冬至北中産陽，得東方春分之和而生。夏至南中萌陰，得西方秋分之和而成。"冬至一陽生，夏至一陰生。如此縱横交午，中邊皆甜，以天説書，非大奇特耶？縱横交午，冬夏交春秋，南北交東西。中邊皆甜，參見迦葉摩騰譯《四十二章經》："佛言：人爲道，猶若食蜜，中邊皆甜。吾經亦爾，其義皆快，行者得道矣。"莫若以明，亦因是也。頌曰："赤道腰輪看日月，青天習氣轉春秋。時時三不齊中定，旦暮風雷種者收。"

"秋至山寒水冷,春來樹緑桃紅。一點動隨萬變,江村煙雨濛濛。有不有,空不空,瓜籬撈取西北風。"此淳祐張即之書酒僧詩也。張即之,字温夫,宋代書法家。酒僧,林遇賢也。明吴寬《家藏集》卷五十三《跋林酒仙詩》云:"酒仙名遇賢,俗姓林,在宋爲蘇城東禪寺僧人。傳其事甚異,至號聖僧。以其嗜酒故,又號酒仙。此卷皆其所作詩也。詩意有高絶處,蓋寒山子之流。當時張即之特書以刻石,其石已亡。寺之東林房,獨藏此本。夫寒山子之詩,雖晦庵朱夫子亦賞之。此酒仙之言所以不可廢也。"吴匏庵曰:"寒山子之詩,朱子亦賞之。"吴寬,字原博,號匏庵,長洲人。明成化壬辰進士,官至禮部尚書。寒山子,初唐詩僧。太白曰:"但得醉中趣,勿爲醒者傳。"且問藥地芥杯,同此意否?曰:"不知。"

《養生主》總炮

藥地愚者曰:曠與慎相反,誰能解之?其惟見獨者乎!見獨,即見道。養生殺生相反,誰能解之?其惟見全者乎!見全,則知古今之大獨矣。進而曰未嘗見全牛也,又相反矣。蓋有間焉,督不欺身,物自供狀,此天之獻其理也,而猶不肯信耶?間,空隙。《養生主》:"彼節者有間,而刀刃者無厚。以無厚入有間,恢恢乎其於游刃必有餘地矣。"督,郭象訓中,王夫之訓督脈。《養生主》:"緣督以爲經,可以保身,可以全生。"庖丁解牛,"依乎天理,批大郤,導大窾,因其固然"。天理、固然,即所謂"天之獻其理也"。適因其經,兩旁不可謂當;適中其節,前後不可謂當。庖丁解牛,因其經(緣督也),中其節(入有間也)。前後兩旁之割之砍,乃良庖、族庖所爲,故不可謂當。何乃分別如此?夫礪矢而妄射,其端皆中秋毫,然而不可謂之善射者,無常的也。紀昌懸一虱而視之三年,虱如車輪,正貫虱心而懸不絶,出與師遇,箭鋒相拄,此神之中節也,而猶不肯信耶?紀昌學射于飛衛,見《列子·湯問》。震無咎者存乎介,介,間也。《易·繫辭上》:"憂悔吝者存乎介,震無咎者存乎悔。"悔吝,小疵。無咎,善補過。介,纖介。震,動。句謂擔憂悔吝之象者,在于認識小過。行動而希望無咎者,在于追悔過失。方以智此處把兩句合爲一句。不名則刑,微哉危哉!《養生主》:"爲善無近名,爲惡無近刑。"《尚書·大禹謨》:"人心惟危,道心惟微。"以刀養生,懷刑其樂天乎!《論語·里仁》:"子曰:君子懷德,小人懷土;君子懷刑,小人懷惠。"《易·繫辭上》:"樂天知命,故不憂;安土敦乎仁,故能愛。"句謂以刀之殺生喻養生,正如儒者以畏法爲樂天。一動一靜之間,邵子一刀,碎其四顧,土委地矣。《東西均·三徵》:"邵子知先天,而不專立先天之狀,止于動靜之間嘆曰:天下之至妙至妙者也,陰陽之幾畢此,而可知不落陰陽、動靜者即此矣。"方以智相信邵雍易學已揭物理,正如庖丁之謋然已解,如土委地。"四顧"等語出自《養生主》:"每至於族,吾見其難爲,怵然爲戒,視爲止,行爲遲,動刀甚微,謋然已解,如土委地。提刀而立,爲之四顧,爲之躊躇滿志,善刀而藏之。"邵雍最賞此數語:"莊子大辨才。吕梁蹈水,四顧善刀而藏,至言也。"中猶彌也,間言其幾。聖人見天下之動賾,而象宜會通,以神武不殺之刀,游藏密同患之間者也。象宜,"象其物宜"之省稱,原指卦象是對事物本性的最合宜表徵。會通,"觀其會通"之省稱。二語皆見于《易·繫辭上》:"聖人有以見天下之賾,而擬諸其形容,象其物宜,是故謂之象。聖人有以見天下之動,而觀其會通,以行其典禮,繫辭焉以斷其吉凶,是故謂之爻。"神武不殺,神明勇武而不殘暴。藏密,"退藏於密"之省稱,意指秘而不宣由卦爻中得到的啓示。同患,"與民同患"之省稱,意爲指導人民趨吉避凶。數語皆見于《易・繫辭上》:"聖人以此洗心,退藏於密,吉凶與民同患。神以知來,知以藏往,其孰能與此哉?古之聰明睿知,神武而不殺者夫。"洗心,啓發己心。官止神行於不落動静,而後砉然,左不得,右不得,後不得,前不得矣。《養生主》:"方今之時,臣以神遇而不以目視,官知止而神欲行。依乎天理,批大郤,導大窾,因其固然。"砉,骨肉分離聲。進而曰:旁不得,中亦不得也。狹門無門,是誰出入?開一綫曰:幾先知生,生從何來?是誰主之?生其生者,主其主乎!彌空皆火,而薪以續燧。道盛禪師《尊火爲宗論》後所附方以智識語云:"五行,五氣也,世見五材耳。無形之火,則遍周一切而無自成者也。三一老人曰:'學薪不厭,而心神之火傳焉。事究竟固,神明原亘古今。'《野同録》曰:'滿空皆火。物物生機,皆火也……'先中丞《易》編,約杖人此篇而回互發明之。此真貫宇宙之實際,毋驚其創也。漆園之薪盡火傳,與蘇門之用光得薪,貫之者誰?"主中之主,果何在乎?以世爲樊而逃空,空一樊也。以薪非火而欲除之,火亦盡矣。親生我身,事予以名,薪火之緣督,何避焉?以一日萬古盡其年,而以萬古之天報其親,種種之民,誰不觀《桑林》乎?一日萬古,可參看《總論中》:"積一息成萬古,則一息歷然,而萬古之過去、未來,皆現在歷然也。"《桑林》,舞蹈之名。《養生主》稱庖丁解牛之動作,"合於《桑林》之舞,乃中《經首》之會。"整句意爲子女父母之間,薪火相承,不可逃避。若能做到養親盡年,百姓皆會懽欣鼓舞。關尹曰:"聖人以可得可行者善吾生,以不可得不可行者善吾死。"《關尹子・一宇》:"道終不可得,彼可得者名德不名道。道終不可行,彼可行者名行不名道。聖人以可得可行者所以善吾生,以不可得不可行者所以善吾死。"此雙解之刀也。公和曰:“用光在乎得薪。”孫登字公和,用光得薪見前注。此解倒懸之刀也。子休曰:“善刀而藏,神王于善,善故静也。神王于善,見《養生主》:“澤雉十步一啄,百步一飲,不蘄畜乎樊中。神雖王,不善也。”善故静也,出自《天道》。此句通常斷爲:“聖人之静也,非曰静也善,故静也;萬物無足以鐃心者,故静也。”方以智斷作:“聖人之静也,非曰静也,善故静也。”善統善惡,爲而無近,豈習俗之所可名乎?善統善惡,意即至善統善惡。爲而無近,即《養生主》之“爲善無近名,爲惡無近刑”。善吾生所以善吾死。”《大宗師》:“夫大塊載我以形,勞我以生,佚我以老,息我以死,故善吾生者,乃所以善吾死也。”此懸而解、解而懸之刀也。《易》曰:“鼓之舞之以盡神。”語出《繫辭上》。因生生而傳長生之指以爲鼓,因長生而傳無生之指以爲舞,乃盡其生生之神。批郤導窾,戒之藏之,出樊荷薪,原無所礙,適足以安其養親全生之時,處其哀樂不入之順焉爾。批郤導窾,即《養生主》所謂“批大郤,導大窾”,意爲運刀于骨節空隙處。戒之藏之,即《養生主》所謂“每至於族,吾見其難爲,怵然爲戒,視爲止,行爲遲。動刀甚微,謋然已解,如土委地,提刀而立,爲之四顧,爲之躊躇滿志,善刀而藏之”。出樊,脱出牢籠。荷薪,薪火相承。養親全生,即《養生主》所謂“爲善無近名,爲惡無近刑,緣督以爲經,可以保身,可以全生,可以養親,可以盡年”。哀樂不入,即《養生主》所謂“適來,夫子時也。適去,夫子順也。安時而處順,哀樂不能入也,古者謂是帝之縣解”。人所不解,是曰懸解。末後一語,謂之解懸可乎?末後一語,指《養生主》最後一句:“指窮於爲薪,火傳也,不知其盡也。”另:禅林常用“末後一语”“末後句”等代指禅本身。子曰“仁者壽”,老曰“死而不亡者壽”,佛曰“無量壽”,作如何解?知解解之,不善也。《養生主》:“澤雉十步一啄,百步一飲,不蘄畜乎樊中。神雖王,不善也。”肩倚足履,便請下刀。《養生主》:"庖丁爲文惠君解牛,手之所觸,肩之所倚,足之所履,膝之所踦,砉然嚮然,奏刀騞然,莫不中音。"

子光曰:"在險而運奇,孰如宅平無爲?"《新唐書》卷一百九十六:"仲長子光者,亦隐者也,無妻子,結廬北渚凡三十年,非其力不食。"文中子王通稱之爲天人、天隱。公理欲居清曠,不受世責,永保性命,則可以凌雲霄。《後漢書》卷七十九:"仲長統,字公理,山陽高平人也。少好學,博涉書記,贍于文辭。每州郡命召,輒稱疾不就。常以爲凡游帝王者,欲以立身揚名耳,而名不常存,人生易滅,優游偃仰,可以自娱。欲卜居清曠,以樂其志。"其言曰:"消摇一世之上,睥睨天地之間。不受當時之責,永保性命之期。如是則可以陵霄漢,出宇宙之外矣,豈羡夫入帝王之門哉?"貞白曰:"不爲無益之事,何以悦有涯之生?"貞白,陶弘景謚號。弘景爲南朝齊梁間著名道士,有"山中宰相"之稱。晚清鄭文焯《半雨樓叢鈔》稱此語出自陶弘景"上梁武帝論書",錢鍾書《管錐編》第四册第二百一十三條有駁辨。錢氏以爲此語實出唐張彦遠《歷代名畫記》卷二。今據此《炮》,可知鄭説非誤。元章、大癡,八十餘煙雲供養。宋代畫家米芾、元代畫家王冕,皆字元章,但兩人壽皆不足八十。此處的"元章",似爲密之誤記。明朱謀垔《畫史會要》卷三:"黄公望,字子久,其父九十始得之,曰黄公望子久矣,因而名字焉。號一峰,又號大癡道人,平江常熟人……《太平清話》云:'大癡九十,而貌如童顔。米友仁八十餘,神明不衰,無疾而逝。蓋畫中煙雲供養也。'"大癡,黄公望之號,元代畫家。友仁,字元暉,米芾之子。士安、雲禎,隱于讀書。士安,皇甫謐。雲禎,沈驎士。二人皆隱居好學之士。《晋書》卷五十一:"皇甫謐,字士安,幼名静安……就鄉人席坦受書,勤力不怠。居貧,躬自稼穡,帶經而家,遂博綜典籍百家之方。沉静寡欲,始有高尚之志,以著述爲務,自號玄晏先生。"《南齊書》卷五十四:"沈驎士,字雲禎,吴興武康人也。祖膺期,晉太中大夫。驎士少好學,家貧,織簾誦書,口手不息……驎士負薪汲水,并日而食。守操終老,篤學不倦。遭火,燒書數千卷。驎士年過八十,耳目猶聰明。以火故,抄寫燈下細書,復成二三千卷,満數十篋。時人以爲養身静默之所致也。"逸少田里拊掌,蘇子美游觀真趣,未嘗不兼樂壽也。逸少,王羲之。《晉書》本傳載羲之語曰:"比當與安石東游山海,并行田視地利,頤養閒暇。衣食之餘,欲與親知時共懽宴,雖不能興言高咏,銜杯引満,語田里所行,故以爲拊掌之資,其爲得意,可勝言邪?"蘇舜欽,字子美,北宋詩人。其《滄浪亭記》曰:"予時榜小舟,幅巾以往,至則灑然忘其歸。觴而浩歌,踞而仰嘯。野老不至,魚鳥共樂。形骸既適,則神不煩。觀聽無邪,則道以明。返思向之汩汩榮辱之場,日與錙銖利害相磨戛,隔此真趣,不亦鄙哉?"莊子捏合堯、許,而養一瓢窮年耳,不用夸高。《論語·雍也》:"子曰:賢哉回也! 一簞食,一瓢飲,在陋巷,人不堪其憂,回也不改其樂。賢哉回也!"《齊物論》:"和之以天倪,因之以曼衍,所以窮年也。"病夫咀片世出世,而養一鼎薪火耳,亦是自解。病夫,方以智自稱。咀片,本義指加工藥材,此處指揉合世間法和出世間法。本篇末尾有"季男中履校"五字。中履,方以智第三子。

【平叟雜拈】養生曰:"身中一輪,督脈從背而上,任脈從胸而下。前後二脈剛好構成循環,故稱一輪。緣督者向上耶? 且放下着。艮背行庭,本現成也。《易·艮》卦辭:"艮其背,不獲其身,行其庭,不見其人,無咎。"朱子《周易本義》釋曰:"蓋艮其背而不獲其身者,止而止也。行其庭而不見其人者,行而止也。動静各止其所,而皆主夫静焉,所以得無咎也。”見獨知幾,理出于間。浴風中節,善解其懸。《論語·先進》載曾點言志曰:“莫春者,春服既成,冠者五六人,童子六七人,浴乎沂,風乎舞雩,咏而歸。”夫子喟然歎曰:“吾與點也。”牧牛拽轉之後,吹笛而已。且問騎飛龍者莫動火耶?《逍遥游》:“藐姑射之山,有神人居焉。肌膚若冰雪,淖約若處子;不食五穀,吸風飲露;乘雲氣,御飛龍,而游乎四海之外。”何似孟家老實語,傳此浩然,不知其盡。向有句曰:水火同一灶,善刀析薪光可照。還是徼?還是妙?即《道德經》首章之徼、妙,見前注。看破時以哭爲笑,天何言哉萬古吊。”《論語·陽貨》:“子曰:天何言哉?四時行焉,百物生焉。天何言哉?”

林確齋言種茶宜西南山坡,夕陽蒸渴,夜露更飽。朝復處陰,養其餘潤。林時益,字確齋,江西南昌人。本明宗室,國變後易姓名,寄籍寧都,爲“易堂九子”之一。據《魏叔子文集》卷五之《同林確齋與桐城三方書》,林時益、魏禧對方以智皆“擬于嚴師”。時益種茶事,王士禎《漁洋詩話》下卷有載:“林確齋者,亡其名。江右人,居冠石。率子孫種茶,躬親畚鍤負擔,夜則課讀《毛詩》《離騷》。過冠石者,見三四少年,頭著一幅布,赤脚揮鋤,琅然歌出金石,竊歎以爲古圖畫中人。”愚者曰:“苟得其養,無物不長。見大全者,何妨有偏得之用耶?”確齋又言搗青宜烈,畜瓶宜固,烹水宜潔,涉二及三,有火候焉。搗青,炒茶。畜瓶,儲藏。烹水,冲泡。涉二及三,水介于二沸三沸之間。愚者曰:“造化在乎手矣,保任顧可忽諸?”保任,涵養功夫。

梅子長言沸泉烹芥,楚客一口覆之,主人悼甚。梅庚,字耦長,一字子長,號雪坪,宣城人,康熙辛酉舉人,晚年官泰順知縣。夫善知飲者,不飲之以口,而飲之以氣。既受用其氣,先受用其光。白玉冰壺,月潭同色。幽澮沉曠,山骨皆香。斯時也,五官同享,天機不張。良久盡之,游華胥矣。及乎入胃,與浮梁何别?白居易《琵琶行》:“商人重利輕别離,前月浮梁買茶去。”然則急口電拂,一莽消之,何如咀嚼之善養其味耶?電拂,迅速貌。莽,粗魯貌。《莊子》可謂耐咀嚼者。愚曰:“正惟知味者少,反以一杓惡水爲奇。”

茶駡飯爲滯貨,飯駡茶爲掠虚,况以大黄、硫黄下痞者乎?滯貨,凝滯不通。掠虚,竊取虚名。大黄、硫黄,皆瀉下之藥。下痞,胸腹間氣機阻塞不舒之症。物論不齊,可以解矣。火害元氣,而氣即是火。《素問·陰陽應象大論》:“壯火食氣,氣食少火。壯火散氣,少火生氣。”蓋謂火盛可使元氣散失也。督脈瘛瘲,亦自生病。瘛瘲,即驚風,亦泛指手足痙攣。瘛,掣也;瘲,縱也。然則養萬世生生之主者,茶、飯、藥方,何以解之?

磬曰:“仁智偏言,静者壽矣。實則形静氣動,旋通不息而生機流轉者也。山川枕籍,吞吐古今,其户樞流水乎!滿空皆火,一悟而已,養在鼎薪。”方以智二子中通法號興磬。

《人間世》總炮

藥地愚者曰:人間險阻場也,誣人間乎!心若不生,何險何阻?然以有心無心之幡,争雄妙禍之門,裨販利器,甚則誣天,流涕久矣。妙禍之門,知也。荷澤曰:“知之一字,衆妙之門。”黄龍死心曰:“知之一字,衆禍之門。”利器,出自《道德經》第五十七章:“人多利器，國家滋昏。"迷陽迷陽，郤曲郤曲。迷陽，多刺之棘。郤曲，曲折之行。《人間世》末章稱，楚狂接輿游孔子之門曰："已乎已乎，臨人以德！殆乎殆乎，畫地而趨！迷陽迷陽，無傷吾行！吾行郤曲，無傷吾足！"焦竑《莊子翼》云："吾行郤曲，當從碧虚作'郤曲郤曲，無傷吾足'，庶與上文相協。"三陳九卦，懼以終始。《易·繫辭下》三次陳述九卦德，以作處憂患之道："《易》之興也，其於中古乎？作《易》者，其有憂患乎？是故履，德之基也；謙，德之柄也；復，德之本也；恒，德之固也；損，德之修也；益，德之裕也；困，德之辨也；井，德之地也；巽，德之制也。履，和而至；謙，尊而光；復，小而辨於物；恒，雜而不厭；損，先難而後易；益，長裕而不設；困，窮而通；井，居其所而遷；巽，稱而隱。履以和行，謙以制禮，復以自知，恒以一德，損以遠害，益以興利，困以寡怨，井以辨義，巽以行權。"懼以終始，亦見《繫辭下》："《易》之興也，其當殷之末世、周之盛德邪？當文王與紂之事邪？是故其辭危，危者使平，易者使傾，其道甚大，百物不廢，懼以終始，其要無咎，此之謂《易》之道也。"憂患之密，何其不得已也若此？子休知不可以莊語矣，奈何復以崩蹶妖孽，創奇巧之詬厲，犯人間之忌耶？崩蹶，敗壞。妖孽，災禍。語出《人間世》："形莫若就，心莫若和。雖然，之二者有患。就不欲入，和不欲出。形就而入，且爲顛爲滅，爲崩爲蹶。心和而出，且爲聲爲名，爲妖爲孽。彼且爲嬰兒，亦與之爲嬰兒；彼且爲無町畦，亦與之爲無町畦；彼且爲無崖，亦與之爲無崖。達之，入於無疵。"刀頭天理，迂而不信。閉而防之，激流大潰。汝之師曰："人不畏死，奈何以死懼之？"《道德經》第七十四章："民不畏死，奈何以死懼之？"嗟呼！無所逃之齋戒，望誰受之？無所逃之齋戒，指《人間世》之"大戒"："天下有大戒二：其一命也，其一義也。子之愛親，命也，不可解於心；臣之事君，義也，無適而非君也，無所逃於天地之間。是之謂大戒。"吾則述蓍龜之語曰："草木必孝其根，肢骸各忠其首。"虚而待物，致命自忘，庶有皆觸于肯綮之間者乎？《人間世》："回曰：敢問心齋。仲尼曰：若一志，無聽之以耳而聽之以心，無聽之以心而聽之以氣。聽止於耳，心止於符。氣也者，虚而待物者也。唯道集虚，虚者，心齋也。""且夫乘物以游心，托不得已以養中，至矣！何作爲報也？莫若爲致命。此其難者！"方以智以"俟命"釋"致命"，其父亦然。《潛草》曰："蔡西山就道，徒跣留血。元城被命，熟寢待盡。從容大定，俟命即致命也。"肯綮，糾結處。《養生主》："方今之時，臣以神遇而不以目視，官知止而神欲行。依乎天理，批大郤，導大窾，因其固然。技經肯綮之未嘗，而况大軱乎？"治國也，出使也，傅太子也，皆折軱觸樊之族也，孰藏鋒於福羽禍地之歌，以密傳忠恕之淚者乎？治國，指顔子化衛事。出使，指葉公子高使齊事。傅太子，指顔闔將傅衛靈公太子事。族，族庖。福羽禍地，語出《人間世》："福輕乎羽，莫之知載；禍重乎地，莫之知避。已乎已乎，臨人以德！殆乎殆乎，畫地而趨！"托不得已以養中，而成物不諜矣。《人間世》："大多政，法而不諜，雖固亦無罪。"郭注諜爲親狎。名實不軋，先達人氣。《人間世》："德蕩乎名，知出乎争。名也者，相軋也；知也者，争之器也。二者凶器，非所以盡行也。且德厚信矼，未達人氣，名聞不争，未達人心，而强以仁義繩墨之言術暴人之前者，是以人惡有其美也，命之曰菑人。"無傳溢言，入于無疵。溢言，過分之言。以支離爲易簡，未易言也。有接其轍而稱其衰者，語稍異已，顔色蹵蹵，况覿面而詬厲之，何能虚舟？《論語・微子》："楚狂接輿歌而過孔子曰：'鳳兮鳳兮，何德之衰？往者不可諫，來者猶可追。已而已而！今之從政者殆而！'孔子下，欲與之言，趨而辟之，不得與之言。"《山木》："方舟而濟于河，有虚船來觸舟，雖有惼心之不怒。"古之人不見我，不見人，不見世，而翛然游于其間，苦心哭笑，不望人知，當亦竟無知者。子休之以哭笑寄萬世也，怒激乎？遺悶乎？忍不得乎？舜、禹、文、周之篪精,夷、惠、泰伯之針繲,挫之者誰?筴精,用簸箕簸米。繲,洗衣。《人間世》:"支離疏者,頤隱於齊,肩高於頂,會撮指天,五管在上,兩髀爲脅。挫針治繲,足以餬口;鼓筴播精,足以食十人。上征武士,則支離攘臂而游於其間;上有大役,則支離以有常疾不受功;上與病者粟,則受三鍾與十束薪。夫支離其形者,猶足以養其身,終其天年,又况支離其德者乎!"後世有以醫卜之間爲世者,有以牆壁之間爲世者。以醫卜之間爲世者,嚴遵其例也。以墻壁之間爲世者,趙岐其例也。北窗木榻,亦商丘之隱籟也。北窗,典出《世説新語·言語》:"滿奮畏風,在晉武帝坐,北窗作琉璃屏,實密似疏,奮有難色。帝笑之,奮答曰:'臣猶吴牛,見月而喘。'"木榻,典出《高士傳》:"管寧,字幼安,北海朱虚人也。靈帝末,以中國方亂,乃與其友邴原,涉海依遼東太守公孫度。虚館禮之。其後中國少安,人多南歸,唯寧不還。黄初中,華歆薦寧,寧知公孫淵必亂,乃因征辭還。以爲太中大夫,固辭不就。寧凡征命十至,輿服四賜,常坐一木榻上,積五十五年,未嘗箕踞榻上,當膝皆穿。"商丘隱籟,見《人間世》:"南伯子綦游乎商之丘,見大木焉有異,結駟千乘,隱將芘其所藾。"郭象注曰:"其枝所陰,可以隱芘千乘。"黄石衡山,亦直寄之社木也。據《史記·留侯世家》,圯上老父出一編書,語張良曰:"讀此則爲王者師矣。後十年興。十三年孺子見我濟北,穀城山下黄石即我矣。"遂去,無他言,不復見。旦日視其書,乃太公兵法也。衡山,指唐相李泌隱遁衡山修道事,詳參《舊唐書》李泌本傳。鳳自能行鳥道,龍亦化爲蝘蜓。蝘蜓,守宫,俗謂壁虎。虎可鷗狎,馬當驢墮。藥樹息蔭,呼六極之風來,垂兩褒袖以爲翼,何天之衢,是亦天間之世乎?何妨指南爲北。

石公言學道四種:"有玩世者,莊、列是也。上下千載,數人已矣。出世者,達磨以下是也。其人一瞻一視,皆具鋒刃，以狼毒之心，行慈悲之事，行雖孤寂，志亦可取。諧世者，一派措大，立定脚跟，講道德仁義者也。措大，衣冠儼然，不可侵犯。學問亦切近人情，但粘带處多，不能迴脱蹊徑之外，用世有餘，超乘不足。超乘，精進向上。適世者，其人甚奇，亦甚可恨，禪則戒緩，而儒不堪務，于世無忤，而賢者斥之矣。戒緩，以戒律爲可緩。此外浮泛憑様，取潤餘沫，妄自尊大，欺己欺人，此孔門之優孟賊，後世有述焉，吾弗爲之矣。"優孟，楚之樂人，事楚莊王。事見《史記·滑稽列傳》。三一曰：莊子隱戰國而放言，同時屈平、王蠋是致命者，魯仲連是遁世游放而旁出手眼者。《史記·田單列傳》："燕之初入齊，聞畫邑人王蠋賢，令軍中曰'環畫邑三十里無入'，以王蠋之故。已而使人謂蠋曰：'齊人多高子之義，吾以子爲將，封子萬家。'蠋固謝。燕人曰：'子不聽，吾引三軍而屠畫邑。'王蠋曰：'忠臣不事二君，貞女不更二夫。齊王不聽吾諫，故退而耕於野。國既破亡，吾不能存；今又劫之以兵爲君將，是助桀爲暴也。與其生而無義，固不如烹！'遂經其頸於樹枝，自奮絶脰而死。"《魯仲連鄒陽列傳》："魯仲連者，齊人也。好奇偉俶儻之畫策，而不肯仕宦任職，好持高節。"孟子少隱壯游，了其七篇，超然百二十歲，豈非夙願淑艾，而肥遁自由者哉！淑艾，私淑之意。《孟子·盡心上》："君子之所以教者五：有如時雨化之者，有成德者，有達財者，有答問者，有私淑艾者。"肥遁，隱居。論事聽兩造，勿爲一往兩末所誤也。石公生長太平，作縣受屈，而才俊難忍耳。袁小修《中郎先生行狀》云："先生爲令（吴縣）清次骨，才敏捷甚，一縣大治。宰相申公聞而歎曰：'二百年來，無此令矣！'……會吴中有天池山之訟，先生意見與當路相左，鬱鬱不樂，遂閉門有拂衣之志。"

其暗中莊禪之毒乎？亦舉世庸人激之也。

【平叟雜拈】《鶡冠》曰："賢人之于亂世也，苦哉！"唐陸佃《鶡冠子序》曰："鶡冠子，楚人也，居於深山，以鶡爲冠，號曰鶡冠子。其道踳駁，著書初本黄老，而末流迪於刑名。"引文見《鶡冠子·著希》。吾黨未入世，先學忍。或以寂忍，或以曠忍，聖人以中和忍。大舜忍泣，牖里忍囚，雷首忍餓，閔損忍凍，皆一宅而寓不得已者也。《孟子·萬章上》："萬章問曰：'舜往于田，號泣于旻天。何爲其號泣也？'孟子曰：'怨慕也。'"牖里，即羑里。史稱文王拘于牖里之庫。雷首，即首陽，伯夷、叔齊餓于此處。閔損忍凍，見《藝文類聚》卷二十："閔子騫兄弟二人，母死，其父更娶，復有二子。子騫爲其父御車失轡，父持其手，衣甚單。父則歸，呼其後母兒，持其手，衣甚厚温，即謂其婦曰：'吾所以娶汝，乃爲吾子。今汝欺我，去無留。'子騫前曰：'母在，一子單。母去，四子寒。'其父默然。"嗔炎畏水，是兩險關。特設詬厲，正以自煉。人間一紅爐也，既皆不能，不如先幾事外。不見道靈龜不舍，俗累自消，玄鶴高翔，弋人何篡？《易·頤》："初九，舍爾靈龜，觀我朵頤，凶。"且問子路之和雉噫，與楚狂之歌衰鳳，有以異乎？雉噫，歌嘆之聲。《論語·鄉黨》："色斯舉矣，翔而後集。曰：'山梁雌雉，時哉時哉！'子路共之，三嗅而作。"朱熹注"色斯舉矣，翔而後集"曰："言鳥見人之顔色不善則飛去，回翔審視而後下止。人之見幾而作，審擇所處，亦當如此。"見幾而作，即上文所謂"先幾事外"也。

五老曰："恕之一言，涉世之大祥神也。"笑翁曰："恕之一言，毒哉！看得人不是人矣。果大丈夫，誰要你恕？"五老、笑翁，皆方以智别號。

南背曰:“别路之中,又别路焉。異類行矣,豈下注脚?南背,当取名于南谷茶、黄龙背。《〈逍遥游〉總炮》“平叟雜拈”中有“今日登黄龍背,飲南谷茶”一语。莊之托孤爲“别路”,方以智炮《莊》,則爲“别路中之别路”。只爲血性難降,未免藏頭露尾耳。讓木鐸爲正位,而行窩、垂簾可也。木鐸,指孔子。《論語·八佾》:“天下之無道也久矣,天將以夫子爲木鐸。”行窩、垂簾,皆隱居之意。北宋邵雍稱所居爲安樂窩,洛陽十餘家起屋以待之,是謂行窩。垂簾指嚴遵簾卜之事。聽三車之尊幢,而鐵門、下符可也。羊車、鹿車與牛車合爲三車,語出《法華經》,依次譬喻聲聞、緣覺和大乘。鐵門,指釋智永長于書法之事。《宣和畫譜》卷十七:“釋智永,會稽人也,晉右將軍王羲之之裔。學書以羲之爲師法,筆力縱横,真草兼備,綽有祖風。初勵志書札,起樓於所居之側,因自誓曰:‘書不成,不下此樓。’後果大進,爲一時推重。而求其書者,縑素牋紙,堆案盈几。先後積壓,塵爲之生。又户外之屨常滿,賓客造請,門閾穿穴,以鐵固其限,故人號曰鐵門限。”下符,指葛玄投符之事。《太平廣記》卷七十一:“葛玄字孝先,從左元放受《九丹金液仙經》,未及合作,常服餌术,尤長於治病……備覽五經,又好談論,好事少年數十人從玄游學。嘗船行,見器中藏書札符數十枚,因問此符之驗,能爲何事,可見得否?玄曰:‘符亦何所爲乎?’即取一符投江中,逆流而上。曰:‘何如?’客曰:‘異矣。’又取一符投江中,停立不動。須臾下符上,上符下,三符合一處,玄乃取之。”象數醫藥,何非瘖聾?世所不争,道寓一綫,有接此孤行不正坐者乎?不望人知。”

藏一曰:“孔子食乎清而游乎濁,非所謂出乎世而游人間者乎?食乎清而游乎濁,見《吕氏春秋·舉難》:“孔子曰:龍食乎清而游乎清,螭食乎清而游乎濁,魚食乎濁而游乎濁。今丘上不及龍,下不若魚,丘其螭邪。"出世者出意也,出意者無我也。無我,乃能因一切法,以制用一切矣。奇才難忍,嘗佚中和。時勢逼人,必須晦道。或乘游以遣放,或一藝以藏身,皆渙血儉德之方也。渙血,遠害之意。《易·渙》:"上九,渙其血,去逖出,無咎。"儉德,以節儉为德,避其危難。《易·否》:"象曰:天地不交,否。君子以儉德辟難,不可榮以禄。"或談天,或豎拂,亦是着我向青雲中,無由得論地上事耳。"《北齊書·蘇瓊傳》:"瓊性清慎,不發私書。道人道研爲濟州沙門統,資產巨富,在郡多有出息,常得郡縣爲徵。及欲求謁,度知其意,每見則談問玄理,應對肅敬。研雖爲債數來,無由啓口。其弟子問其故,研曰:每見府君,徑將我入青雲間,何由得論地上事?"紙衣問曹山:"如何是妙?"曰:"不借借。"紙衣,臨濟義玄法嗣。曹山,本寂禪師。不借借,不執邊見。

楫曰:"中庸汩于俗,而奇英欲超之,李覯所謂乘其饑渴時也。中庸汩于俗,中庸之道爲流俗所汩没。李覯字泰伯,江西南城人,北宋思想家,重事功。其《盱江集》卷二十八云:"儒失其守,教化墜於地,凡所以修身、正心、養生、送死,舉無其柄。天下之人,若饑渴之於飲食,苟得而已。當是時也,釋之徒以其道鼓行之,焉往而不利?"標季冲波,愈激愈變,誰知中庸遁世具無用之用耶? 人自盡其本分之事耳,必無所逃也,寓不得已,天地一簾,三陳九卦,原自超乎禍福。"滕楫,字公剡,方以智弟子。見序言注。

《德充符》總炮

藥地愚者曰:支離之爲易簡也,世目不見,天目亦不見。易簡,出自《易・繫辭上》:“乾以易知,坤以簡能。易則易知,簡則易從。易知則有親,易從則有功。有親則可久,有功則可大。可久則賢人之德,可大則賢人之業。易簡而天下之理得矣。”反復其道,中理旁通。嗒然蘧然,火候沸止,乃作此别峰指點耳。嗒然,解體貌,見前注。蘧然,驚動貌。《齊物論》:“昔者莊周夢爲蝴蝶,栩栩然蝴蝶也,自喻適志與!不知周也。俄然覺,則蘧蘧然周也。”《大宗師》:“成然寐,蘧然覺。”《淮南子・精神訓》:“故以湯止沸,沸乃不止,誠知其本,則去火而已矣。”《人間世》之末後,突出支離其形、支離其德,使接輿者,畫一圓光。《人間世》:“夫支離其形者,猶足以養其身,終其天年,又况支離其德者乎!”“孔子適楚,楚狂接輿游其門曰:‘鳳兮鳳兮,何如德之衰也!來世不可待,往世不可追也。天下有道,聖人成焉;天下無道,聖人生焉。方今之時,僅免刑焉。福輕乎羽,莫之知載;禍重乎地,莫之知避。已乎已乎,臨人以德!殆乎殆乎,畫地而趨!迷陽迷陽,無傷吾行!吾行郤曲,無傷吾足!’”有知莊生以掃轍轉輪之用,閉此剥廬得輿之關,而造此充實不可以已之虚符乎?孔子轍環列國,爲救世也。莊子則借接輿之口掃却途轍,喻避世也。剥廬、得輿代指君子、小人。《易・剥》:“上九:碩果不食,君子得輿,小人剥廬。”《象》曰:“君子得輿,民所載也。小人剥廬,終不可用也。”朱子釋曰:“君子在上,則爲衆陰所載;小人居之,則剥極於上,自失所覆,而無復碩果、得輿之象矣。”《天下》篇稱莊子:“彼其充實不可以已,上與造物者游,而下與外死生、無終始者爲友。”王駘、申徒嘉、叔山、哀駘它、無脤、甕㼜,以一支離而化身者也。王駘、申屠嘉,兀者;叔山,無趾;哀駘它,惡人;無脤,無唇;甕㼜,大癭。皆見于《德充符》。《論語》之儀封、達巷、荷蕢、接輿,皆孔子之化身支離,互相酬唱。《論語・八佾》:“儀封人請見,曰:‘君子之至於斯也,吾未嘗不得見也。’從者見之。出曰:‘二三子何患於喪乎?天下之無道也久矣,天將以夫子爲木鐸。’”《子罕》:“達巷黨人曰:‘大哉孔子,博學而無所成名。'子聞之,謂門弟子曰:'吾何執?執御乎?執射乎?吾執御矣。'"《憲問》:"子擊磬於衛,有荷蕢而過孔氏之門者,曰:'有心哉,擊磬乎!'既而曰:'鄙哉,硜硜乎,莫己知也,斯已而已矣。深則厲,淺則揭。'"《微子》:"楚狂接輿歌而過孔子曰:'鳳兮鳳兮,何德之衰?往者不可諫,來者猶可追。已而已而!今之從政者殆而!'"豈特此哉?揖讓、征誅、接履、負扆、采薇、三黜,無非化身,其支離何如也?揖讓、征誅,參見《荀子·樂論》:"征誅、揖讓,其義一也。出所以征誅,則莫不聽從;入所以揖讓,則莫不從服。"接履,拖著鞋子。《韓詩外傳》卷二:"伊尹知大命之將去,舉觴造桀曰:'君王不聽臣言,大命去矣,亡無日矣。'桀相然而抃,嗑然而笑,曰:'子又妖言矣。吾有天下,猶天之有日也,日有亡乎?日亡吾亦亡也。'於是伊尹接履而趨,遂適於湯,湯以爲相。"負扆,又作負依,背靠屏風也。《淮南子·氾論訓》:"周公繼文王之業,履天子之籍,聽天下之政,平夷狄之亂,誅管蔡之罪,負扆而朝諸侯。"采薇,見《史記·伯夷列傳》:"武王已平殷亂,天下宗周,而伯夷、叔齊恥之,義不食周粟,隱於首陽山,采薇而食之。"三黜,見《論語·微子》:"柳下惠爲士師,三黜。人曰:'子未可以去乎?'曰:'直道而事人,焉往而不三黜?枉道而事人,何必去父母之邦?'"絶迹易,無行地難,故現兀者身,以化跬步索塗之執。《人間世》:"絶迹易,無行地難。爲人使易以僞,爲天使難以僞。"彼不動步而周游天下,將以何者爲轍環乎?修武曰:"能外形骸,以理自勝。"韓愈,修武人。其《與孟尚書書》云:"潮州時有一老僧號大顛,頗聰明,識道理。遠地無可與語者,故自山召至州郭,留十數日。實能外形骸,以理自勝,不爲事物侵亂。與之語,雖不盡解,要自胸中無滯礙。以爲難得,因與來往。"猶常季之常也,本無形骸神理之交敵,敵不勝而爲此摧山乾海之形容耳。《德充符》首段有常季與孔子之對話,《炮莊》引《集》曰:"常季只知常爲常,而不知天地之墜,死生之變,而此心未始不常也。"只爲鄙夫田地,肝膽殺爭,門户角爪,轂中塗炭,躓垤覆車,死人無數。《德充符》:"知不可奈何而安之若命,唯有德者能之。游於羿之轂中。中央者,中地也;然而不中者,命也。"躓,跌倒。垤,小土丘。《韓非子·六反》:"故先聖有諺曰:'不躓於山,而躓於垤。'山者大,故人順之,垤微小,故人易之也。"誰是蹈淵、乘雲、屈伸、尊足者乎?蹈淵者,即《達生》所謂"吾始乎故,長乎性,成乎命。與齊俱入,與汩偕出,從水之道而不爲私焉"的蹈水丈夫。乘雲者,即《齊物論》所謂"乘雲氣,騎日月,而游乎四海之外"的至人。屈伸者,即《秋水》所謂"知天人之行,本乎天,位乎得;蹢躅而屈伸,反要而語極"的至德者。尊足者,即《德充符》所謂"吾唯不知務而輕用吾身,吾是以亡足。今吾來也,猶有尊足者存,吾是以務全之也"的叔山無趾。此四人,皆爲有道之士。孟、桃師弟,支離一場,不過擿一虞氏之敝屣,而從此登假矣。孟,孟軻;桃,桃應。虞氏,舜。登假,得道。《孟子·盡心上》:"桃應問曰:'舜爲天子,皋陶爲士,瞽瞍殺人,則如之何?'孟子曰:'執之而已矣。''然則舜不禁與?'曰:'夫舜惡得而禁之?夫有所受之也。''然則舜如之何?'曰:'舜視棄天下猶棄敝屣也。竊負而逃,遵海濱而處,終身訢然,樂而忘天下。'"黄石支離于圯橋之一履,所以罌古今運椎之手足。指張良從黄石公學兵法事,見前注。嵩壁支離于葱嶺之一履,所以駭中分斷臂之脰肩。斷臂,指禪宗二祖慧可斷臂學佛事。脰肩,瘦小細長貌。《德充符》:"闉跂支離無脤説衛靈公,靈公説之,而視全人,其脰肩肩。甕盎大癭説齊桓公,桓公説之,而視全人,其脰肩肩。"天刑桎梏,踴貴屨賤,不可甘死無趾之語下也。《德充符》:"無趾語老聃曰:'孔丘之於至人,其未邪?彼何賓賓以學子爲?彼且蘄以諔詭幻怪之名聞,不知至人之以是爲己桎梏邪?'老聃曰:'胡不直使彼以死生爲一條,以可不可爲一貫者,解其桎梏,其可乎?'無趾曰:'天刑之,安可解!'"踴,受刖刑者所穿之鞋。踴貴屨賤,受刑之人多也。無趾之語,似指"吾唯不知務而輕用吾身,吾是以亡足”。整句蓋謂枷鎖處處,刑殘者多,無趾之亡足,非不知務而輕用其身,實乃無所逃避也。另:本篇末尾有“碧落學人戴移孝校”七字。移孝,方以智弟子。

【平叟雜拈】太極自知其不可見,而化身爲二老、六子、八八卦、七七蓍,其支離何如也?二老,老陽老陰也,對應于《乾》《坤》二卦。六子,《離》《坎》《艮》《兑》《巽》《震》。八八卦,八卦兩兩相重所得之六十四卦也。七七蓍,卦占所用之四十九根蓍草也。直下舍萬無一,巧銜指者,未免屋里層樓。銜指,指善占之人。宋人程大昌《易意》卷七釋“六扐”云:“至唐人始謂蓍之銜指者爲扐。”《中庸》以時節爲權,昧盈虚者,難怪立脚不定。《中庸》曰:“君子之中庸也,君子而時中。”又曰:“成己,仁也;成物,知也。性之德也,合外内之道也,故時措之宜也。”此處不徹,爲人所眯,那能乘得醉車?《達生》:“夫醉者之墜車,雖疾不死,骨節與人同,而犯害與人異,其神全也。乘亦不知也,墜亦不知也。”徒然墮坑斷骨耳。若問掃轍轉輪之用,剥廬得輿之關,但請學《易》,《易》不欺人。

龔聖予畫鍾馗,題曰:“人言墨鬼爲戲筆,是大不然。豈有不善真書而能作草者?”龔開,字聖予,號翠巖,南宋淮陰人。家貧甚,客至無幾席。其子每俯伏榻上,就背按紙,作唐馬圖,人輒以多金購之。嘗爲文天祥、陸秀夫作傳,甚稱于時。涉江曰:“丁香鬼笑千里癖,中山出游是帝勑。明代張丑《清河書畫舫》卷十上云:“趙千里畫《丁香鬼》,其品甚奇。淮陰龔開番局作《中山出游圖》,用濃墨描寫,怪怪奇奇,筆趣又復過之。兼八分詩題極勝,亦非淺士所能及也。”支離形骸人不識,咸淳宫中吹玉笛。”涉江,陳丹衷。咸淳,宋度宗年號(1265年—1274年)。有知

《德充符》爲張顛之濡墨、鍾馗之出游者乎？張顛，唐代書法家張旭。

韓修武賊營能涣其躬，佛骨自可碎擲。前句指長慶二年，韓愈單身匹馬，平息鎮州之亂事。後句指韓愈上《論佛骨表》，觸怒憲宗而受貶事。然猶笑晝夜一百八，復爲叩齒之形骸所勝。《五燈會元》卷五："韓文公一日相訪，問師（大顛）春秋多少。師提起數珠曰：'會麽？'公曰：'不會。'師曰：'晝夜一百八。'公不曉，遂回。次日再來，至門前，見首座，舉前話，問意旨如何，座扣齒三下。及見師，理前問，師亦扣齒三下。公曰：'元來佛法無兩般。'師曰：'是何道理？'公曰：'適來問首座，亦如是。'師乃召首座：'是汝如此對否？'座曰：'是。'師便打趁出院。"

《大宗師》總炮

藥地愚者曰：天以生死煉人乎？人以生死自煉其天乎？往來、動静、好惡、得失，凡相敵者皆生死也。要且以魂魄之生死，緣督而條理之，由畏而盡心焉，由知而定志焉。緣督，用中之謂也。吴應賓曰："中之名，因過不及而立；中之用，不以過不及而限也。故有圓中、正中、時中之説焉。以緣督爲用中，則時中即正中、即圓中也。"屋漏之衮鉞，邦家之應違，陽有刑賞，陰有鬼神，此四懼也。屋漏，屋之西北隅，安放神主之處。衮鉞，衮衣斧鉞，喻賞罰也。應違，治亂。存亦樂，亡亦樂，以放而委生死也；聚則有，散則無，以氣而憑生死也；立而不朽，没則愈光，以名而輕生死也；安時俟命，力不可爲，以數而任生死也，此四勝也。南宋劉子翬《屏山集》卷一："何謂四勝？或曰存亦樂，亡亦樂，是齊生死也。或曰聚則有，散則無，是泯生死也。或曰名立不朽,没而愈光,是輕生死也。或曰安時俟命,力不可爲,是任生死也。齊、泯、輕、任,是四勝也。”莊子本謂極物而止,以有形者象無形者而定矣,乃復嗷嗷生死,自廣耶?極物而止,限于物而止。有形者爲物,無形者爲道,以有形之物取法無形之道,即可得安定。《則陽》:“言之所盡,知之所至,極物而已。覩道之人,不隨其所廢,不原其所起,此議之所止。”《庚桑楚》:“道通,其分也成也,其成也毀也。所惡乎分者,其分也以備;所以惡乎備者,其有以備。故出而不反,見其鬼;出而得,是謂得死。滅而有實,鬼之一也。以有形者象無形者而定矣。”真知生來死去者耶?形化心然,亦原反之哀勝耶?《齊物論》:“其形化,其心與之然,可不謂大哀乎?”原反,形潰反原。成心而師之,不成乎心而師之,孰乘正而辨耶?《齊物論》:“夫隨其成心而師之,誰獨且無師乎?奚必知代而心自取者有之?愚者與有焉!”乘正而辨,乘天地之正而御六氣之辨。人有白刃可蹈,而富貴貧賤之關不能過者;富貴貧賤可輕,而憎愛之關不能過者;可謂知生死歟?枯槁塊然、至親陌路者,可謂無生死歟?縱脱横行、冥悍不顧者,可謂生死無生死歟?舍之則勝,空之則舍,險之則空,誘上懸崖耳。以畏死而養生,以外生而達生,餓之而甘餔耳。於是儃儃然曰,本無生死也,無心而無無心可得之心,又有何處爲容受生死之地乎?儃儃,寬閒貌。倏忽䁖䁖耳。䁖䁖,乍視貌。關尹當關而解出關之牛曰:“超生出死,如牛之翼。”《關尹子·四符》:“計生死者,或曰死已有,或曰死已無,或曰死已亦有亦無,或曰死已不有不無,或曰當喜者,或曰當懼者,或曰當任者,或曰當超者,愈變識情,馳騖不已。殊不知我之生死,如馬之手,如牛之翼,本無有,復無無。”何必如是?而吹影如是?請問之天。天何言哉?天從何來?以何爲天?知我其天乎?無可奈何而相與天之我之耳矣。大人曰:天無先後,時其時,當其當,明倫從類,各正性命,貞夫生死好惡之一矣。元會朝夕,薪火并傳。蟲鼠牛馬,皆自古以固存。裁成盡職,戮無所避。裁成,亦作“財成”,意爲謀劃而成就之。《易·泰》:“象曰:天地交泰,後以財成天地之道,輔相天地之宜,以左右民。”旦宅所共,固如是也。《大宗師》:“且彼有駭形而無損心,有旦宅而無情死。”成疏曰:“旦,日新也。宅者,神之舍也。以形之改變,爲宅舍之日新耳。”以刑爲體,七層剥而攖寧。《大宗師》:“古之真人……以刑爲體,以禮爲翼,以知爲時,以德爲循。以刑爲體者,綽乎其殺也;以禮爲翼者,所以行於世也;以知爲時者,不得已於事也;以德爲循者,言其與有足者至於丘也,而人真以爲勤行者也。”攖寧,擾亂之後歸于寧静。滑疑以明,九轉復而無始。《齊物論》:“是故滑疑之耀,聖人之所圖也。爲是不用而寓諸庸,此之謂以明。”《大宗師》描述女偊聞道的過程,共有外天下、外物、外生、朝徹、見獨、無古今、入于不死不生七個階段,是謂七層。描述女偊聞道之來源,依次有副墨之子、洛誦之孫、瞻明、聶許、需役、於謳、玄冥、參寥、疑始,是謂九轉。忘其坐忘,乃適還其歌哭。《大宗師》:“顔回曰:墮肢體,黜聰明,離形去知,同於大通,此謂坐忘。”駒隙鞭影,前邪後許云爾。《知北游》:“人生天地之間,若白駒之過郤,忽然而已。”方分内外,欲逃生死,黥劓也乎哉?《大宗師》:“孔子曰:彼,游方之外者也;而丘,游方之内者也。外内不相及,而丘使女往吊之,丘則陋矣!彼方且與造物者爲人,而游乎天地之一氣。彼以生爲附贅縣疣,以死爲決疣潰癰,夫若然者,又惡知死生先後之所在!”離人夸天,蔽天謾人,躍冶也乎哉?《大宗師》:“今大冶鑄金,金踊躍曰:‘我且必爲鏌鋣!’大冶必以爲不祥之金。”苗揠莠驕,沃瘠皆荒,途中剽矣。苗揠,拔苗助長。莠驕,《詩·甫田》:“惟莠驕驕。”沃,肥沃。瘠,貧瘠。剽,劫奪。故曰出生死者,生死本也。執生死不可出者,生死本也。執生死本無生死者,生死本也。非無此故,而言不必言。萬物皆備於我,去來皆備於今。善吾生,所以善吾死。《大宗師》:"夫大塊載我以形,勞我以生,佚我以老,息我以死。故善吾生者,乃所以善吾死也。"聖人之編曲鼓琴也,聽民化之可也,聽民執之可也,生死本天地本矣。《大宗師》:"子桑户、孟子反、子琴張三人相與友……莫然有間,而子桑户死,未葬。孔子聞之,使子貢往待事焉。或編曲,或鼓琴,相和而歌曰:'嗟來桑户乎!嗟來桑户乎!而以反其真,而我猶爲人猗!'子貢趨而進曰:'敢問臨尸而歌,禮乎?'二人相視而笑曰:'是惡知禮意!'"中告曰:慎獨未發,以炮其實;格物中節,以炮其虛。秩序即變化,變化即秩序,所以炮無實無虛之莽脱也,安用逞誒詒之肆,以壞人耳之耕耘乎?誒詒,癡人之囈語。未知生,焉知死,正用以煉天下之生死。藏天下於天下,好不好也一矣。僅乃汗出,知之猶無知也。女偊若來,愚者更化其道曰:"死無不可,道即不聞。若歌若哭,吾許爲邪許之友,切忌稱大宗師、應帝王。"邪許,舉大木聲。《大宗師》:"南伯子葵問乎女偊曰:子之年長矣,而色若孺子,何也?曰:吾聞道矣。""子輿與子桑友,而霖雨十日。子輿曰:'子桑殆病矣!'裹飯而往食之。至子桑之門,則若歌若哭,鼓琴曰:'父邪!母邪!天乎!人乎!'有不任其聲而趨舉其詩焉。子輿入,曰:'子之歌詩,何故若是?'曰:'吾思夫使我至此極者而弗得也。父母豈欲吾貧哉?天無私覆,地無私載,天地豈私貧我哉?求其爲之者而不得也!然而至此極者,命也夫!'"

【平叟雜拈】《日祄》曰:"晉以《莊子》爲上頓。上頓,豪飲。蘭亭絲竹,且説生死,其《頍弁》之遺乎!蘭亭絲竹,指王羲之等人于蘭亭修禊事。《詩·小雅·頍弁》有句曰:"死喪無日,無幾相見。樂酒今夕,君子維宴。"謝安曰:'萬殊渾一象,安復覺彭殤?'孫綽曰:'曖昧中瑩拂,豈復覺鵬鶚?'孫綽,字興公,東晉名士。瑩拂,通過磨拭而光潔。逸少則曰:'一死生爲虛誕,齊彭殤爲妄作。'百尺竿頭,更進一步矣。史遷歎《鵬賦》之一生死,王逸曰:'無聊自誑耳。'《鵬鳥賦》,賈誼所作。《史記》卷八十四:"太史公曰:余讀《離騷》《天問》《招魂》《哀郢》,悲其志。適長沙,觀屈原所自沉淵,未嘗不垂涕,想見其爲人。及見賈生吊之,又怪屈原以彼其材游諸侯,何國不容,而自令若是?讀《鵬鳥賦》同生死、輕去就,又爽然自失矣。"欣而暫快,倦隨事遷,亦足以徵變異生死矣。知不免而遣放焉,桑户結《大宗師》,此一真乎!大人與萬世泯于當務,原不作此計較也。知道易,勿言難。茶飯且塞口,弦歌聊一彈。"

法隨法行,法幢隨處建立麼?菩薩説法,令一切衆生,如説而行,隨順無違,修諸勝行,叫法隨法行。料掉没交涉。禪宗用語,不相干之意。若不傳法度群生,畢竟無有報恩者麼?料掉没交涉。不見兒孫無料理,要見冰消瓦解時麼?料掉没交涉。此話人人曾説,便是宗師耶?藥地聽説料掉,即與一頓苕帚。何故?混沌無記,最好冤賢護短。蟲臂鼠肝矢溺,一總偷作窩家。《大宗師》:"俄而子來有病,喘喘然將死。其妻子環而泣之。子犁往問之,曰:'叱!避!無怛化!'倚其户與之語曰:'偉哉造化!又將奚以汝爲?將奚以汝適?以汝爲鼠肝乎?以汝爲蟲臂乎?'"《知北游》有"道在矢溺"之説。所謂以恬養知,正己素逝,開天之天,反以相天,幾個實證者乎?《繕性》:"古之治道者,以恬養知。生而無以知爲也,謂之以知養恬。知與恬交相養,而和理出其性。"《天地》:"夫王德之人,素逝而恥通于事,立之本原而知通于神,故其德廣。"《達生》:"不開人之天,而開天之天。開天者德生,開人者賊生。不厭其天,不忽於人,民幾乎以其真。""夫形全精復,與天爲一。天地者,萬物之父母也。合則成體,散則成始。形精不虧,是謂能移。精而又精,反以相天。"冤枉冤枉。

劉郇伯曰:"人生分外愁。"尤袤《全唐詩話》卷四:"郇伯與范鄴郎中爲詩友,范曾得一句云'歲盡天涯雨',久而莫屬。郇伯曰:'何不曰人生分外愁?'范甚賞之。"且説生死以解生死。楊龍友曰:"吾身亦天地之涕唾,隨地置之。"楊文驄,字龍友,貴陽人,馬士英妹夫。早年曾入復社,後抗清而死。孫克咸曰:"如不可求,從吾所好,何有生死可説?"孫臨,字克咸,方以智妹夫,桐城人,抗清而死。張元長曰:"不忘溝壑,此語尋常,但少人迹不到之溝壑。"張大復,字元長,昆山人,明代戲曲家,有《梅花草堂集》。眉公曰:"西子入五湖,姚平仲入青城山,他年亦死,直是不見末後醜耳。"陳繼儒,號眉公,别號麋公,晚明詩文書畫大家。據雍正朝《山西通志》卷一百十九載,姚平仲,北宋靖康中爲太尉。金人圍汴都,平仲夜出將士攻敵營,不利逸去,隱青城大面山。建炎初,所在揭榜,以觀察召之,不出。淳熙間,人于丈人山見之,年幾百餘。此與顧仲瑛宴金粟冢,歌哭有殊耶?顧瑛,又名德輝,字仲瑛,元代文學家。好佛,自稱金粟道人。曾于祖塋處建生壙,名金粟冢。戴安道曰:"冥外旁通,閒游泰素。總順巢尚,兼應夷惠。"戴逵,晉代名士,見前注。引語出自其《閒游贊》。太素,質之始,亦代指天。巢,巢父。尚,《藝文類聚》卷三十六引作"咼",蓋指殷之祖先契。夷惠,伯夷、柳下惠。然玄契罕遇,輟斤寢弦久矣。玄契,默契。匠石輟斤、伯牙絶弦,以無知己也。湯若士曰:"鹿門一輩人,不識語何事?"湯顯祖,字義仍,號若士。鹿門,龐德隱居處。湯顯祖詩《司馬德操謂龐德公妻子作黍元直欲來》:"世亂難爲士,存身各有致。鹿門一輩人,未測語何事。"愚者曰:"若歌若哭。"

《應帝王》總炮

藥地愚者曰:即器是道,帝王相傳之鏡也。方以智《易餘·權衡經緯》:"即地是天,即器是道,即辨是容,即明是幽。"運器者天,姑舍器而密會通之,有破鏡、鑄鏡、磨鏡之幾焉。"不獨親其親,不獨子其子","天下爲公",公此寂感而已。敢問情田畜靈,本大一乎?《禮記·禮運》曰:"故圣人作則,必以天地爲本,以陰陽爲端,以四時爲柄,以日星爲紀,月以爲量,鬼神以爲徒,五行以爲質,禮義以爲器,人情以爲田,四靈以爲畜。"又曰:"人情以爲田,故人以爲奥也。四靈以爲畜,故飲食有由也。"又曰:"是故夫禮,必本于太一,分而爲天地,轉而爲陰陽,變而爲四時,列而爲鬼神。"大一何所本乎?吾恐衣、王,亦四問而四不知也。衣指蒲衣子,王指王倪。《應帝王》:"齧缺問於王倪,四問而四不知。齧缺因躍而大喜,行以告蒲衣子。蒲衣子曰:'而乃今知之乎?有虞氏不及泰氏。有虞氏其猶藏仁以要人,亦得人矣,而未始出於非人。泰氏其卧徐徐,其覺于于。一以己爲馬,一以己爲牛。其知情信,其德甚真,而未始入於非人。'"吾恐壺、咸,亦三遮而一逃也。壺子示相,始以地文,繼以天壤、太冲莫勝,季咸皆有以測之。末乃以未始出吾宗示之,季咸自失而走。天下之故,本自寂然。同患深機,明藏于神。莫淡漠于日中,莫壙埌于天下。《應帝王》:"無名人曰:汝游心於淡,合氣於漠,順物自然而無容私焉,而天下治矣。"聖人格物,而以物佑神;知至,而以知還物。經天下以中邊四旋之

《圖》《書》,度天下以三達五達之道路,物物自旋自達,聖人何所事哉?三達五達,即《中庸》所謂仁、智、勇三達德,君臣、父子、夫婦、昆弟、朋友五達道。無爲垂拱之舜,即命官勤死之舜,要不出於深山決河之舜也。《論語·衛靈公》:"子曰:無爲而治者,其舜也與!夫何爲哉,恭己正南面而已矣。"大同小康,時宜一致。且置博施之業,而揚其有而不與之神,神于應而不藏之鏡耳。《論語·雍也》:"子貢曰:'如有博施於民而能濟衆,何如?可謂仁乎?'子曰:'何事於仁,必也聖乎!'"《應帝王》:"至人之用心若鏡,不將不迎,應而不藏,故能勝物而不傷。"不見下篇之斗斛權衡乎?一回盤錯,愈放神光,然後知斗斛權衡乃大鏡中不知不識之渾沌髓也。盤錯,盤繞交錯。七日半提,未免左袒儵忽。《東西均》:"半提者甚其詞以矯之,但曰空諸所有。全提者玄其詞以括之,但曰不落有無而已。"視聽食息,必耕中央之田。四畜統類,乘以周游。四畜,即四靈。《禮記·禮運》:"何謂四靈?麟、鳳、龜、龍謂之四靈。故龍以爲畜,故魚鮪不淰;鳳以爲畜,故鳥不獝;麟以爲畜,故獸不狘;龜以爲畜,故人情不失。"一元午會,人法俱彰。據邵雍《皇極經世書》,一元分子、丑、寅、卯等十二會,每會共一萬零八百年。子會天開,丑會地成,寅會人生。自夏商而下,乃處午會之中。此一元之日中,即萬萬元之日中也。灌漆園爲禮田,以此報德。

《禮運》曰:"人情以爲田,禮耕之,義種之,學耨之,仁聚之,樂安之。"《禮運》:"人情者,聖王之田也。修禮以耕之,陳義以種之,講學以耨之,本仁以聚之,播樂以安之。"漆園播樂耳,即此是灌。本篇末尾題有"學人滕楫校"五字。

【平叟雜拈】七篇開頭怒生，末後鑿死，總是一杓惡水，未免噀血污唇。怒生，即《逍遥游》開篇所稱鵬"怒而飛"。鑿死，即《應帝王》末尾儵忽鑿竅七日而混沌死。噀，噴。藥地撞見蒙叟，只與碾碎，做蝴蝶面，供養牛馬。

倪文正曰："泥範武穆，金鑄檜、卨。武穆，岳飛封號。檜，秦檜。卨，万俟卨，秉秦檜意陷害岳飛者。人之欲不朽檜、卨，甚于存武穆也。"倪元璐，字玉汝，上虞人。天啓二年進士，官至户部尚書，兼禮部尚書、翰林學士。崇禎甲申殉難，謚文正。祁世培起蘇、衛于當場，宮商鑄之，不愈于金乎？祁彪佳，字弘吉，號世培，浙江山陰人。倪元璐同年，歷官右僉都御史、蘇松總督等。清兵入杭，自沉殉國。祁氏精戲曲，其《全節記序》曰："蘇子卿十九年匈奴，從容全節，較逢、比尤難。至于嚼雪得生，羝羊得乳，人也而天矣。漢武時人物，滑稽如東方生，文章如司馬長卿，展土擒王如衛、霍輩，非不濟濟一時，而求之忠義如子卿者幾人？寥寥千古，止有一十五載陰山之洪皓差堪映带耳。子卿奇迹，《史》《漢》業有全傳矣。文人學士，無不扼腕而想見其人，然婦豎不識也。于是譜之聲歌，借優孟衣冠以開子卿之生面。"此帝王照胆之鏡也。鏡須燒鑄頑空質，磨出雞鳴兩路光。頑空，枯槁無知。《孟子·盡心上》："孟子曰：雞鳴而起，孳孳爲善者，舜之徒也。雞鳴而起，孳孳爲利者，跖之徒也。欲知舜與跖之分，無他，利與善之間也。"時合旁觀閒處立，權將四問一壺藏。《應帝王》開篇云："齧缺問于王倪，四問而四不知。"壺指壺子。

坡曰："節慎在未病之前，服藥在已病之後。"《東坡全集》卷一百零五："今吾憂寒疾而先服烏喙，憂熱疾而先服甘遂，則病未作而藥殺人矣。"今憂寒熱，而先服商鞅之烏喙、王衍之甘遂乎？烏喙，附子的别稱，性熱。甘遂，又叫化骨丹、甘澤等，性寒。王衍，西晉清談領袖。闒茸者曰行所無事，鄙倍者曰無可不可，將騎驢赴不求聞達科耶？闒，小户。茸，小草。闒茸，喻地位卑微或品格低下者。鄙倍，淺薄。曾慥《類説》卷十四："昔有德音搜訪懷才抱器、不求聞達者，有人逢一書生奔馳入京，問求何事，答曰：'將應不求聞達科。'"且問炮藥何爲？曰："切須忌口。"

莫愁平地起千峰，却笑空桑難雇工。空桑，地名，盛産好木，可爲琴瑟。《周禮·大司樂》："空桑之琴瑟，咸池之舞，夏日至，於澤中之方丘奏之。"另據《吕氏春秋·本味》，伊尹生于空桑。還以荒田鞭水牯，不妨求雨倩癡龍。荒田，與上句之"空桑"對應。空桑代指禮耕義種的儒家，荒田則指《莊子》。水牯，参见《五燈會元》卷三"池州南泉普願禪師"条："王老師自小養一頭水牯牛，擬向溪東牧，不免食他國王水草，擬向溪西牧，亦不免食他國王水草。不如隨分納些些，總不見得。"

圖書在版編目（CIP）數據

《藥地炮莊·總論》箋釋/(明)方以智著; 張永義箋釋. --修訂版. --北京：華夏出版社有限公司，2023.11
（中國傳統：經典與解釋）
ISBN 978-7-5222-0534-2

Ⅰ.①藥… Ⅱ. ①方… ②張… Ⅲ. ①《莊子》—研究 ②方以智（1611—1671）—思想評論 Ⅳ.①B223.55 ②B248.935

中國國家版本館 CIP 數據核字(2023)第 139940 號

《藥地炮莊·總論》箋釋

作　　者　[明]方以智
箋　　釋　張永義
責任編輯　王霄翎
責任印制　劉　洋

出版發行　華夏出版社有限公司
經　　銷　新華書店
印　　刷　北京匯林印務有限公司
裝　　訂　北京匯林印務有限公司
版　　次　2023 年 11 月北京第 1 版
　　　　　2023 年 11 月北京第 1 次印刷
開　　本　880×1230　1/32
印　　張　8.25
字　　數　210 千字
定　　價　65.00 元

華夏出版社有限公司　地址:北京市東直門外香河園北里 4 號　郵編:100028
網址:www.hxph.com.cn　電話:(010)64663331(轉)

中国传统：经典与解释

Classici et Commentarii

经典与解释

刘小枫 陈少明◎主编

歷代詩經要籍叢刊

宋人經筵詩講義四種 [宋]張綱 等撰 周春健 校注

歷代論語注疏叢編

論語説義 [清]宋翔鳳 撰 楊希 校注

老子歷代注疏

道德真經藏室纂微篇 [宋]陳景元 撰 張永路 校注

道德真經四子古道集解 [金]寇才質 撰 高中華 校注

道德真經取善集 [金]李霖 編撰 白杰 校注

清人經解叢編

經學通論 [清]皮錫瑞 著 周春健 校注

松陽講義 [清]陸隴其 著 彭忠德等 校注

皇清經解提要 [清]沈豫 撰 趙燦鵬 校注

清人經史遺珠叢編

起鳳書院答問（外一種：方苞《左傳義法》） [清]姚永樸 方苞 撰 郭康松 王璐 林久貴 校注

典籍校釋

《鐸書》校注 [明]韓霖 著 孫尚揚 肖清和 校注

周禮疑義辨證 陳衍 撰 潘林 校注

周易古經注解考辨 李炳海 著

繹讀經子

論語輯釋 陳大齊 著 周春健 校注

韓愈志 錢基博 著 陳慧 校注

《莊子·天下篇》注疏四種 顧實 錢基博 高亨 馬叙倫 著 張豐乾 編

荀子的辯説 陳文潔 著

古學縱橫

從公羊學論《春秋》的性質 阮芝生 撰 趙林 校注

古學經子——十一朝學術史述林 王錦民 著

經學以自治——王闓運春秋學思想研究　劉少虎 著
《毛詩》鄭王比義發微　史應勇 著
《孔叢子》訓讀及研究　雷欣翰 撰

方以智集

藥地炮莊　[明]方以智 著　張永義 邢益海 校注
浮山文集　[明]方以智 著　張永義 校注
冬灰録　[明]方以智 著　邢益海 校注
圖象幾表　[明]方以智 編　彭戰果 郭旭 校注
青原志略　[明]方以智 編　張永義 校注
《藥地炮莊·總論》箋釋　[明]方以智 著　張永義 箋釋
冬煉三時傳舊火——港臺學人論方以智　邢益海 編

廖平集

知聖篇　廖平 著　潘林 曾海軍 校注
今古學考（外一種：《古學考》）　廖平 著　潘林 校注